오래된 미래, 보이차

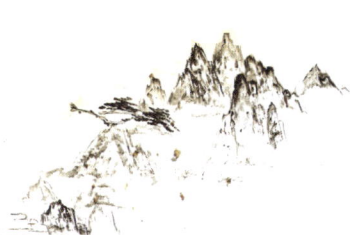

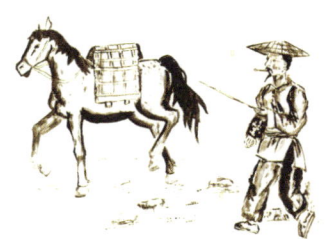

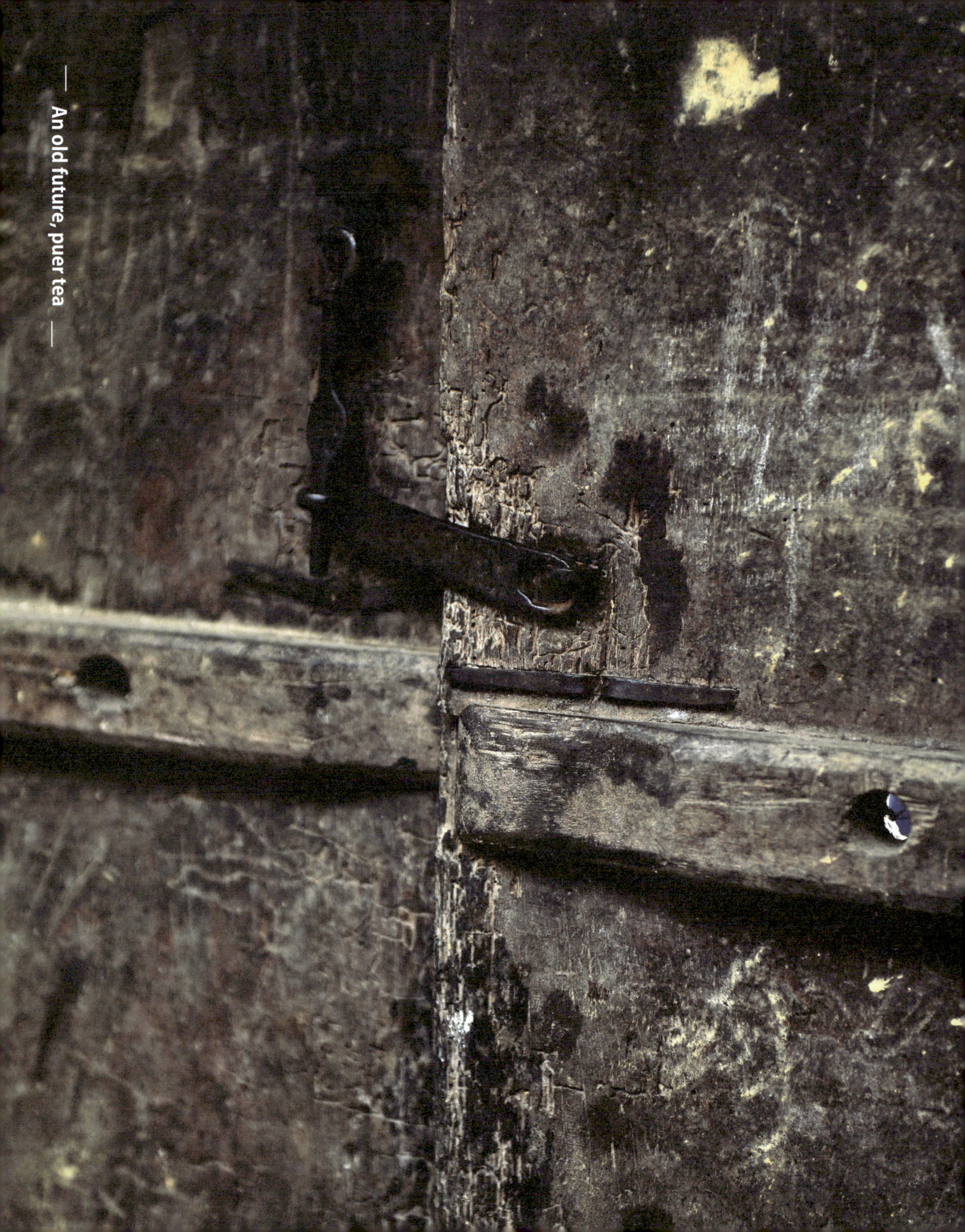
— An old future, puer tea —

서序

오래된 미래, 보이차

동북아의 사상에 기반을 둔 탐구자는 어느 유파이건 내외합일內外合一 혹은 성명쌍수性命雙修의 길을 걷게 마련이다. 현대에서는 학문과 삶에의 겸비兼備 내지는 조화로 볼 수 있다. 필자 역시 이 두 간극間隙의 틈에서 끝없는 유랑流浪의 길을 걸었다. 학문적으로는 노자, 장자, 주역의 삼현三玄에서 선불仙佛에 이르기까지 고뇌하고, 반문하고, 되새김하며 걸어왔다. 서양 사상의 두 축인 헬레니즘Hellenism과 헤브라이즘Hebraism도 필자의 어지러운 생각을 더욱 혼돈混沌스럽게 만든 주범이라고 할 수가 있다. 이성의 계몽성과 신앙의 무조건적인 순복順服은 단시간 내에 조화로운 음율音律로 승화되기가 어려웠다.

삶에서의 모습도 크게 다르지 않다. 결혼하여 가정을 갖고, 부모가 되고, 어른들을 차례로 떠나보내고 어느덧 머리가 희끗희끗해졌다. 개인의 성취와 사회적 성숙, 내적 충일充溢과 나이에 걸맞는 리더쉽의 함양은 늘 모자라거나 지나치기 일쑤였다.

천명天命을 알게 된다는 나이 쉰을 지나서야 비로소 차와 찻자리를 통해 조금씩 지난 자취와 지금의 모습을 되새겨보게 되었다. 외부로 향하던 시선이 조금씩 내면을 바라보기 시작하였다. 집사람을 바꾸기보다는 내가 바뀌어야 한다는 것, 세상의 변화는 내가 변화하는 만큼 이루어진다는 초보적인 가르침이 비로소 눈에 보이기 시작하였다.

『오래된 미래, 보이차』는 보이차에 관한 입문서는 아니다. 더더욱 전문연구서도 아니다. 그 보다는 고도로 전문화된 보이차에 관한 상식이라고 볼 수 있다. 보이차를 즐기는 매니아가 '신화와 전설로 가득한 시간 죽이기 담론談論'에서 벗어날 수 있도록 비문碑文과 전적典籍을 통해 남녘을 가리킨 나침판이라고 그 성격을 규정하고 싶다. 즉 고증考證을 도구로 한 보이차 인문학의 서설이라고 할 수 있다. 본 책에서 인용하고 있는 자료는 때로 발품을 팔아, 혹은 묵은 전적典籍에서 먼지를 털어내고 하나씩 찾아낸 원석原石이라고 할 수 있다. 이 자료들을 깎아내고, 갈아내고, 다듬으면 조금씩 더 빛을 발할 것으로 기대한다. 꿰어야 보배이지 않은가. 그 몫은 물론 독자의 것이다. 차는 머리로 마시는 것이 아니다. 보이차도 그러하다. 인연因緣이 닿으면 서로 간에 차 한잔 권하고 싶다. 마주 앉아 건네다 보고, 미소 짓고, 고맙다고 전하고 싶다. 전에도 그러했듯이, 앞으로도.

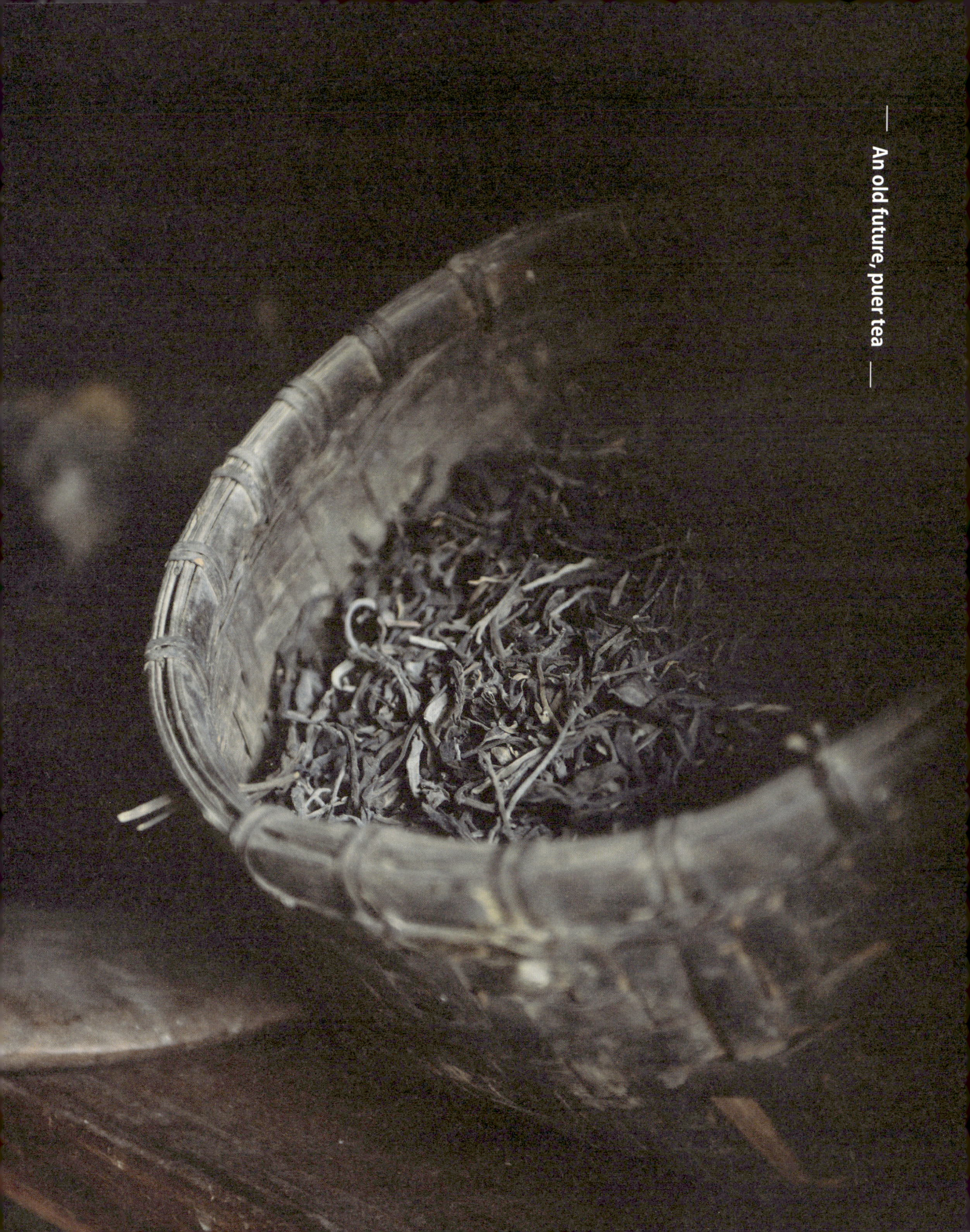

An old future, puer tea

AN OLD FUTURE, PUER TEA

CONTENTS

1장. 보이차란 무엇인가   008

- 보이차 아이덴티티
- 다양하게 변주되는 숙차와 생차의 태생적 갈등
- 고색창연한 육대차산六大茶山의 산두山頭들

2장. 청대淸代 전적典籍에 기록된 보이차   038

- 운남의 관료가 현지에서 기록한 옹정년간의 보이차
- 귤산 이유원의 눈으로 본, 장홍의 『전남신어滇南新语』
- 『본초강목습유』에 나타난 보이차의 약리적 효능
- 제갈무후가 남긴, 육대차산의 신물神物
- 완복阮福이 저술한 보이차 교과서 『보이차기普洱茶记』
- 보이차산 토착민들의 생활과 정취 담은 《보차음普茶吟》
- 고금으로 연주한 보이차 월령가 《채차곡采茶曲》
- 의방대표차창 항성호의 수기장부

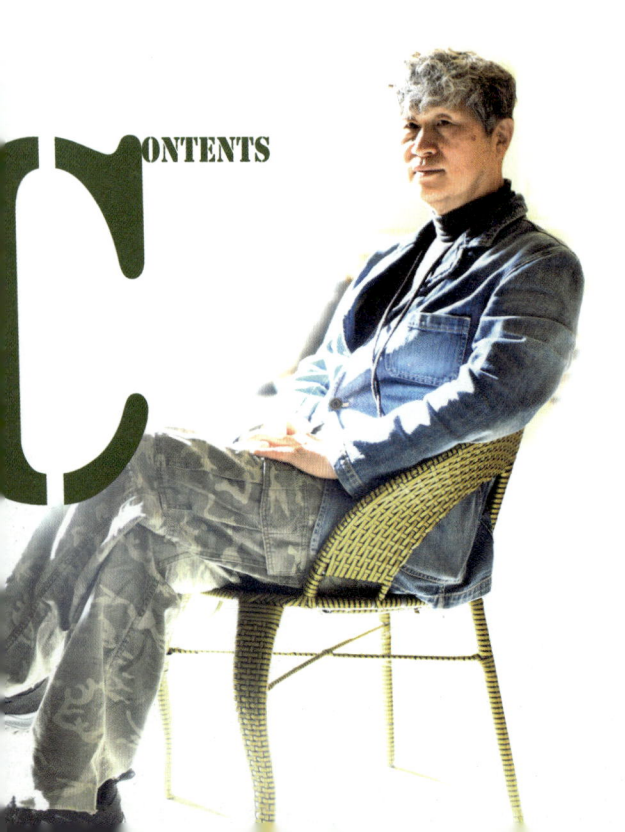

3장. 청대淸代 비문碑文에 새겨진 보이차　　086

- 황금빛 화장을 지운, 보이차의 민낯
- 보이차의 대부, '육산일로六山一老' 조당재
- 보이차 관리조례管理条例《영원준수‧금판사차비永远遵守‧禁贩私茶碑》
- 황금잎사귀에 새겨진 문채文彩《만살기호임시집조비문漫撒寄户临时执照碑文》
- 차세茶稅 감면을 둘러싸고 벌어진 차상과 관리와의 갈등,《단안비斷案碑》
- 《서공천조瑞贡天朝》편액으로 빛나는 이비차의 흥륭
- 마자하磨者河 영안교永安橋, 의방과 이무를 잇다
- 차마고도 마방馬幫의 보상처리 기준《공가절지비工价截止碑》
- 예공진사例貢進士를 통한 보이차의 진공進貢

4장. 조선의 연행사절이 본 보이차　　134

- 북학파의 큰 어른 홍대용이 풍문으로 접한 보이차
- 건륭황제 만수절萬壽節의 보이차
- 남공철의 용단 보이차 품감
- 『계산기정』을 통해본 19세기 벽두의 청대 차문화
- 홍석주, 운남인 구성진에게 보이차 20단을 받다
- 홍현주, 섣달 눈 녹인 물로 보이차를 끓이다
- 차茶 미치광이 이유원이 만난 심양과 연경의 보이차

5장. 현대 보이차계의 주요 흐름　　168

- 주강珠江의 물로, 운남雲南의 차를 마신다
- 홍콩에서 대만으로, 다시금 광동과 운남으로
- 전자상거래로 촉발된, 보이차의 새로운 향배
- 오래된 미래의 현재

What is Puer tea
- Identity of Puer Tea.
  Difference between tea and fermented tea.
  Mysterious scenery of six tea mountain heads.

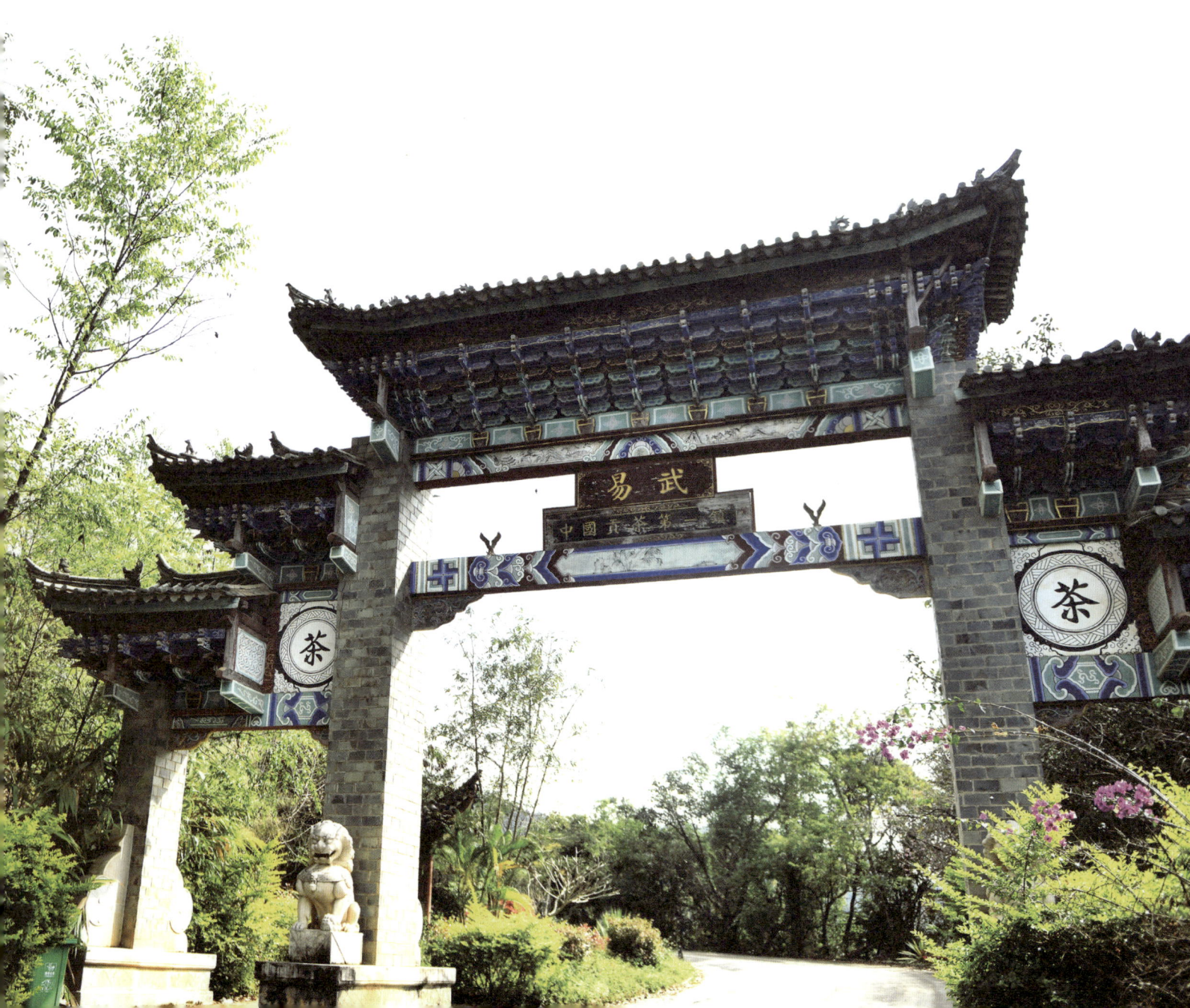

chapter 1. 보이차란 무엇인가?

An old future, puer tea

보이차란 무엇인가?

1

chapter 1. 보이차란 무엇인가?

An old future, puer tea

이름을 안다는 것은 그 이름을 가진 존재와 직면한다는 것입니다. 어느 한 존재와 만날 때 즉 그 이름을 알 때, 우리는 그 존재의 두 가지 측면과 마주합니다. 형상과 질료가 그 것입니다. 한편으로 우리는 하나의 이름이 가진 내적 욕구의 측면을 살펴보게도 됩니다. 그 이름이 그 이름일 수밖에 없는 원인과 그 이름이 추구하는 목적이 그것입니다. 보이차의 경우도 그렇습니다.

보이차를 표현하는 다양한 견해가 있지만, 우리는 오늘 꼭 하나만의 견해를 살펴보려고 합니다. 그것은 바로《보이차 지리표지제품 보호제의 실시 비준에 관한 공고》입니다. 2008년 제60호 공고문입니다. 보이차에 관한 가장 권위 있는 정의 가운데 하나라고 할 수 있습니다. 비준의 주체는 국가품질감독검험검역총국이며, 근거는《지리표지제품 보호 규정》입니다. 이 규정에 의거하여 심사 검증을 통과한 보이차는 지리표지제품이 됩니다. 바로 이《보이차 지리표지제품 보호제의 실시 비준에 관한 공고》를 살펴보면 보이차에 관한 모든 내용이 망라되어 있습니다.

보이차
아이덴티티
identity

§

2008년《보이차 지리표지제품 보호제의 실시 비준에 관한 공고》에 현대 보이차에 대한 모든 것이 정의 되어 있다. 비준의 주체는 국가품질감독검험검역총국이며, 근거는《지리표지제품 보호규정》이다. 이 규정에 의거하여 심사검증을 통과한 보이차만 지리표지제품이 된다. 오른쪽 차나무는 이무의 이비지역에 있는 것이다.

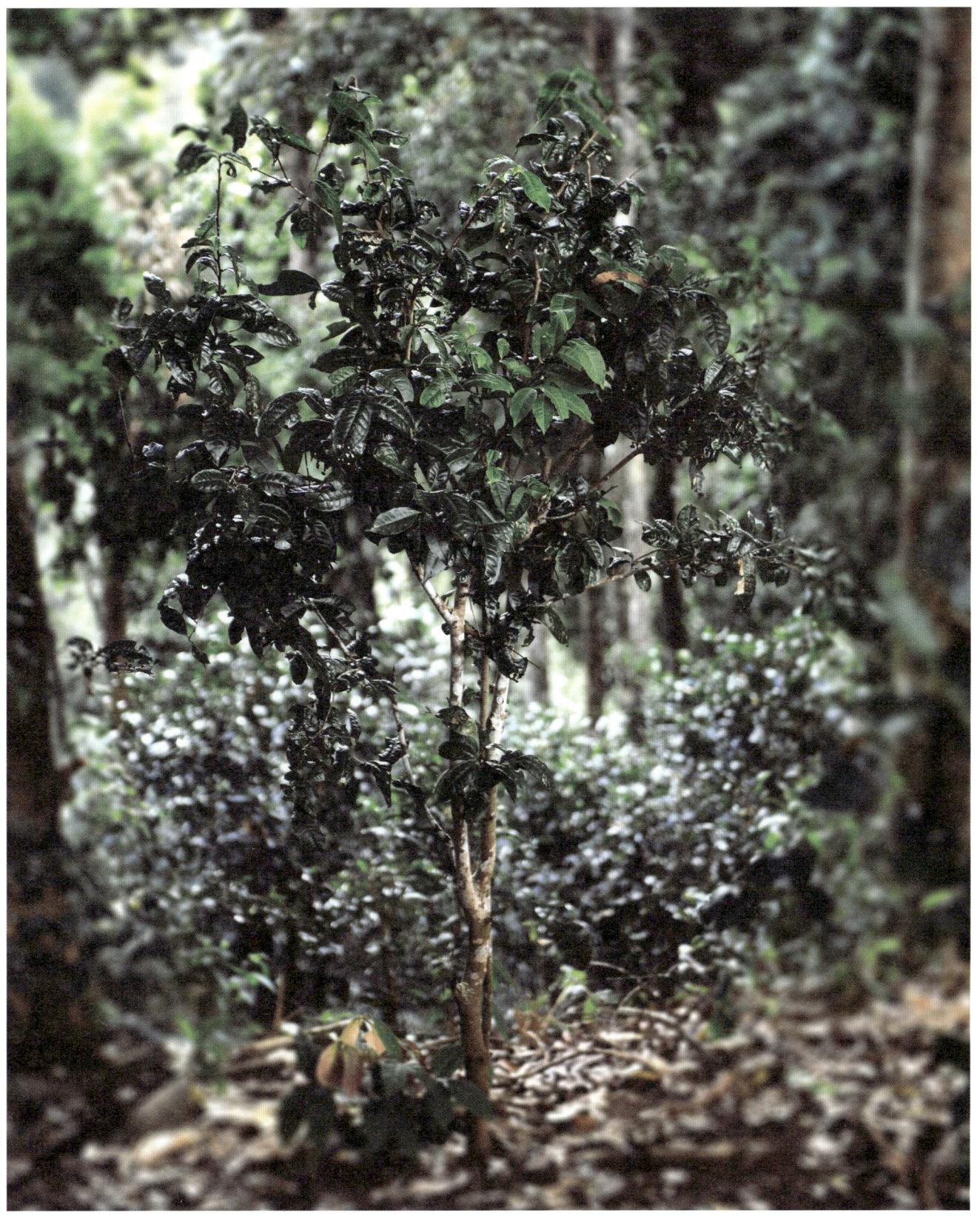

chapter 1. 보이차란 무엇인가?

이제 이 공고문을 조목조목 들여다 보십시다. 이 공고문에는 보이차 지리표지제품의 보호 범위와 보이차의 품질 및 기술의 요구 및 전용표지의 사용 등이 모두 기술되어 있습니다. 가능하면 공고문의 제반 내용에 대해 원문 그대로 소개하려 합니다. 공고문의 내용에 대하여 동의하기 때문이어서는 아닙니다. 오히려 여러 의문점과 한계를 따져보고 싶은 마음이 굴뚝입니다. 그러나 이 자리에서는 공고문만을 오롯이 드러내고자 합니다. 어떤 의미에서든 이 공고문에서 보여지는 보이차 아이덴티티identity는 한 시대의 단면이기 때문입니다.

먼저 살펴볼 것은 보이차 지리표지제품의 보호 범위. 아시다시피 이 범위는 운남성의 여러 시와 주를 포함하고 있습니다. 모두 11개 주와 부분적 관할 구청들이 속해 있습니다. 구체적으로는 곤명시, 초웅주, 옥계시, 홍하주, 문산주, 서쌍판납주, 대리주, 보산시, 덕흥주, 임창시 등입니다. 세분하면 639개 지역으로 나누어집니다. 공고문은 이 내용으로부터 시작됩니다.

이어 보이차의 품질과 기술에 대한 요구가 이어집니다. 차나무 품종, 입지 조건, 차나무 재배, 선엽의 채적, 그리고 가공에 관한 기술이 그것입니다. 우선 보이차를 만들려면 보이차 제조에 적합한 차나무가 필요합니다. 운남대엽종이 바로 그것입니다. 학명으로는 Camellia sinensis var. assamica (Mast.) Kitamura. 차산지의 입지조건으로는 해발고도와 경사도, 토양의 종류와 유기질 함량 및 pH수치까지도 적시하여 놓았습니다. 즉 해발고도는 1,000~2,100m. 경사도 ≤25°인 산지. 적합한 토양으로는 홍토, 홍색의 풍화토, 산지 홍토 및 산지 황토. 토양의 유기질 함량은 ≥1%, pH수치는 4.5~6.0입니다.

차나무 재배와 관련해서는 차농들의 관심이 많을 것입니다. 차밭의 건설과 묘 기르기, 차씨를 심기 그리고 차농사 짓기에 관한 정의가 내려져 있습니다. 비료 주기와 병충해의 예방과 치료도 언급됩니다. 가지치기 규정도 물론 포함됩니다. 요즘 관심이 높아져 가는 환경과 안정성의 요구도 포함되어 있습니다.

이제 찻잎을 따러 가십시다. 따야 할 생잎은 일아일엽一芽一葉, 일아이엽一芽二葉, 일아삼엽一芽三葉, 일아사엽一芽四葉 및 동등한 눈도嫩度의 대협엽大峽葉입니다. 눈도란 찻잎의 어린 정도를 나타내는 말이며, 대협엽은 주맥을 중심으로 대칭 폭이 작은 찻잎을 의미합니다. 찻잎을 따되 적정량의 찻잎을 남겨두어야 합니다. 찻잎을 따는 방식은 손으로 따는 경우와 기계를 이용하는 두 가지가 있습니다. 수공手工 방식은 손으로 직접 채취하여야 하며, 기계 방식은 생잎의 품질과 무해화를 보장하고 오염되지 않아야 합니다. 따낸 찻잎의 등급은 6단계로 나뉘는데 아엽芽葉의 비례에 따라 나뉩니다. 하나의 예로 특급은 일아일엽一芽一葉 70% 이상, 일아이엽一芽二葉 30% 이하입니다.

이제 보이차의 가공 측면을 보십시다. 크게 보면 원료의 가공과 완제품의 가공으로 나뉩니다. 완제품의 가공은 다시 보이차(생차), 보이차(숙차)산차, 보이차(숙차)긴압차로 나뉩니다.

보이차 원료를 만드는 방법은 선엽의 탄방 → 살청 → 유념 → 해괴 → 일광 건조 → 쇄청차 완성의 순서로 진행됩니다. 가공 방법을 보십시다. 우선 탄방攤放 곧 펼쳐놓기. 생잎을 나누어 수분의 함량이 70% 내외가 될 때까지 펼쳐 놓습니다. 살청殺青은 철저하고 균일하게 이루어져야 하고 풋내, 연기 냄새가 나지 않아야 합니다. 살청한 찻잎은 곧바로 빠르게 주무르고 비틉니다. 이를 유념揉捻이라고 합니다. 이때 지나치게 압력을 주면 안 됩니다. 유념에 필요한 시간은 30~40분. 다음엔 덩어리 진 찻잎을 고르게 풀어 놓습니다. 이를 덩어리 풀어놓기 곧 해괴解塊라 합니다. 이젠 찻잎을 햇볕에 널어 말려야 합니다. 때로 찻잎을 말리는 사이에 다시 한 차례 더 유념하여 조삭을 긴결緊結하게 합니다. 이렇게 햇볕에 널어 말린 쇄청차의 함수량은 ≤10%이어야 합니다.

보이차(생차)의 가공순서는 쇄청차의 정제 → 중압성형 → 건조 → 포장 입고로 진행됩니다. 완제품을 만들려면 우선 쇄청차를 정제해야 합니다. 정제의 과정은 사제와 병배로 구분됩니다. 사제란 쇄청차를 체질하고, 바람으로 날리고, 가려내는 과정을 거침으로써 등급을 분류하는 과정입니다. 병배는 생산하고자 하는 보이차의 품질에 근거하여 합리적으로 배합하는 과정입니다. 긴압하기 위해서는 압력을 가해 성형해야 합니다. 이때 중압기구는 청결을 유지해야 합니다. 면 포대 역시 정기적으로 세탁하여 살균해야 합니다.

chapter 1. 보이차란 무엇인가?

An old future, puer tea

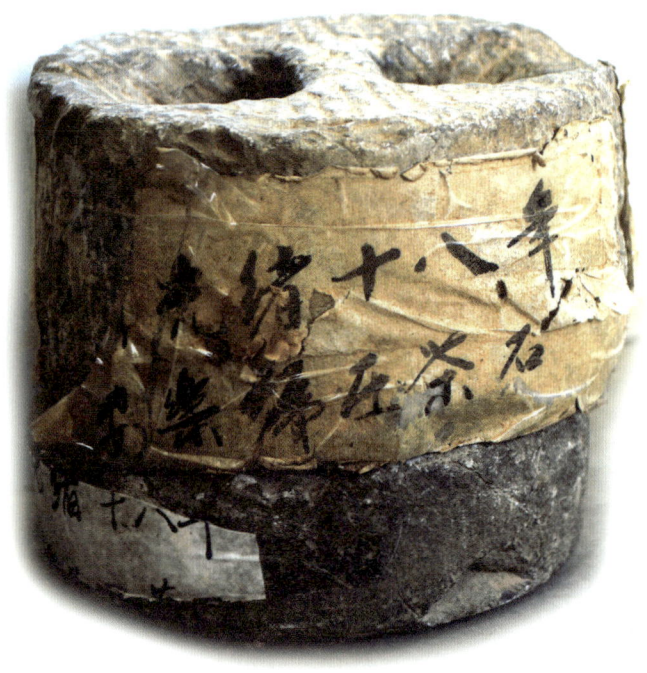

§

보이차(생차)의 가공순서는 쇄청차의 정제 → 중압성형 → 건조 → 포장 입고로
진행된다. 완제품을 만들려면 우선 쇄청차를 정제해야 한다. 정제의 과정은
사제와 병배로 구분된다. 사제란 쇄청차를 체질하고, 바람으로 날리고, 가려내는
과정을 거침으로써 등급을 분류하는 과정이다. 병배는 생산하고자 하는 보이차의
품질에 근거하여 합리적으로 배합하는 과정이다. 긴압하기 위해서는 압력을
가해 성형해야 한다. 중압 전에 반드시 미리 제조하는 차의 함수율을 측정하고
정확하게 차의 무게를 계산해야 한다. ≤60℃ 온도에서 찻잎의 함수량이 ≤13%
될 때까지 건조해야 완제품이 된다.
사진은 청나라때 운남지역에서 중압성형을 위해 사용하던 보이차 맷돌.

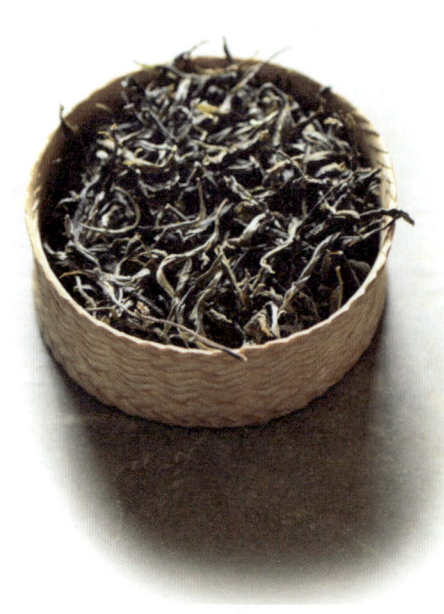

§

보이차 원료를 만드는 방법은 선엽의 탄방 → 살청 → 유념 →
해괴 → 일광 건조 → 쇄청차 완성의 순서로 진행된다. 가공 방법은
탄방攤放, 살청, 유념, 해괴, 햇볕에 말리기 순으로 진행된다. 탄방은
생잎을 나누어 수분의 함량이 70% 내외가 될 때까지 펼쳐 놓는다.
살청殺靑은 철저하고 균일하게 이루어져야 하고 풋내, 연기 냄새가
나지 않아야 한다. 살청한 찻잎은 곧바로 빠르게 주무르고 비튼다.
이를 유념揉捻이라고 한다. 유념에 필요한 시간은 30~40분.
다음엔 덩어리진 찻잎을 고르게 풀어 놓는다. 이를 덩어리
풀어놓기 곧 해괴解塊라고 한다. 찻잎을 햇볕에 널어 말린다.
이렇게 햇볕에 널어 말린 쇄청차의 함수량은 ≤10% 이어야 한다.

중압 전에는 반드시 미리 제조하는 차의 함수율을 측정하고 정확하게 차의 무게를 계산해야 합니다. ≤60℃ 온도에서 찻잎의 함수량이 ≤13% 될 때까지 건조해야 완제품이 됩니다.

보이차 생차와 보이차 숙차의 가공공정은 쇄청차 후발효 과정의 유무가 다릅니다. 우선 보이차(숙차)산차의 가공순서를 보십시다. 쇄청차 후발효 → 건조 → 정제 → 포장 입고. 보이차(숙차)를 특징 짓는 쇄청차 후발효는 찻잎의 등급과 기후 조건에 근거하여 찻잎에 가하는 물의 비례를 확정하고 쇄청자에 대한 후발효를 진행하는 과정입니다. 발효과정 중에는 반드시 때맞추어 번퇴飜堆, 해괴하고, 차퇴茶堆의 온도는 65℃ 이하로 통제합니다. 후발효가 끝나면 건조합니다. 함수량이 ≤12%에 이를 때까지 자연건조 시켜야 합니다. 건조가 끝난 찻잎은 정제를 거치는데 사제와 병배의 두 과정입니다. 보이차(생차)의 경우와 같습니다. 이제 보이차(숙차)긴압차를 보십시다. 보이차(숙차)산차 → 중압 성형 → 건조 → 포장 입고가 그 순서입니다. 보이차(숙차)긴압차를 만들려면 보이차(숙차)산차를 압력을 가해 성형해야 합니다. ≤65℃ 온도에서 찻잎 함수량이 ≤12.5%에 이르러야 합니다.

이번엔 품질의 특색을 살펴볼 차례입니다. 감각기관상으로 품질을 나누고, 물리 화학적 지표와 안정성 지표를 살펴보는 것입니다. 우선 쇄청차. 감각기관상으로 볼 때 보이차의 가공에 사용되는 쇄청차는 특급부터 10급까지 11개 등급으로 나눕니다. 각 등급의 품질 특징은 외형과 내질로 나뉘어 평가되어 있습니다. 이중 외형은 조식, 빛깔 또는 광택, 정쇄, 정도로 그 항목이 세분화되어 있고 내질 역시 향기, 자미, 탕색, 엽저로 나누어 기준이 제시되어 있습니다. 예를 들어 특급 쇄청차의 품질 특성을 보십시다. 우선 외형. 조식은 실하고 여리면서 탱탱하고 묵직합니다. 찻잎에는 톱니가 있습니다. 빛깔과 광택을 봅니다. 유윤하고 아엽芽葉의 솜털이 매우 많습니다. 정쇄는 균정합니다. 정도는 소량의 여린 찻잎 줄기가 있습니다. 이번엔 내질. 향기를 맡습니다. 농욱한 청향이 있어야 합니다. 자미는 농순하고 회감이 있어야 합니다. 탕색은 밝고 맑은 황록색입니다. 엽저는 부드럽고 연한 아엽의 형태가 분명합니다. 공고문에는 나머지 10 등급의 품질 특징이 도표로 잘 나타나 있습니다. 다음엔 쇄청차의 물리 화학적 지표를 보십시다. 수분, 총회분, 분말, 수침출물, 폴리페놀의 함량이 제시되어 있습니다. 자세한 내용은 생략합니다. 안전성 지표도 보아야 합니다. 아연, 희토류, 페르메트린permethrin, 에스펜발러레이트esfenvalerate, 퓨린트루네이트purintruenate, HCH, DDT, 아세페이트acephate의 함량이 제시되어 있습니다. 역시 자세한 내용은 생략합니다. 그 외 살모넬라균, 이질균, 금황색 포도상구균, 알파용혈성 연쇄상구균 등 병원균이 검출되어서도 안 됩니다.

chapter 1. 보이차란 무엇인가?   **An old future, puer tea**

그 밖의 안전성 지표에 관하여는 국가무공해차엽 관련 규정에 부합해야 합니다.

그렇다면 보이차(생차)의 감각기관상의 특색은 어떻게 정의되어 있을런지요? 외형의 빛깔은 짙은 녹색이어야 합니다. 형태는 균형이 있으며 단정해야 합니다. 적당한 신축성에 표면층이 일어나거나 떨어져 나간 면이 없어야 합니다. 쇄면과 포심으로 이루어지되, 차의 포심이 겉으로 드러나서는 안됩니다. 이때 쇄면은 긴압차의 표면층을 말하며, 포심은 긴압차의 중간층 혹은 속층을 말합니다. 향기는 청순하고, 자미는 농후하며, 탕색은 명량明亮합니다. 엽저의 두께감이 좋고 황록색을 띱니다. 앞서 살펴본 평가 기준 항목 그대로입니다.

이번엔 보이차(숙차)산차입니다. 특급부터 10급에 이르는 등급으로 분류되어 각각의 감각기관상의 특색이 명기되어 있는데, 그중 특급의 경우만을 확인해 보십시다. 먼저 외형. 조삭은 탱탱하고, 솜털이 많으며, 톱니가 있어야 합니다. 정쇄는 균정해야 합니다. 빛깔은 홍갈색을 띠며, 윤기가 있고, 아엽의 솜털이 선명해야 합니다. 정도는 균일해야 합니다. 내질도 보십시다. 진향이 농욱해야 합니다. 자미는 농순하고, 달며, 시원해야 합니다. 탕색은 붉고 고우며 밝아야 합니다. 이를 홍염명량紅艶明亮으로 표현합니다. 엽저는 홍갈색을 띠며, 부드러워야 합니다.

이제 보이차(숙차)긴압차만 남았습니다. 외형의 빛깔은 홍갈색을 띠어야 합니다. 형태는 균형 있고 단정해야 합니다. 신축성이 적당하고 표면에 층이 일어나거나 떨어져 나간 곳이 없어야 합니다. 쇄면과 포심으로 이루어진 차의 포심이 겉으로 드러나지 않아야 합니다. 탕색은 홍농명량해야 합니다. 향기는 독특한 진향을 갖고 있어야 합니다. 자미는 순후하고 회감回甘이 있어야 합니다. 엽저는 홍갈색을 띠어야 합니다.

이제 낙관을 칠 때가 되었습니다. 서예작품이든 사군자든 낙관을 해야 비로서 작품이 됩니다. 그렇다면 보이차의 최종 낙관은 무엇이라 하겠습니까? 전용 표지의 사용이 그것입니다. 신청자는 보이차 지리표지제품 보호 범위 내의 생산자입니다. 그만이 운남성 품질 기술 감독국에 '지리표지제품 전용 표지' 사용 신청을 제출할 수 있습니다. 국가 품질 검사 총국에서는 이를 심사 비준한 후 공고합니다. 공고는 공포된 날로부터 그 효력을 발생합니다. 그러면 각지의 품질 검사 부서에서는 보이차에 대한 지리표지제품 보호 조치를 실행하게 됩니다. 이상이 공고의 내용입니다.

이 공고문에는 첨부문서가 부첨되어 있습니다. 보이차 지리표지제품 보호 범위를 나타내는 문서입니다. 이 문서에 의하면 보이차 지리표지제품의 보호 범위는 총11개 주州(시市), 75개현縣(시市, 구區), 639개 향鄕(진鎭)입니다. 이 첨부문서와 그 관련 보호 범위에 관하여는 차차 살펴보시기로 하십시오. 일단 여기서 하나 확인할 것이 있습니다. 이 문서의 공고 일자입니다. 바로 2008년 5월 13일입니다. 보이차의 정의와 관련하여 또 하나의 획을 그은 날입니다. 그 내용의 선악호오善惡好惡에 관하여는 역시 추후에 기회를 마련 하십시다. 일단 오늘의 과제는 공고문 그대로의 바른 독해력에 한 하였으면 합니다.

§

보이차 지리표지제품의 보호범위는 총11개 주州(시市), 75개현縣(시市, 구區), 639개 향鄕(진鎭) 등이다. 보이차 지리표지 제품 보호 범위내에 속한 보이차 생산자는 전용 표지를 사용해야 한다. 운남성 품질 기술 감독국에 '지리 표지 제품 전용 표지' 사용 신청서를 제출하면 국가 품질 검사 총국에서는 이를 심사 비준한 후 공고한다. 사진은 운남지역에서 차를 생산하는 옛 동창호 차창의 모습.

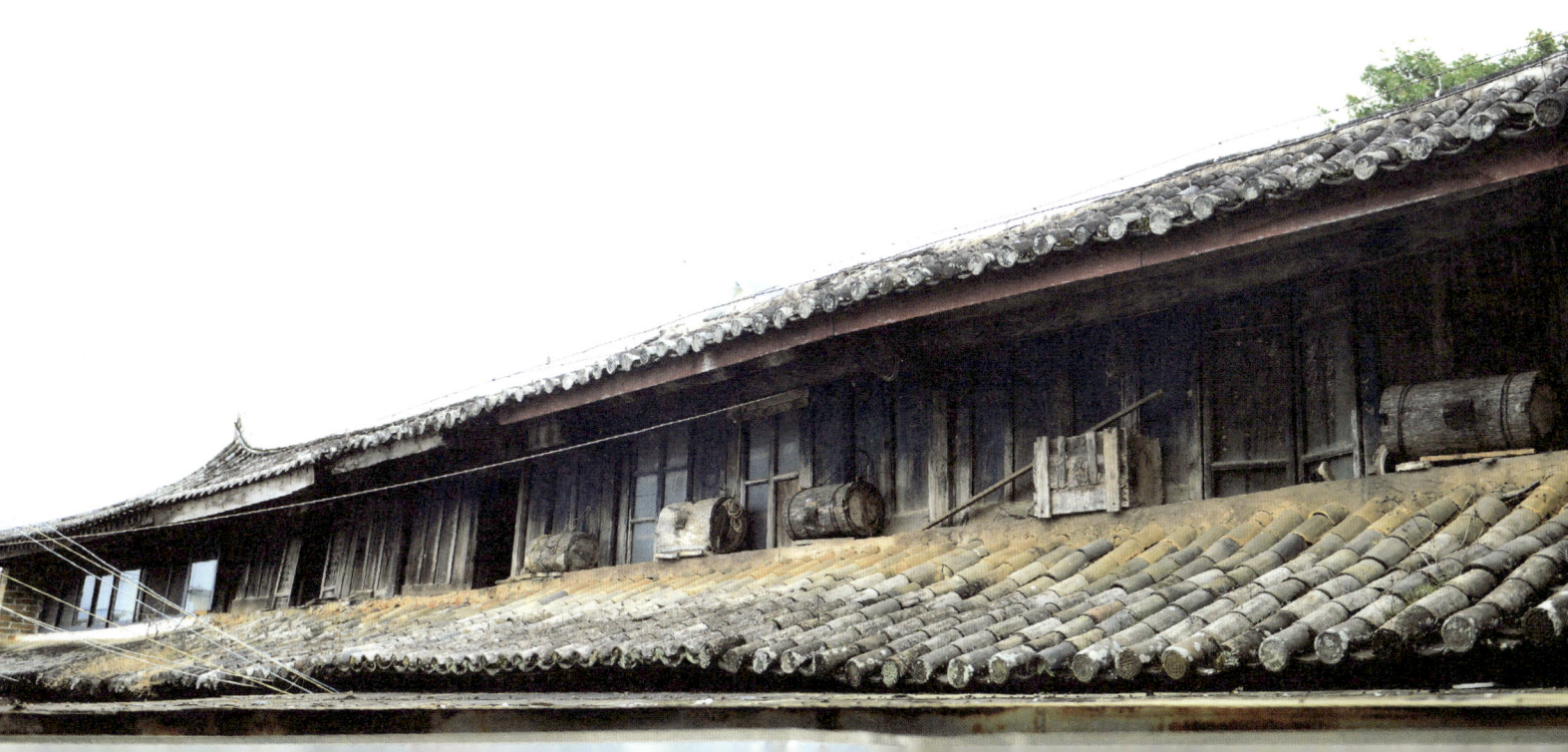

다양하게 변주되는
숙차와 생차의 태생적 갈등

초심자부터 전문가에 이르기까지 '보이차란 무엇인가?'에 답하기는 쉽지 않습니다. 즉답은커녕, 곰곰히 생각해 보아도 '나는 누구인가?'에 못지않은 화두 같습니다. 보는 이의 이해 정도에 따라, 관점에 따라, 이익에 따라, 시점에 따라 견해가 같지 않습니다. 모르는 이는 몰라서 그런다 치지만, 알 만한 이는 왜들 그런 것일까?

'보이차란 무엇인가?'를 번번이 다시 묻게 하는 가장 중요한 계기는 70년대 중반에 숙차가 등장했기 때문입니다. 이로 인해 두 가지의 뿌리 깊은 오해가 생기게 되었습니다. 당시 누군가가 숙차를 보이차로 여겼으므로, (그중에 어떤 이는) 오직 숙차만을 보이차로 여겼으므로, 반대급부로 '생차도 보이차인가?'를 묻게 된 겁니다. 두 번째는 숙차를 보이차로 여기게 됨으로써 '보이차는 흑차에 속한 차'라고 보게 된 겁니다.

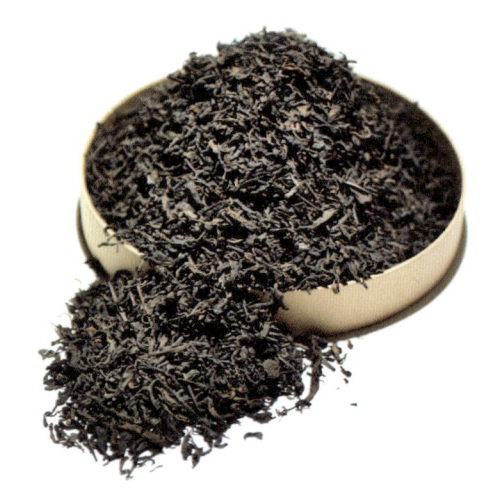

보이차에 있어서 숙차와 생차의 태생적 갈등은 다양하게 변주되곤 합니다. 몇 가지로 요약해 보면 다음과 같습니다. 첫 번째는 보이차의 개념 혹은 정의의 문제입니다. 두 번째는 보이차의 역사성과 관련된 문제입니다. 세 번째는 보이차가 만들어진 제다법의 유래와 관련된 문제입니다. 네 번째는 어떤 형태로든지 발효를 거쳐야만 보이차가 되는가의 문제입니다. 다섯 번째는 보이차로 인정받기에 필요로 하는 생차의 진화 기간에 관한 부분입니다. 여섯 번째는 아무리 오랜 시간이 흘러도 쇄청모차는 보이차가 될 수 없는가의 문제입니다.

우선 어떤 차가 보이차인지부터 짚어 보십시다. 네 가지 관점이 있습니다. 숙차만이 보이차라는 관점, 생차만이 보이차라는 관점, 숙차와 오래 숙성된 생차가 보이차라는 관점, 숙차와 생차 모두 보이차라는 관점이 그것입니다.

맹해차창의 마지막 창장으로 운남6대 차산차업유한공사의 회장인 루안띠안롱(阮殿蓉)은 이렇게 말합니다. "보이차는 우리 업종의 표준에서는 후발효로 특별한 맛을 내는 운남대엽종으로 쇄청모차라고 정의하고 있다....지금 우리가 적용하고 있는 표준은 숙차 즉 인공 발효차를 표준으로 한 것이다." 역시 맹해차창의 창장을 지냈고 운남해만차업유한공사 동사장인 저우빙량(鄒炳郎)도 같은 견해를 유지합니다. "운남성의 표준에 의한 정의는 매우 합리적이다. 후발효 혹은 진화를 거쳐 보이차의 색과 향기, 그리고 맛이 일정한 기준에 도달하여야만 보이차라는 것이다. 만약 청병, 청타, 청전을 보이차라고 한다면 녹차도 보이차라고 해야 할 것이다." 두 분 모두 숙차만이 보이차라는 견해입니다.

반면 대리주농업국 부국장이며 고급 농예사인 리홍귀(李宏國)의 관점은 전혀 다릅니다. "어느 신문에서 전청차滇青茶가 보이차라고 하는 것을 비평한 것을 본 적이 있다. 조사해 보니 역사적으로 운남의 보이차는 바로 운남 청모차였다.....역사상 운남의 청모차의 통칭은 바로 보이차다." 청차 곧 생차만이 보이차라는 겁니다. 곤명에 있는 운남대우보이차박물관의 관장인 랴오이롱(廖義榮)은 이렇게 에둘러 말합니다. "보이청병普洱青餠이 보이차라고 할 수 없다면 작년에 맹해차창에서 생산한 2,000톤의 차 제품은 보이차가 아니라는 말이 된다. 단지 원료일 뿐이라는 것이다."

어처구니가 없어 하는 랴오 관장의 화법에 느낌이 오시지요?

또 하나의 관점은 숙차와 숙차 만큼 발효가 진행된 생차 만이 보이차라는 관점입니다. "전통 보이차는 긴 후발효 과정을 거친다. 1973년 이후의 악퇴 보이차는 오랜 자연 진화 과정을 모방하여 만든 품질의 차다. 악퇴 보이차는 공업화된 보이차다. 자연 진화로 똑같은 품질에 도달하려면 30년은 족히 걸려야 한다." 생차로서는 30년 이상 진화되어야 보이차로 대접받을 수 있다는 것입니다. 임창시정부차업사무실 주임인 장즈중(張志忠)의 말입니다. 물론 진화 연수에 관하여는 조금 다른 견해도 존재합니다만, 일정 세월을 필요로 한다고 보는 것이지요.

이제 운남차엽수출입공사 고급 엔지니어인 쑤팡화(蘇芳華)의 말을 들어볼 차례입니다. "역사적으로 지금까지의 보이차의 발전 과정을 볼 때 숙차만 보이차라고 부를 수는 없다. 생차도 보이차에 포함시켜야 한다고 본다. 왜냐하면 유구한 역사적 산물이기 때문이다." 보이차에는 숙차와 생차가 모두 포함되어야 한다는 주장입니다.

조금 더 진도를 나가 보십시다. 보이차의 역사는 얼마나 된 것일까요? 역시, 충돌하는 두 가지의 관점이 있습니다. 하나의 관점은 보이차의 시원을 1973년으로 봅니다. 다른 하나의 관점은 유구한 역사 속에서의 보이차를 말합니다. 당연히 두 관점은 병립하지 못합니다. 우선 중국과학원 시솽반나 열대식물원 부연구원인 장순까오(張順高)의 분개입니다. "만약 보이차의 역사가 30년이라고 한다면 거기에 무슨 가치를 부여할 수 있겠는가?" 이 말씀을 2004년 12월에 하셨으니, 지금은 20여 년을 더해야 하겠지요. 그 시점에서 말씀하신 또 한 분의 의견을 들어봅시다. 앞서 언급한 쑤팡화의 관점입니다. "지금의 보이차는 1974년에 곤명차창에서 성공적으로 만들어지기 시작하여 지금까지 고작 30년의 역사에 불과하다. 그러나 운남 보이차는 천년의 역사를 갖고 있기 때문에 숙보이만 보이차에 포함시킨다면 역사를 계승하지 못하는 셈이 된다." 여러분의 관점은 어떻습니까? 1973년 이전에도 보이차가 존재하고 있었을까요? 아니면 그 이전의 차는 그저 보이차의 원료이기만 했을까요?

다른 측면에서 이 문제들을 보는 것도 재미있습니다. 당대 보이차의 대가들은 보이차가 어떻게 만들어지기 시작했다고 보았던 것일까요? 곤명차창의 전창장이며 고급 엔지니어인 우치잉(嗚啓英)은 이렇게 단언합니다. "전통적인 보이차는 과거에 교통이 불편하고 운송 시간이 길었기 때문에 찻잎이 비에 젖고 햇볕에 바래고 폴리페놀이 완만하게 산화하여 독특한 풍미를 품고 있다. 즉 특정한 탕색과 맛, 향기와 외형이 생기게 된다." 즉 의도하지 않은 과정으로 발효가 상당히 진화된 차라는 겁니다. 꽤 많은 보이차 서적에서도 이 같은 관점을 살펴볼 수 있습니다. 운남서산순덕차창의 고급 엔지니어인 양싱지(楊行吉)도 유사한 견해를 표합니다. "과거의 보이차는 그 당시의 기후 조건에서 마방의 운송을 통하여 비에 젖고 햇볕에 바래고 날씨가 더워서 열작용으로 인해 특수한 풍미를 냈고 붉고 진한 탕색이 우러났다."

그러나 장순까오는 이러한 견해에 관하여 '낭설로 떠도는 보이차에 관한 오류들을 바로잡아야 한다'고 서슬 푸르게 응대합니다. "'햇볕에 말리고 비를 맞히면서 사람과 말의 등에서 숙성시킨다'는 것은 나중에 사람들이 필요에 따라 꾸며낸 말에 불과하다."

그는 제다 현장의 증언도 제시합니다. "아직 생존해 있는 90세 노인에게 많은 사람이 방문해서 '보이차를 햇볕에 말리고 비를 맞혀야 하는가?'라고 질문했을 때 "보이차는 비에 젖으면 안 되고, 비를 맞은 차는 못 쓴다." 여러분은 누구의 견해를 지지하는지요? 의외로 이 문제는 간단할 수 있습니다. 실제로 그와 같은 방법대로 보이차를 만들어 보면 됩니다. 즉 과학적인 검증을 해보는 것입니다. 누가 진실을 말하고 있는 것일까요?

이제는 보이차가 발효차인가를 살펴볼 차례입니다. 역시, 두 관점이 충돌합니다. 루안띠안롱은 이렇게 주장합니다. "보이차는 우리 업종의 표준에서는 후발효로 특별한 맛을 내는 운남대엽종으로 쇄청모차라고 정의하고 있다." 저우빙량 역시 유사한 관점을 가지고 있습니다. 후발효 혹은 진화를 거쳐야 한다는 것이지요. 이에 대한 반론으로 운남농업대학 부교수인 신버화(潘栢華)는 이렇게 말합니다. "해방 전후 보이차는 초기 제조과정 중 악퇴한 것이 아니고 나중에야 공법이 바뀐 것이다." 장순까오는 아예 단칼로 논쟁의 종지부를 선언합니다. "그렇다면 청나라 건륭황제가 드신 것도 보이차의 원료라는 말인가? 이는 말도 안 되는 소리다. 옛날에 황제께 드린 차는 아차芽茶, 모첨毛尖, 여아차女兒茶를 포함한 진화되지 않은 차였다." 역시 여러분의 견해를 물어보고 싶군요. 갓 만든 생차는 보이차일까요?, 아닐까요?

일단 후발효 되었거나 진화된 차가 보이차라는 관점에 서 보는 것도 흥미로울 수 있습니다. 그러한 전제하에서 이런 물음을 가져봅니다. 생차는 얼마나 오래되어야 보이차로 불리울 수 있을까요? 또 오래되면 될 수록 더욱 좋아지는 것일까요? 루안띠안롱은 "보이차는 같은 질과 조건에서는 햇수가 오래될수록 좋은 상품이다."라고 봅니다. 저우빙량은 80년, 60년, 40년 된 보이차를 마셔보고 그렇다는 결론에 도달했다고 합니다. 그렇다면 생차가 보이차가 되기까지는 어느 만큼의 세월이 필요한 것일까요? 장즈중은 그 기간을 다음과 같이 특정합니다. "악퇴 보이차는 공업화된 보이차다. 자연 진화로 똑같은 품질에 도달하려면 30년은 족히 걸려야 한다." 두말할 필요도 없이 숙차가 기준입니다. 물론 진화에 필요하다고 여기는 햇수는 전문가에 따라 고무줄이 될 수도 있겠습니다. 다만 이러한 견해에 대해 성광출판사의 편집인인 양카이(楊凱)는 이렇게 꼬집습니다. "새로운 업종 표준 중에서 10년 이상 진화를 거친 것만을 보이차라고 홍보한다면 9년 된 생차는 보이차가 아니라는 말인가?"

하나만 더 살펴보겠습니다. 아무리 오래되어도 쇄청모차는 보이차가 될 수 없는가의 문제입니다. 장즈중의 다음 경험은 충격적입니다. "나는 18년 된 쇄청모차를 부비서장에게 맛보도록 했는데 그가 말하기를, 아직 보이차가 아니고 색깔은 약간 연한 노란색이지만 역시 청차라고 말했다." 18년이 지나도 보이차가 될 수 없다면 진화 기간이 부족해서 그런 것일까요? 아님 쇄청모차이기 때문에 그런 것일까요? 또 하나의 궁금증이 일어납니다. 같은 18년의 세월이 흐른 생차의 경우라도 긴압차는 보이차인데, 쇄청모차는 보이차가 아니라지요? 보이차가 있어야 보이차가 무엇인지 정의도 할 수 있는 법인데, 정의를 먼저 정하고 그 기준에 맞지 않으면 더 이상 보이차가 아니라는 지적은 쉽게 수긍이 가지 않습니다. 운남농업대학 교수인 사오완팡(邵宛芳)의 말처럼 "마치 달걀은 닭이 될 수 있지만, 달걀을 곧바로 닭이라고 할 수는 없는 것과 같은 이치"인가요?

숙차와 생차의 갈등은 보이차를 어떤 차류와 연결하는지에도 영향을 미칩니다. 첫 번째는 숙차는 흑차이며, 생차는 녹차인가의 문제입니다. 두 번째는 오래된 생차와 숙차가 과연 흑차인가의 문제입니다.

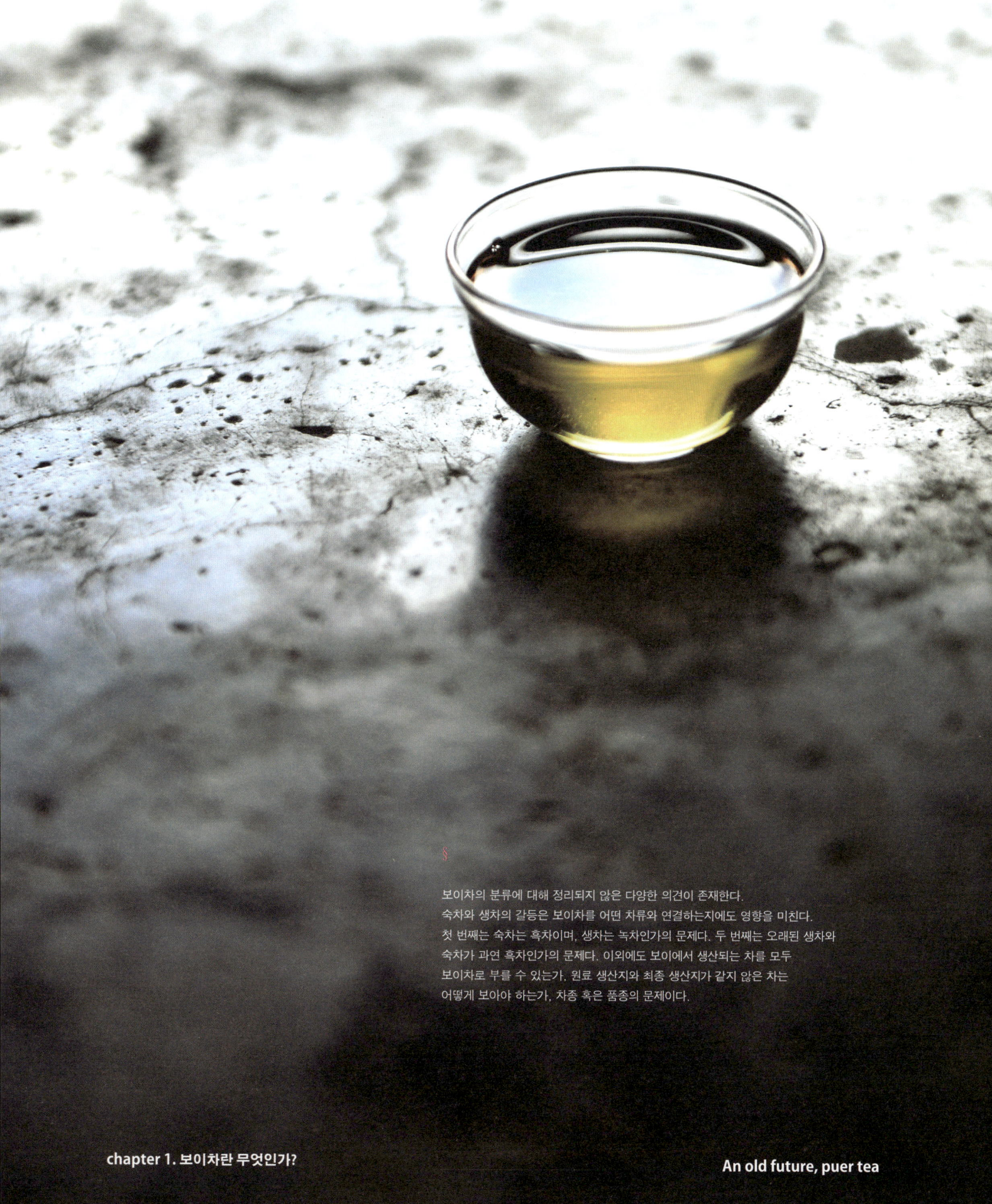

보이차의 분류에 대해 정리되지 않은 다양한 의견이 존재한다.
숙차와 생차의 갈등은 보이차를 어떤 차류와 연결하는지에도 영향을 미친다.
첫 번째는 숙차는 흑차이며, 생차는 녹차인가의 문제다. 두 번째는 오래된 생차와
숙차가 과연 흑차인가의 문제다. 이외에도 보이에서 생산되는 차를 모두
보이차로 부를 수 있는가. 원료 생산지와 최종 생산지가 같지 않은 차는
어떻게 보아야 하는가, 차종 혹은 품종의 문제이다.

chapter 1. 보이차란 무엇인가?　　　　　　　　　　　　　　　　　　　　　**An old future, puer tea**

chapter 1. 보이차란 무엇인가?   An old future, puer tea

보이차를 흑차의 범주에 포함하는 문제, 보이차를 흑차로 보아야 하는지 재가공차로 보아야 하는지의 문제에 대해 양카이는 "우선 그 목적이 무엇인지, 과연 그것이 보이차 산업의 발전과 브랜드화에 좋게 작용할 것인지를 확실하게 알아야 한다"고 말합니다. 신버화 역시 이 논의에 적극적으로 의견을 개진합니다. "우리가 이 시점에서 차엽 분류를 하지 않으면 혼란을 일으킬 수밖에 없다. 각종 차의 제조과정과 특징적인 품질로 종류를 나누어야 한다. 종류를 나누지 않으면 사람들에게 혼란을 일으킬 뿐이다." 신버화가 이렇게 짚고 가는 이유는 "보이차를 흑차 종류에 포함시키는 것은 부정확한 것이다."라고 보기 때문입니다. 쑤팡화 역시 같은 의견을 갖고 있습니다. 이는 보이차의 차류를 분류함에 있어서 양카이는 산업적 혹은 상업적 잣대를, 신버화와 쑤팡화는 학문적 잣대를 우선시한다는 것을 알 수 있습니다. 그렇다면 오늘날 우리는 보이차를 어떤 차류로 분류해야 옳을까요? 또 그 기준은 어떻게 나온 것일까요?

기왕 논의가 여기까지 진전된 김에 한 가지 더 살펴봅시다. 숙차는 흑차이며, 생차는 녹차로 분류하는 것이 맞는지의 문제입니다. 저우빙량은 "청병, 청타, 청전을 보이차라고 한다면 녹차도 보이차라고 해야 할 것이다"라고 말합니다. '햇볕에 말린 쇄청모차는 원래 녹차에 속하는데 건조하는 단계에서 햇볕에 말리는 것'이기 때문입니다. 그렇다면 보이차는 흑차인 보이차와 녹차인 보이차로 나누어야 하는 것일까요? 녹차인 보이차가 세월이 흐르면 흑차인 보이차가 되는 것일까요? 녹차인 보이차인데 많은 세월이 흘러도, 예컨대 30년이 흘러도, 모차로 있으면 여전히 녹차 보이차이고 긴압한 녹차 보이차는 흑차 보이차가 되는 걸까요? 도대체 이러한 모순은 어떻게 해결해야 하는 것일까요? 숙차와 오래된 생차가 과연 흑차인가의 문제도 마찬가지입니다. 아안차창과 관현차창, 조리교차창에서 오래 근무했던 신버화는 지난 인생의 여정을 회고하며 "지금에 와서 보니 보이차를 남로변차, 서로변차, 호북노청차로 여겨 흑차 종류에 포함시킨 것은 틀린 것이었다"고 말합니다. 물론 보이차를 흑차로 분류하게 된 데는 그럴만한 역사적 원인이 당연히 있었을 것입니다. 그런데 이러한 관점들이 여러분들께 조금이라도 생각할 수 있는 여지를 주고는 있을까요?

물론 숙차와 생차의 갈등 외에도 '보이차란 무엇인가?'를 탐색하는데, 두어 가지 변수가 더 있습니다. 첫 번째는 보이에서 생산되는 차를 모두 보이차로 부를 수 있는가의 문제입니다. 두 번째는 원료 생산지와 최종 생산지가 같지 않은 차는 어떻게 보아야 할지의 문제입니다. 세 번째는 차종 혹은 품종이 보이차를 나누는가의 문제입니다.

첫 번째 주제는 개보차皆普茶 즉 '보이에서 생산되는 차는 모두 보이차인가?'의 문제입니다. 신버화는 단적으로 "보이 홍차, 보이 녹차, 보이 화차 등 모두 보이에서 만들어졌다고 해서 보이차라고 할 수는 없다"고 말합니다. 그런데 여기에서 포인트는 보이 녹차입니다. 앞서 살펴본 대로 보이차를 후발효차로 한정한다면, 오늘날 우리가 그토록 찾아다닌 만송, 빙도, 석귀, 박하당, 노반장 등 모든 순료 고수차 조차도 보이차가 아니지 않겠습니까? 마찬가지로 청나라 황실에 공납한 모든 보이차도 보이차가 아니라 보이 녹차가 되니 말입니다.

번번이 머리에 쥐가 나시지는 않을까 염려가 됩니다만, 퀴즈 하나를 더 드려야 할 것 같습니다. 원료 생산지와 최종 생산지가 같지 않은 차는 어떻게 보아야 할지의 문제입니다. 예컨대 운남에서 채엽하고 제다한 쇄청모차를 광동성 광주에서 긴압 한다면, 광운공병이 그런 차 중의 하나입니다만, 보이차라고 부를 수 있을까요? 그곳이 비단 광주만이 아니라 북경이나 서울이나 샌프란시스코일 수도 있지요? 장즈중은 "원료 생산지가 보이차의 생산지가 아닐 수 있다는 개념은 원산지 보호 문제에 있어서 대단히 중요한 대목이다"라고 강조합니다. 그렇다면 기왕에 그렇게 만들어진 차는 어떻게 대접해야 할까요? 조기 광운공병은 보이차이기는 한 걸까요?

이제 마지막 종착지입니다. 보이차의 품종과 관련된 문제입니다. 보이차의 차종, 품종이 보이차 여부를 결정짓는다고 보는 관점입니다. 장즈중이나 루안띠안롱, 양싱지, 저우홍지예가 아니어도 많은 전문가가 동의하는 부분입니다만 '반드시 운남대엽종이어야 한다'는 관점입니다. 물론 이러한 견해를 모두가 동의하는 것은 아닙니다. 황실에 공납된 의방공차부터가 중·소엽종 차이기 때문입니다. 더욱이 의방의 중·소엽종 차나무는 사천이나 병점의 한인들이 식재한 것도 있겠으나, 자생의 고차수도 많으니 일방적으로 매도할 수는 없지 않을까요?

다음의 두 분 말씀을 통해 오늘의 결구를 지으려고 합니다. 한 분은 운남농업대학 교수인 띵웨이란(丁謂然)입니다. "왜 우리는 보이차에 관한 결론을 내리지 못하는가?.... 독특한 생화학적 성분 및 그것이 건강에 효능이 있다는 증거와 녹차, 홍차, 흑차와의 차이점을 과학적 방법으로 규명한다면 보이차에 관한 비생산적인 논쟁은 없어질 것이다." 또 한 분은 장순까오입니다. "보이차에 대한 정의와 기준은 역사적 흐름에 의해 계승되어야 하며 결코 역사성으로부터 따로 떼어서 생각할 수 없다." 이제 여러분이 답할 차례입니다. 여러분에게 있어서 과연 '보이차란 무엇인가요?'

**고색창연한
고6대 차산古六大 茶山의
산두山頭들**

히말라야에서 발원한 다섯 손가락 모양의 산맥 줄기가 운남 산하를 가릅니다. 북서쪽에서 남서쪽으로 흘러내리는 구릉과 계곡과 강의 연안에서는 황금 잎사귀가 누 천년의 세월 동안 말없이 차객들의 젖줄이 되어 왔습니다. 구름도 쉬어 넘는 고개雲嶺 남녘, 운남雲南. 흐르다 솟구치고, 솟구치다 다시 흐르는 운남의 유장한 산마루를 차객들은 산두山頭라고 부릅니다. 용마루일 수도 있고, 분지일 수도 있고, 강언덕일 수도 있지만 이름하여 산두山頭입니다. 산두山頭마다에는 고차원들이 자리 잡고 있고 고수, 노수, 야생찻잎이 자랍니다. 그 차를 일컬어 산두차山頭茶라 합니다. 얼마 전부터 부르기 시작한 말입니다. 대만과 홍콩에서 시작하여 이제는 내지에서도 산두차를 모르면 '보이차 변두리인'이 되고 맙니다.

산두차山頭茶에는 산두山頭 마다의 산운山韻이 가득합니다. 각각의 산두에는 저마다의 자연 풍광이 펼쳐집니다. 생태환경도 같은 듯 다릅니다. 토양이 다르고, 산마루에 얽힌 전설이 다르고, 살아온 자취가 다르고, 말도 문화도 다릅니다. 보이차라고 하여도 시들리기며, 덖음의 정도며, 비비고 말리는 과정이 조금씩은 차이가 납니다. 그러니 하나의 산두는 하나의 보이차를 대표합니다.

산두차山頭茶에는 산두山頭 마다의 산운山韻이 가득한다. 각각의 산두에는 저마다의 자연 풍광이 펼쳐진다. 생태환경도 같은 듯 다르다. 토양이 다르고, 산마루에 얽힌 전설이 다르고, 살아온 자취가 다르고, 말도 문화도 다르다. 보이차라고 하여도 시들리기며, 덖음의 정도며, 비비고 말리는 과정이 조금씩은 차이가 난다. 그러니 하나의 산두는 하나의 보이차를 대표한다.

§

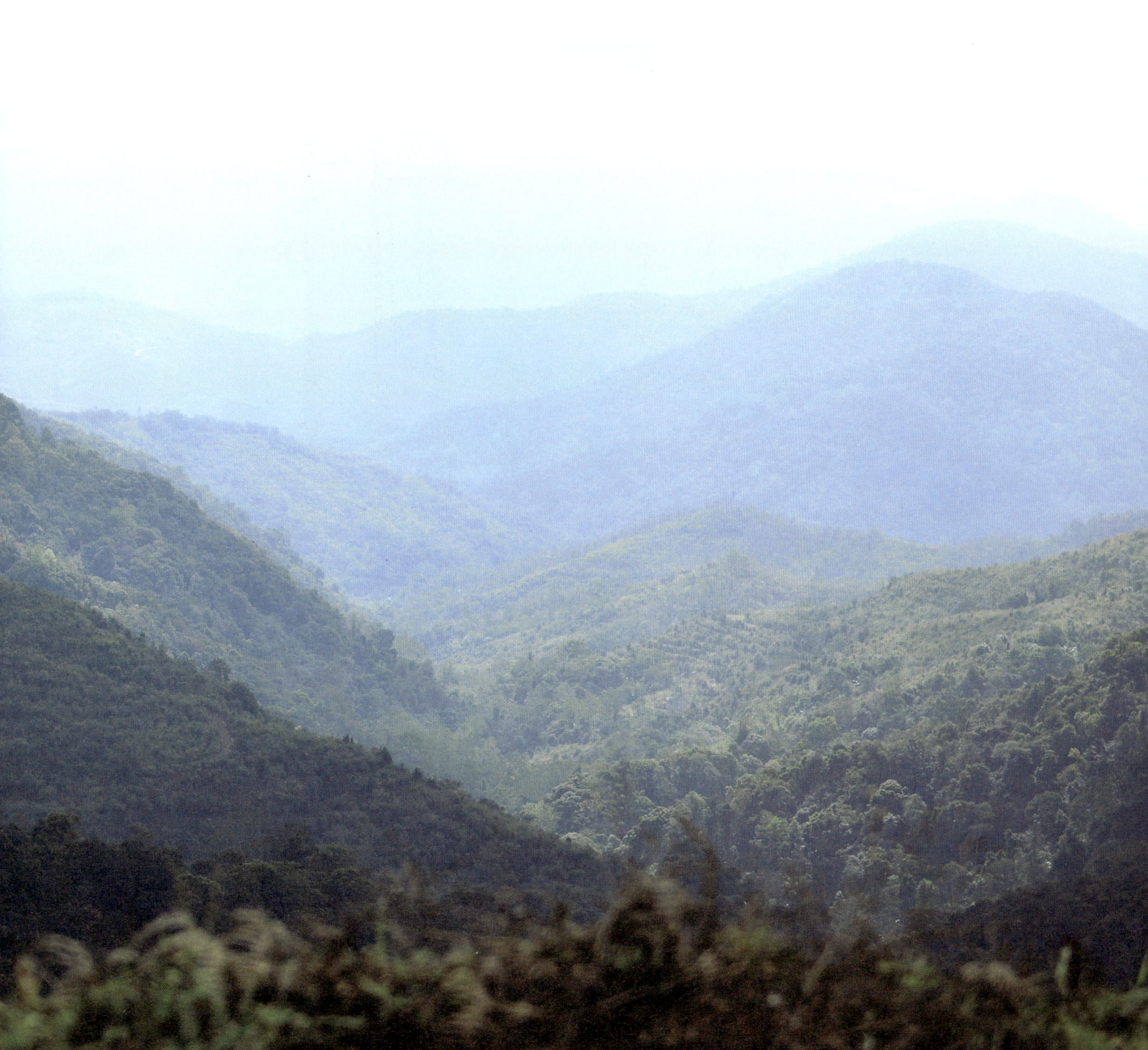

chapter 1. 보이차란 무엇인가?   An old future, puer tea

운남성 정부는 운남의 639군데의 차구茶區를 지정했으니, 꼭 그만큼의 산두가 있다고 할 수 있습니다. 그러나 역대로 가장 명성을 얻은 곳은 고6대 차산입니다. 이곳으로부터 차마고도의 말발굽이 시작하였으니 우리도 이곳으로부터 여행을 떠나 보십시다.

6대 차산에 관하여도 여러 버전이 있는데, 완복의 『보이차기普洱茶記』에만도 두 가지 버전이 있습니다. 하나는 완복이 『운남통지雲南通志』를 통해서 살펴본 6대 차산인데 유락, 혁등, 의방, 망지, 만전, 만살입니다. 그러나 완복이 운남 현지에서 살펴본 6대 차산은 조금 다릅니다. 의방, 가포, 습공, 만전, 혁등, 이무입니다. 이중 가포와 습공은 만전에서 의방으로 올라가는 옛길의 양 옆에 있는 차구들입니다. 옛마을은 모두 화재로 사라졌고 새마을이 그 지명을 대신합니다. 만살을 흔히 이무라고 하는데 이것 역시 옛 만살이 화재로 손실되어 오늘날의 이무로 대체된 것입니다. 전자가 되었든 후자가 되었든 한 동심원에 들어가는 지역들입니다. 만전과 의방의 차가 가장 좋았다고 하니 일단 그 차산들부터 방문해 보십시다.

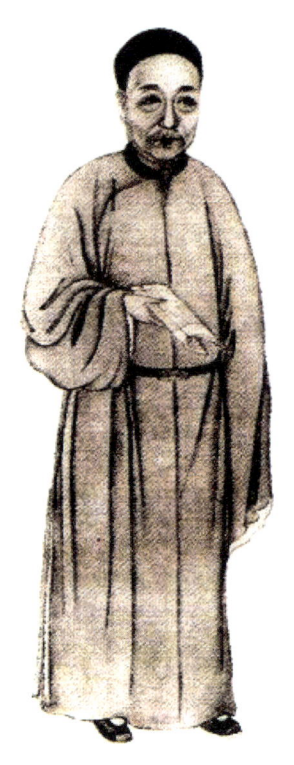

§

『보이차기普洱茶記』를 저술한 완복도 두가지 버전의 육대차산을 기록하고 있다. 먼저 『운남통지雲南通志』를 통해서 살펴본 육대차산은 유락, 혁등, 의방, 망지, 만전, 만살.
완복이 직접 현지에 와서 살펴본 육대차산은 의방, 가포, 습공, 만전, 혁등, 이무이다.
위 사진은 『보이차기普洱茶記』를 저술한 완복.

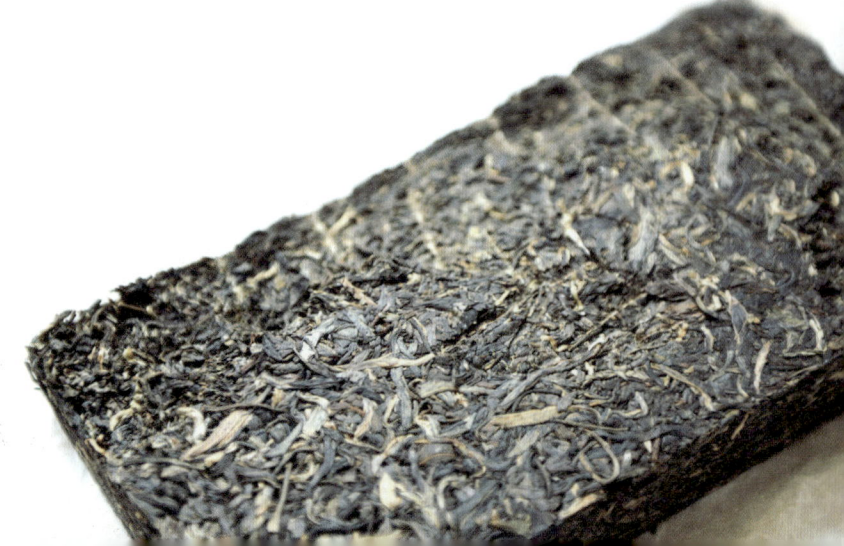

만전蠻傳

만전蠻傳은 만전蠻磚이라고도 합니다. 만장曼庄도 역시 같은 곳을 말합니다. 제게는 고향처럼 느껴지는 곳입니다. 지금은 도로가 잘 포장되어 있지만 십여 년 전만 해도 교통이 좋지 않았습니다. 상명에서 경홍으로 나오는 마을버스를 탔는데 다락같이 높은 나무 한 그루가 도로에 쓰러져 몇 시간이고 차량 통행이 불가능하였습니다. 비행기 탑승 시간이 정해져 있는 저로서는 오금이 저려 동동거렸던 기억이 납니다. 버스에는 이족, 타이족 등 소수민족들이 전통 복장을 한 채 가득 타고 있었는데 대부분 그러려니 하는 표정이었습니다. 결국 쓰러진 나무는 옮기지 못하고 임시 우회 도로를 만들어 버스가 움직이기 시작했습니다. 서너 시간이 지난 뒤였지요. 다행히 곤명행 비행기도 연착해 위기를 넘기긴 했습니다. 암튼 만전의 고차원은 만림曼林, 한천曼遷, 상명祥明, 팔총채八總寨, 와룡瓦龍, 고산高山 등에 산재합니다. 최근에는 국가보호수림의 하나가 된 와룡차瓦龍茶의 명성이 높습니다.

여러분이 혹시 6대 차산 탐방에 나서서 상명까지 오신다면 날마다 차산을 탐방하시길 권하지만, 혹 열대성 스콜이라도 쏟아지면 만사 제치고 동리마다의 차 맛을 보시기 바랍니다. 같은 동리라도 집집이 차맛이 다를 수도 있습니다. 만전의 차는 외관이 검고 밝으며 잎이 큽니다. 고삽미는 크게 두드러지지 않으며, 이무차와 비슷하되 산야 기운은 더욱 좋다고 여겨집니다. 차맛은 달콤하되 후감도 오래가며, 찻물의 질감은 풍부하고, 두껍고, 매끄럽습니다. 잔향도 뚜렷해 봉밀향蜂蜜香이 어찌나 매력적인지 모릅니다.

의방倚邦

의방 고차산의 옛 지명은 마랍磨臘 의방입니다. 태족어 마랍은 '차 우물'茶井이라는 뜻입니다. 경홍에서 이무를 거쳐 상명에 이르러 북쪽으로 산을 올라야 합니다. 가장 높은 곳은 1950 미터의 산신묘山神廟. 옛 의방고도의 오른편엔 가포가, 왼편엔 습공이 자리합니다. 서남쪽엔 혁등이 동쪽편은 옛 만살산으로 이어집니다. 의방의 고차원으로는 의방가倚邦街로 접어들어 만공曼拱, 노가자老街子, 고가대高家隊, 하변대河邊隊, 마율수麻栗樹, 미보彌補 등으로 거친 발걸음을 옮겨야만 합니다. 의방을 생각하면 세월의 무상함과 덧없음을 생각하게 됩니다. 청나라에서 성시를 이루었던 의방이 1942년 음력 2월 25일 유락소가攸樂燒街가 큰 불로 전소된 뒤 역병이 들고, 가뭄이 닥치고, 사람들이 줄줄이 떠나고, 교통의 중심지마저 맹해로 이동해 쇠락한 촌마을로 변모합니다. 의방가에 첫 발걸음을 디디던 십여 년 전이 떠오릅니다. 해가 뉘엿한 어스름에 의방가의 집집마다 지붕에 널어 말리는 보이차를 두리번두리번 보고 걷다가 바닥에 깔린 청석 가운데 석비를 발견하고는 만감이 오고 갔습니다. 가슴이 몹시 저렸던 기억입니다. "돼지고기는 먹되 껍질은 먹지 않고, 한족은 죽이되 이민족은 죽이지 않는다."는 그런 아픔이 어디에서든 다시는 일어나지 않았으면 하는 바람입니다.

의방 역시 대엽종, 중엽종, 소엽종이 혼재합니다. 공차로도 명성이 높은 의방의 소엽종 차에 관하여는 의론이 분분한 편입니다. 공명이 씨앗을 남겨놓았다는 설, 명나라 말에 사천인들이 이주해서 심었다는 설, 태고로부터 존재한다는 설 등입니다. 저명한 보이차 연구가 쩌우쟈쥐鄒家駒선생 역시 그의 글「의방 소엽종」에서 의방의 소엽종은 사천의 소엽종과는 촌수가 멀다고 밝힌 바도 있습니다.

품차 또한 대엽종, 중엽종, 소엽종의 경우가 다른데, 기왕 소엽종에 관해 말하게 되었으니 오늘은 그 맛이나 보십시다. 긴압된 의방의 소엽종 고수차는 짙은 녹색을 띠고 윤기가 자르르하며 조삭이 단단하고 고릅니다. 개완배에 차를 가득 넣어 한소끔 우려내면 밝고 맑은 녹황색의 차에서 은은한 향기가 끊어질 줄 모릅니다.

§

다른 육대차산처럼 의방 역시 대엽종, 중엽종, 소엽종이 혼재한다. 공차로도 명성이 높은 의방의 소엽종 차에 관하여는 의론이 분분한 편이다. 공명이 씨앗을 남겨놓았다는 설, 명나라 말에 사천인들이 이주해서 심었다는 설, 태고로부터 존재한다는 설 등이다. 긴압된 의방의 소엽종 고수차는 짙은 녹색을 띠고 윤기가 자르르하며 조삭이 단단하고 고르다. 개완배에 차를 가득 넣어 한소쿰 우려내면 밝고 맑은 녹황색의 차에서 은은한 향기가 끊어질 줄 모른다.

chapter 1. 보이차란 무엇인가?   **An old future, puer tea**

만전
의방
망지

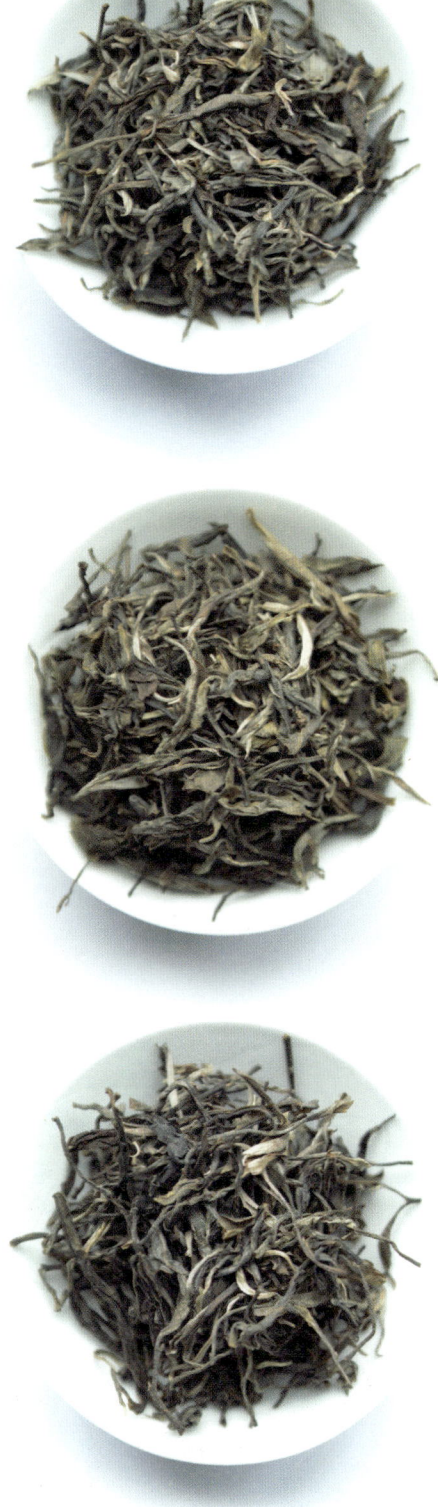

의방차를 말하는 김에 만송차를 또한 떠올리지 않을 수 없습니다. 이전부터 "만송曼松을 마시고, 의방을 보라"고 하지 않았습니까? 청나라 옹정에서 광서까지 해마다 황실에 올려보낸 공차 20담의 주역이 만송차였으니 그 명성이 어디 가겠습니까? 만송차 역시 소엽종 차입니다. 토질은 모래와 자갈이 섞인 홍토이며, 맑고 향기롭기가 비할 데가 없습니다. 만송차의 특징으로 '직립차'를 들기도 합니다. 적당량의 차를 잔에 넣고 우리면, 찻잎이 가라앉기는커녕 똑바로 서 있다고 해서 붙은 말입니다. 그러나 아시다시피 청황실에서 보관되어온 금과공차가 만송차임이 밝혀진 이후 가격이 천정부지라 구경하기조차 어려운 일이 되었습니다. 오죽하면 대창호의 대표인 리이똥(李東)이 "이 차에 대해서는 많이 들었으나 실제로 본 적이 아주 적고, 마셔본 적은 더더욱 적으며, 아는 것은 지극히 적다."고 하였을까요. 저 역시 오래전에 원 없이 마셔보았다는 걸로 위안을 삼습니다.

만송曼松

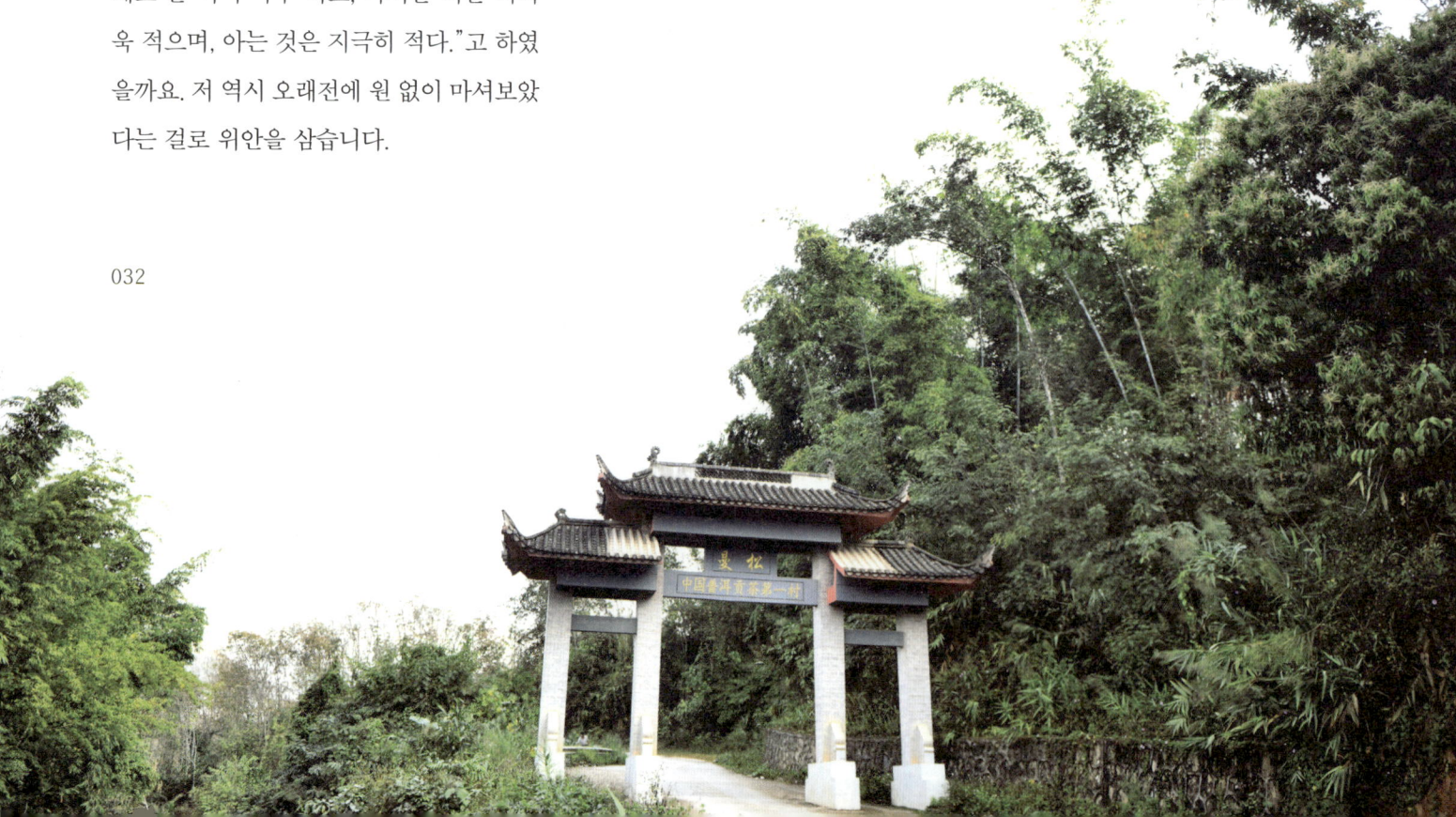

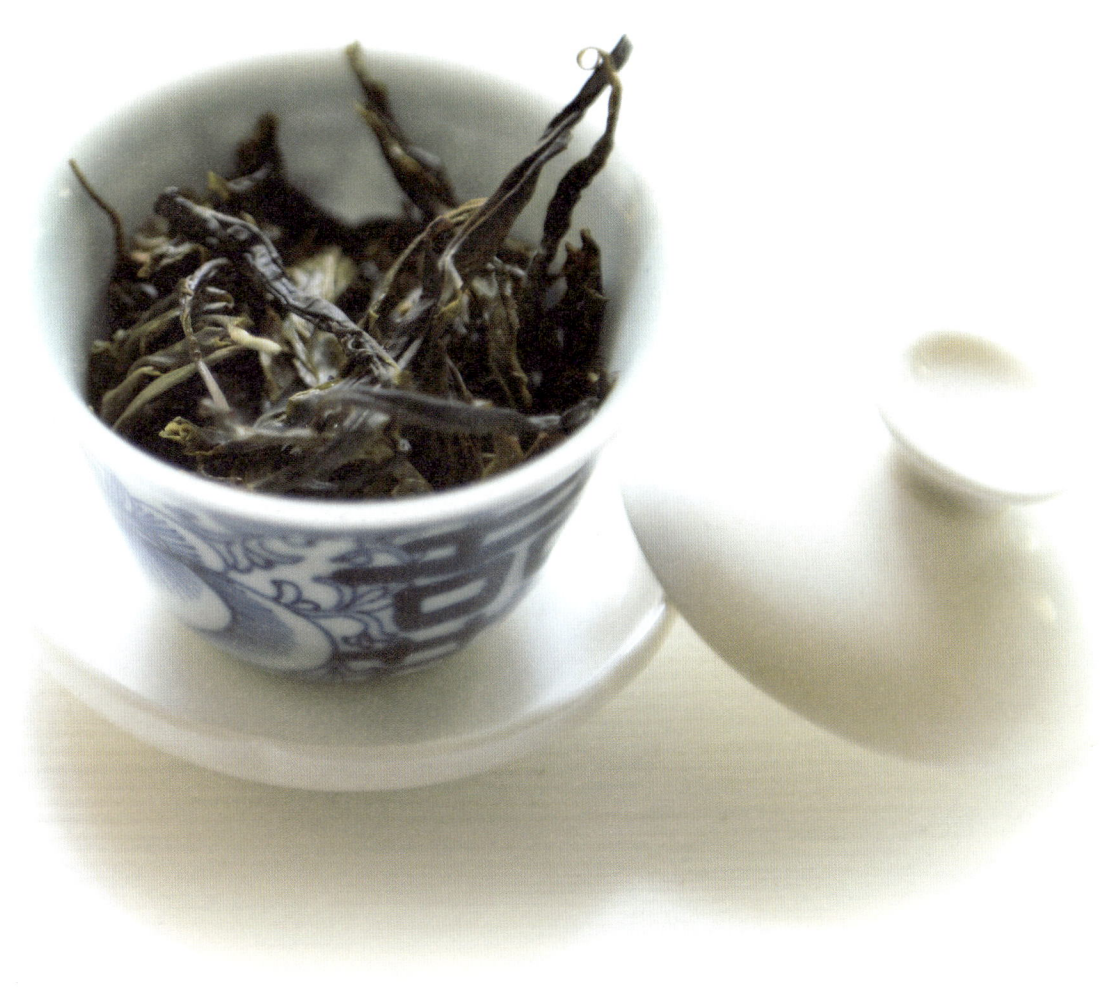

만송차의 특징은 '직립차'라는 점이다.
적당량의 차를 잔에 넣고 우리면, 찻잎이 가라앉기는커녕
똑바로 서 있다고 해서 붙은 말이다. 청나라 황실에서 보관되어온
금과공차가 만송차임이 밝혀진 이후 가격이 천정부지라 현재는
구경하기조차 어려운 일이 되었다. 대창호의 대표인 리이똥(李東)이
"이 차에 대해서는 많이 들었으나 실제로 본 적이 아주 적고,
마셔본 적은 더더욱 적으며, 아는 것은 지극히 적다."고
할 정도로 귀한 차가 되었다.

chapter 1. 보이차란 무엇인가? **An old future, puer tea**

이무易武

이무는 흔히 보이차의 본향 같다고 많은 차객들은 생각합니다. 이무에도 수백 년 된 고수차들이 산재한 고차원들이 즐비하게 있습니다. 만수차채曼秀茶寨, 황전荒田, 삼구전三丘田, 낙수동落水洞, 진가요자陳家凹子, 정가량자鄭家梁子, 고산채高山寨 등이 그 일부입니다. 오늘은 마흑磨黑을 거쳐 만궁蠻弓을 둘러보고 괄풍채刮風寨로 가서 차왕수촌의 차를 만나 보십시다.

괄풍채는 요족瑤族의 지계인 남전요藍靛瑤들이 사는 마을입니다. 마을이 계곡에 있어 골바람이 여간 아닙니다. 오죽하면 마을 이름이 '큰 바람 마을'이 되었을까요. 괄풍채의 노차원으로는 차왕수차원茶王樹茶園, 차평차원茶坪茶園, 백사하차원白沙河茶園이 있습니다. 이곳이 옛 만살산曼撒山입니다. 6대 차산의 한 축이었으나 여러 번에 거쳐 큰 불이 나서 이무로 물결이 옮겨나게 된 것입니다.

혹 여러분이 오시고자 한다면 비행기를 타고, 고속도로를 달려, 산악차로 이동하고, 오토바이로 산길을 갈 만큼 간 뒤에도, 숨이 턱에 닿도록 산을 올라야 이곳에 이릅니다. 바람골에서 땀이 식혀졌다면 자연스레 차에 눈이 가겠지요? 이곳의 차는 조삭이 실합니다. 끓는 물을 따르면 먼저 달콤한 향이 코끝에 닿습니다. 황금빛이 선연한 차탕을 목에 넘기면 시원한 자미가 입속에 가득합니다. 특유의 부드러움과 달콤함, 온몸을 나른하게 휘감는 괄풍채만의 산야 기운을 올해는 꼭 한번 경험해보심이 어떨까요?

유락攸乐

유락고차산은 무량산맥 남쪽 가장자리에 위치합니다. 기복이 심한 지형에 산과 계곡이 서로를 휘감아 도는 곳입니다. 당연히 골이 깊고 산이 높습니다. 바람에 녹은 사석沙石, 적홍량赤紅壤의 산성토. 이상적인 보이차 산지의 하나입니다. 소흑강 건너편엔 형등 고차산, 망지 고차산이 마주합니다. 대표적인 산두로는 용파대채龍帕大寨가 있고, 사토노채司土老寨가 있고, 석저채石咀寨가 있고, 만공채曼崆寨가 있습니다. 그중에 가장 중요한 고차원으로는 용파대채龍帕大寨를 들어야 합니다. 용파龍帕는 태족어이며, 기낙족어로는 아낙, 아노라 합니다. 기락족基諾族의 '기'는 삼촌, '낙'은 후대를 말하니 기락족은 삼촌을 존경하는 부족이라는 뜻입니다. 제갈공명의 남벌시 낙오된 군사의 후예라 주락족丟落族이라고도 하고, 그 머리 모양새를 형용해 삼찰모라고도 부릅니다. 야만스럽고 비천하다는 의미도 내포되어 있습니다.

최고봉인 가락산은 1691.6m입니다. 울울창창한 노차수가 가득한데 대엽종, 중엽종, 소엽종이 혼재합니다. 긴압해서 만들어진 유락 고수차는 조삭이 단단하고 실하며 기름집니다. 청향이 오래도록 한결같으며 자미는 농후하되 순수한 맛입니다. 회감이 좋고 입안에는 침이 오래도록 솟습니다. 그저 뜻 맞는 차벗 서넛이 모여 부드럽고 실한 찻잎을 감상하며, 녹황색이 영롱한 찻잔을 들어, 끝없이 우러나는 달콤함을 맛본다면 그야말로 유락遊樂입니다.

chapter 1. 보이차란 무엇인가?

An old future, puer tea

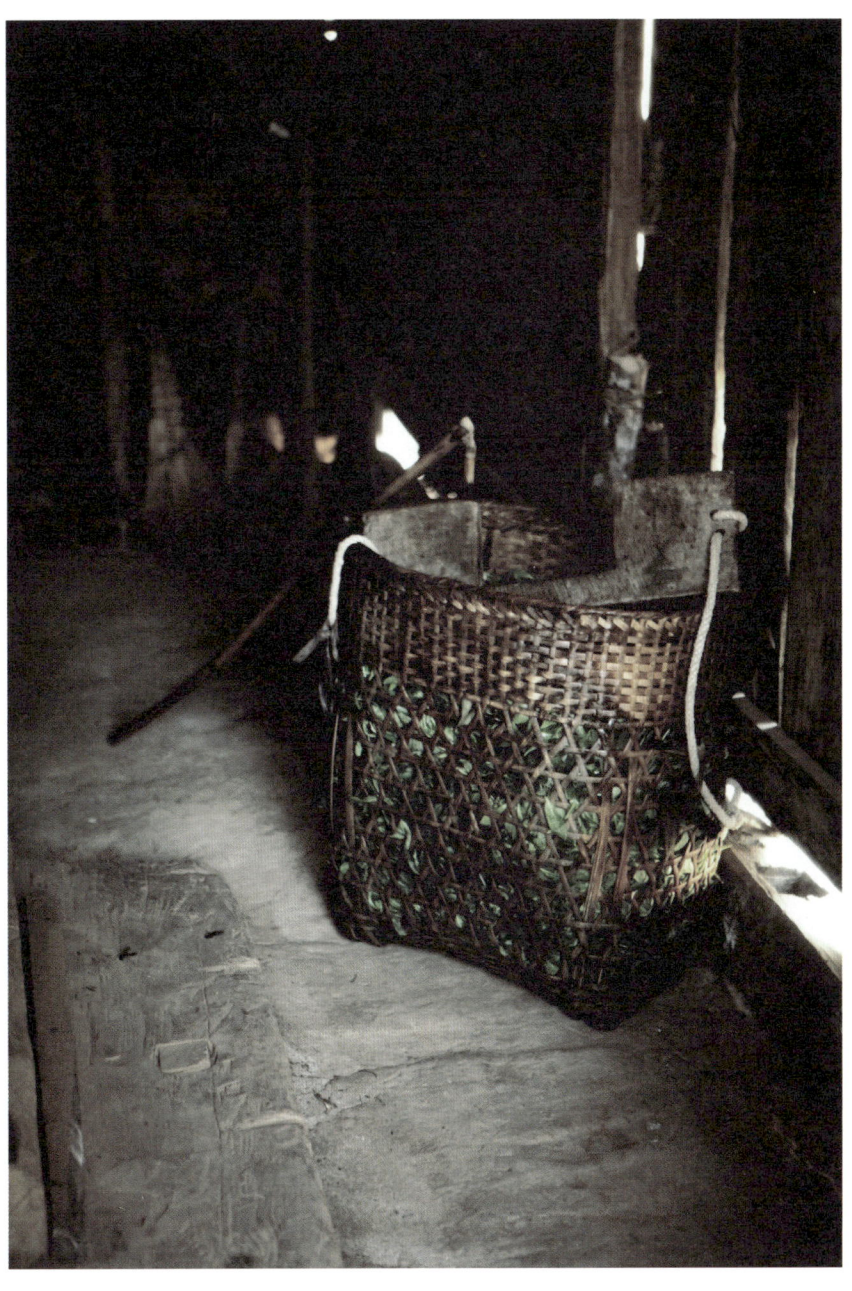

§

이무는 흔히 보이차의 본향 같다고 많은 차객들은 생각한다. 이무에도 수백 년된 고수차들이 산재한 고차원들이 즐비하게 있다. 만수차채曼秀茶寨, 황전荒田, 삼구전三丘田, 낙수동落水洞, 진가요자陳家凹子, 정가량자鄭家梁子, 고산채高山寨 등이 그 일부다. 무량산맥 남쪽 가장자리에 위치한 유락고차산은 바람에 녹은 사석沙石, 적홍랑赤紅壤의 산성토 이며 이상적인 보이차 산지의 하나다. 대표적인 산두로는 용파대채龍帕大寨, 사토노채司土老寨, 석저채石咀寨, 만공채曼崆寨가 있다. 사진은 찻잎을 채엽할 때 사용하는 차 바구니.

035

chapter 1. 보이차란 무엇인가?

이무
유락
혁등

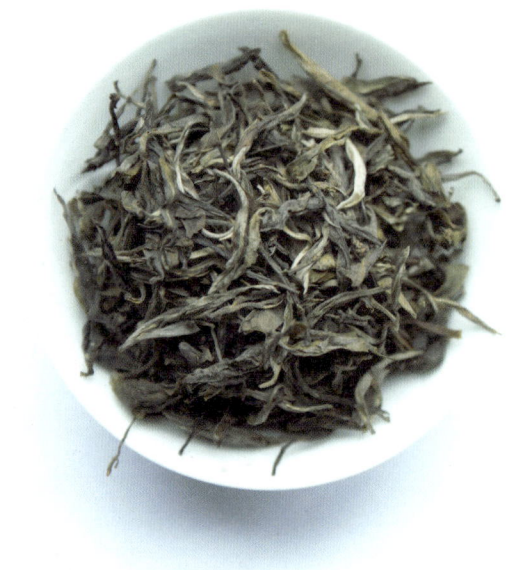

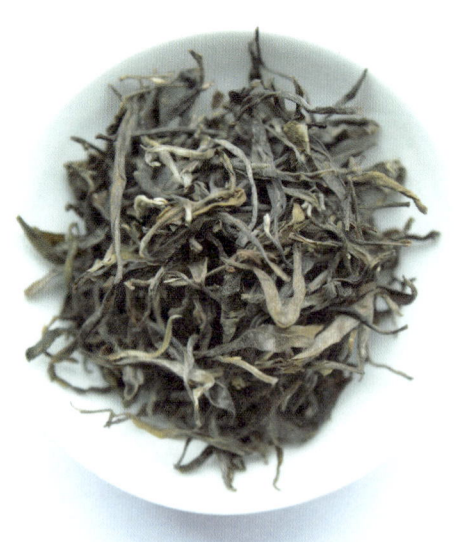

An old future, puer tea

혁등의 차는 외관부터가 검은 편이다. 뜨겁게 한소큼 끓인 물을 찻잎에 부으면
차탕은 밝고 투명하기만 하고, 찻물의 질감은 풍부하고 순후하다. 명성에 걸맞게 산야 기운도
강하고 잔향 역시 뚜렷하다. 망지의 차는 검고 밝은 외관, 약한 유념과 적당한 긴압이 특징
이다. 찻잎을 한웅큼 잡아 우려내면 찻물색은 맑고 투명한 금황색, 잔향과 산야의 기운이 뚜렷
하다. 전체적으로 고삽미가 두드러지지는 않으며, 회감이 빠른 편이다.
입술을 거쳐 혀 끝에 닿는 찻물의 질감은 매끄러우면서도 두텁고 부드럽다.

혁등革登 _

혁등차산은 망지차산과 의방차산 사이에 있습니다. 지금은 옛이야기가 되었지만 혁등산 차왕수에 얽힌 이야기는 지금도 사람들 입에 여전히 오르내립니다. 수령이며, 둘레며, 그 남은 잔재가 어디에 보존되고 있는지 말입니다. 혁등산의 고차원은 치방値蚌과 신발新發에 주로 분포합니다. 울창한 원시 산림 속입니다. 차객들에게도 혁등 고수차는 점점 인기가 높아져만 갑니다. 혁등의 차는 외관부터가 검은 편입니다. 뜨겁게 한소끔 끓인 물을 찻잎에 부으면 차탕은 밝고 투명하기만 합니다. 찻물의 질감은 풍부하고 순후합니다. 명성에 걸맞게 산야 기운도 강하고 잔향 역시 뚜렷합니다. 역시 세간의 명성은 거저 얻어지는 것이 아닌가 합니다.

망지莽枝 _

혁등차산의 서남쪽에는 망지차산이 있습니다. 요즘의 망지차산은 과거의 명성을 따라가지는 못합니다. 농가 수입을 위해 고수차들은 점점 수난을 당합니다. 생산량을 늘리느라 고수차의 관리는 관심 밖입니다. 오늘의 한 푼이 내일의 천 냥보다 귀하다고 보기 때문입니다. 당연히 차운이며 차기며 차향이며 산야 기운이 약해집니다. 그럼에도 불구하고 바람결에 바스러진 사석토의 토양은 과거 망지차의 명성을 증명해 보입니다. 망지에서 고수차가 가장 많은 곳 앙림秧林으로 품차 여행을 떠나봅시다.

검고 밝은 외관, 약한 유념과 적당한 긴압은 망지차의 특징입니다. 찻잎을 한 움큼 잡아 우려내면 찻물색은 그새 금황색을 띱니다. 맑고 투명하기가 이를 데 없지요. 구관이 명관이라고 여전히 산야 기운이 뛰어납니다. 잔향 역시 뚜렷합니다. 전체적으로 고삽미苦澁味가 두드러지지는 않으며 회감이 빠른 편입니다. 입술을 거쳐 혀끝에 닿는 찻물의 질감은 매끄러우면서도 두텁고 부드럽기까지 합니다. 다른 차산보다 차기茶氣가 강하지 않은 것은 아마도 관리 부족에서 오는 결함이 아닌가 싶기도 합니다.

Records of puer tea in Qing dynasty

_ Puer tea recorded by Yunnan's officer.
  Jang hong's Jeonnamsina that Lee yu won recorded.
  Puer tea's medicinal effect recorded in Bonchogangmoksupyou.
  Sacred object of six tea mountain that Jaegalmuhu left.
  Puer tea bible Bo-e chagi written by Wan bok.
  Bochaum including Puer tea mountain native's life.
  Chaechagok the puer tea Wolliangsong played by Gogum.
  Chachang Hang Sung Ho the head of uebang's handwritten book.

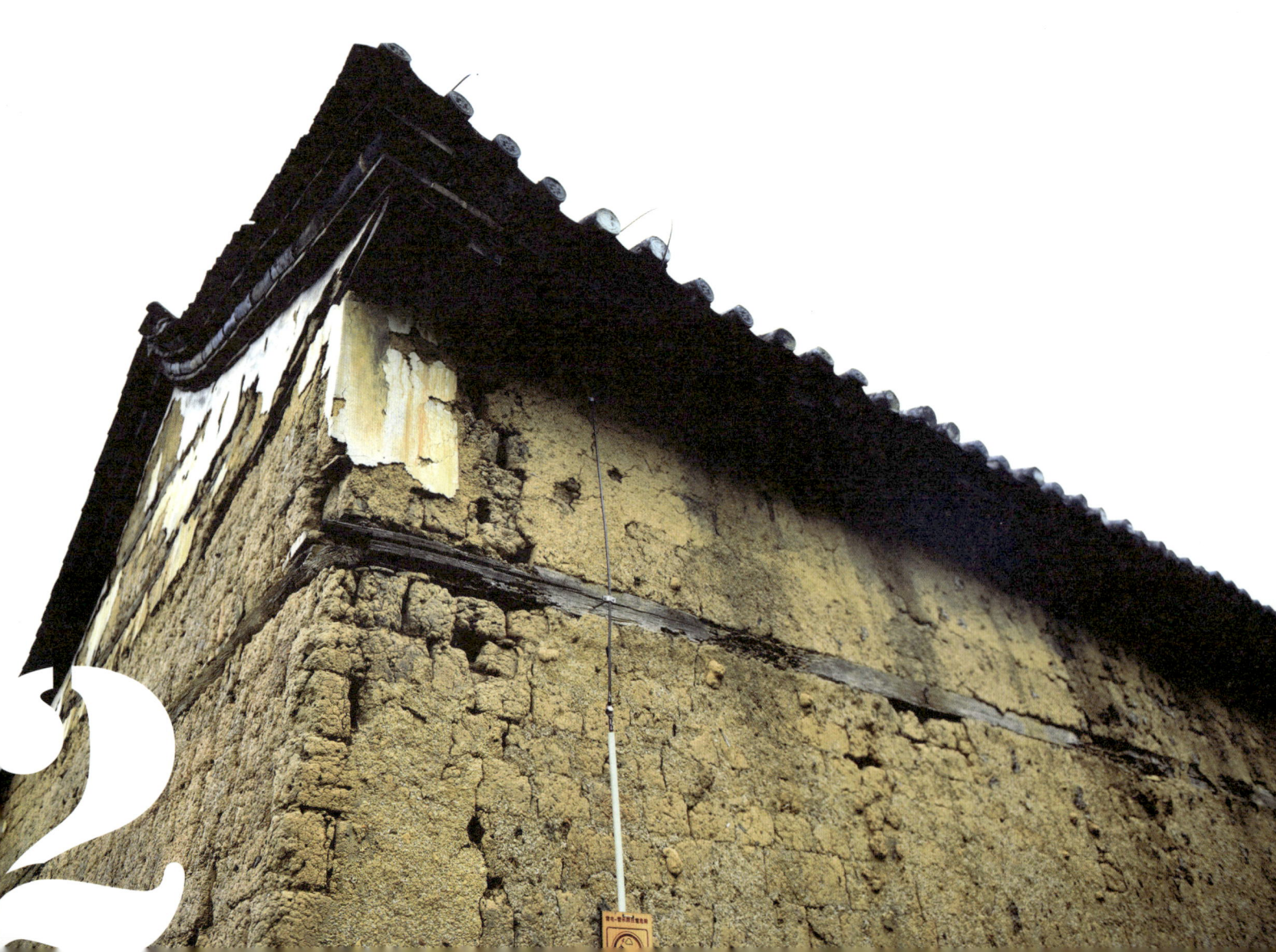

2

chapter 2. 청대 전적에 기록된 보이차

An old future, puer tea

청대 淸代 전적 典籍에 기록된 보이차

chapter 2. 청대 전적에 기록된 보이차

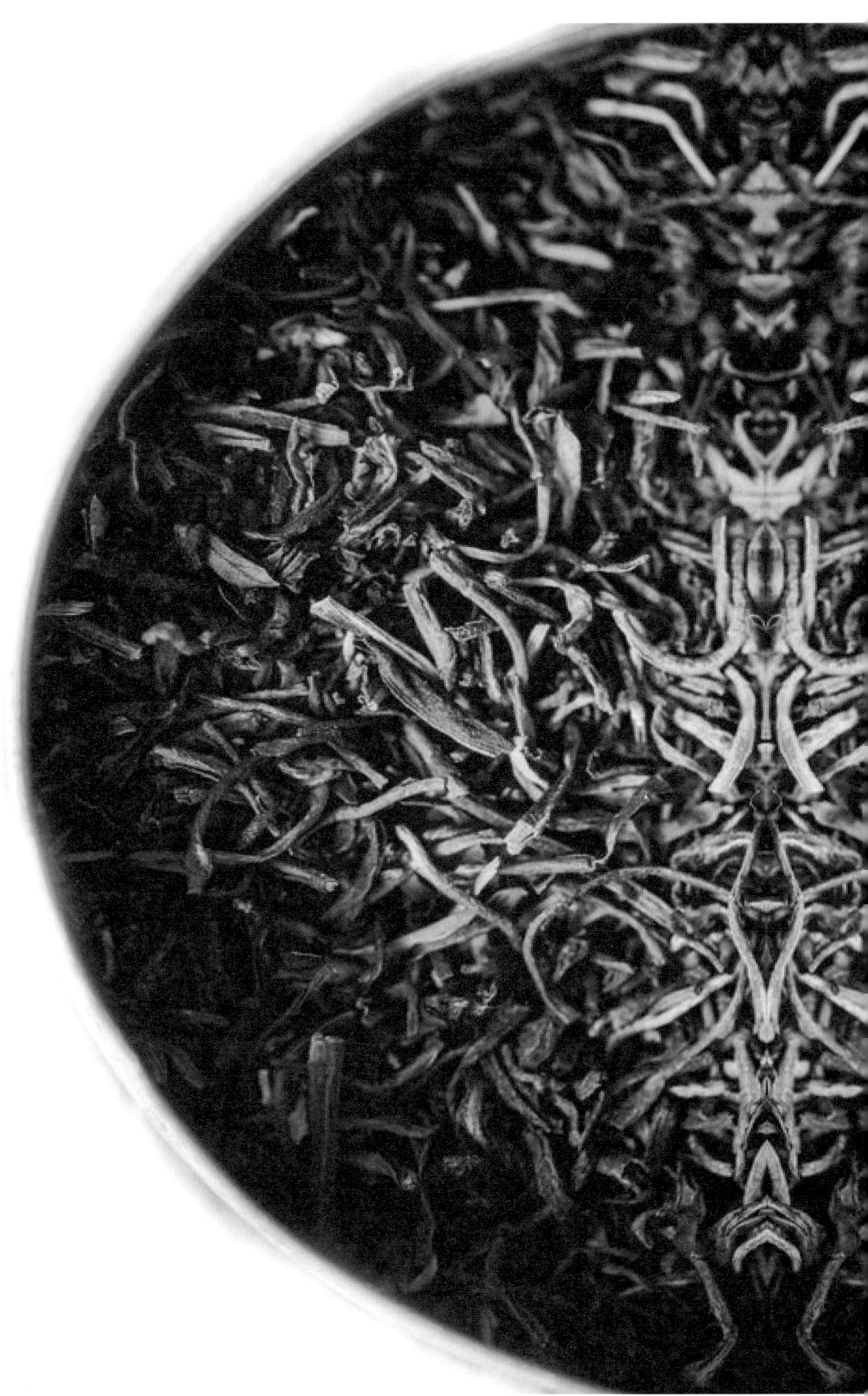

An old future, puer tea

운남의 관료가
현지에서 기록한
옹정년간의 보이차

"강희제의 60년 통치는
국가의 토대를 마련하였고,
옹정제는 건전한 기풍을 확립하고
변화를 통해 백성들의 질곡을
제거하였으며, 건륭제는 전대를
계승하여 유종의 미를 화려하게
거두었다.
康熙帝60年的统治奠定了国家
的基础, 雍正帝确立了健全的作风,
通过改变消除了百姓的桎梏,
乾隆帝继承了前世, 善始善终."

하남순무, 운귀총독을 지낸 아사합阿思哈(1707~1776)의 강건성세康乾盛世 평가입니다. 당대의 아이콘이 된 보이차도 이 시대에 화려하게 등극합니다. 그 모습의 한 단면이 운남의 역사를 편년체로 편찬한 『전운역년지滇云历年志』에 나타나 있습니다. 『전운역년지』는 운남의 막료가 되었던 예태倪蜕가 기록한 운남의 역사고징서입니다. 예태는 강소성 송강松江 사람으로 그가 언제 태어났으며 언제 돌아가셨는지는 알려지지 않았습니다. 강희 54년(1715)에 순무 감국벽甘國壁이 되어 강희제, 옹정제를 거쳐 건륭제 때까지 곤명에 살았습니다.

『전운역년지』의 편찬 연도는 1737년이니 건륭이 황위에 오른 다음 해의 일입니다. 『전운역년지』의 사료로서의 가치는 장단점이 각각 있습니다. 장점으로는 가능한 한 출처를 밝혀 사료를 기록하였고, 예태가 살고 있던 시대와 연대적으로 가까운 저작들을 많이 인용했으며, 순치, 강희, 옹정제 때의 일은 직접 보고 들은 자료를 중심으로 기록하였다는 점입니다. 단점으로는 인용한 사료 간의 가치가 들쭉날쭉하며, 고증에도 오류가 꽤 많이 보이고, 신화와 전설을 사료로 오인하는 등의 오류가 종종 보인다는 점입니다. 그러나 무엇보다 사료가 제대로 갖추어지지 않은 변방 운남의 역사를 기술했다는 것과 소수민족에 관한 내용을 풍부히 인용한 것은 큰 성과라 할 수 있겠습니다.

차의 생산은 6대 차산에서 하지만 판매는 보이에서 한다. 상인들은 차산에 자리를 잡고, 차를 거두어 팔고, 관에 세금을 냈다. 당시 차 상인의 착취가 사회적 문제로 떠올랐다. 거대 자본을 가진 한족 상인들의 힘은 상권의 전면적인 장악으로 나타났고, 현지 차농과의 갈등이 극에 달하게 된다. 이 문제를 해결하기 위한 방식으로 총차점总茶店의 설치되어 상인들의 특권을 제한됐다. 정책이 시행된 결과 차농은 판매 비용, 유통 비용을 상인을 통하지 않고 받게 됐고, 개인간 차판매도 금지됐다. 사진은 보이차를 납품하기 위해 이동하는 운남의 차농들.

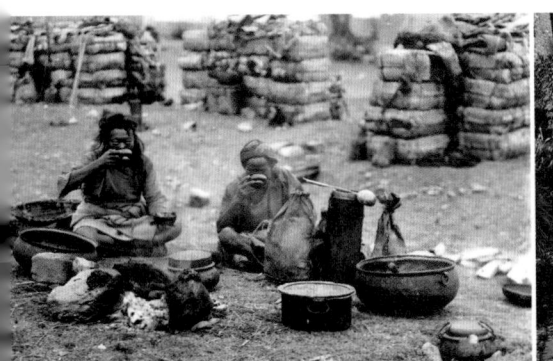
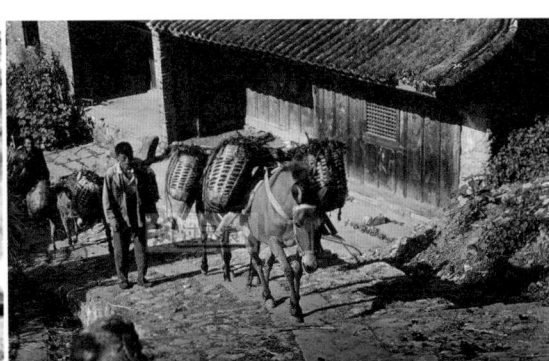
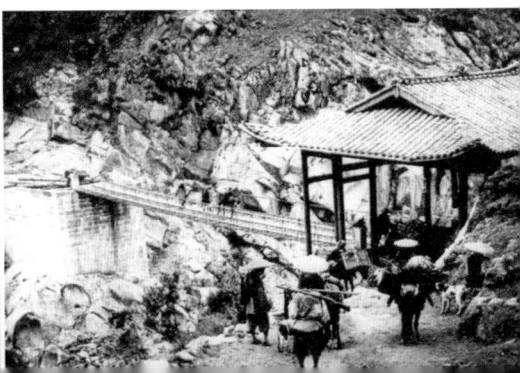

이제 예태가 기록한 보이차 관련 사료로 가보겠습니다. 바야흐로 옹정이 즉위한지 7년(1729)이 되는 해입니다. 이 해 운남과 귀주의 총독은 당대의 대학자이자 정치가인 악이태鄂爾泰(1677~1745)입니다. 악이태 총독은 운남의 사모思茅에 총차점总茶店을 설치하고 지방관인 통판通判에게 그 일을 맡기자고 상소를 올립니다. 꼭 들어맞는 것은 아니지만 사모思茅는 요즘의 보이시라고 편히 생각하셔도 됩니다. 배경은 6대 차산입니다. 차산이니 특산품은 당연히 차입니다.

스토리의 첫 시작은 차산의 상인들 동정에 대한 묘사입니다. 차의 생산은 6대 차산에서 하지만 판매는 보이에서 합니다. 상인들은 차산에 자리를 잡고, 차를 거두어 팔고, 관에 세금을 냅니다. 세월이 흐르고 관례가 됩니다. 그런데 기업의 목적은 언제나 '최대 이익의 구현'이 아니겠습니까? 자연스레 상인의 착취가 사회적 문제로 떠오릅니다. 거대 자본을 가진 한족 상인들의 힘은 상권의 전면적인 장악으로 나타납니다. 그리고 상인과 현지 차농과의 갈등이 극에 달하게 됩니다.

이 문제를 해결하기 위한 방식으로 총차점总茶店의 설치가 요긴하다는 여론이 형성됩니다. 총차점을 설치함으로써 상인들의 특권을 제한하고 현지 차농의 이익을 보장해 주자는 것입니다. 의견이 모아지자 통판인 주수朱绣가 상인들을 차산에서 쫓아냅니다. 행정관서의 지도에 따르지 않는 상인들은 칼을 씌워 압송하자고 건의가 올라옵니다. 그 결과 차령茶令과 차 재배 농가가 모두 총차점으로 옮기게 됩니다. 차령은 차산의 관련 업무를 총괄하는 원주민 두령입니다. 그러한 정책이 시행된 결과 차농은 판매 비용, 유통 비용을 상인을 통하지 않고 받게 됩니다. 행정관서로부터 직접 수령하게 되는 것이지요. 따라서 관청의 통제를 벗어난 사인 간의 차판매는 당연히 금지됩니다(私相买卖者罪之). 이를 어기게 되면 처벌도 주어집니다. 법의 적용이 엄격해지고 유연성이 없어지자 차농들 입장에선 힘들기가 매한가지입니다.

난제가 있으면 해결 방안도 있는 법이지요. 일종의 변증적인 해결이 모색됩니다. 상인들이 먼저 가격을 정하고 나중에 찻잎을 받는 방식으로 융통성을 발휘합니다. 사실 차의 유통과 판매에 있어서 상인을 제외하는 것만이 해결일 수는 없습니다. 상인을 배제한 상태에서 이루어지는 관청과 차농과의 직거래는 생각처럼 쉽게 풀려나가지 않았습니다. 차농들이 수거한 차를 행정관서에 납품하는 데 걸리는 시간도 훨씬 더 걸리게 됩니다. 그밖에 쉽게 해결할 수 없는 구조적인 문제들이 이곳저곳에서 노출됩니다. 대표적인 것이 차가 생산되는 차산과 그 차를 수매하는 사모와의 거리입니다. 가장 가까운 곳도 수십 리 떨어져 있고 먼 곳은 천여 리가 떨어져 있습니다. 사모에서 가까운 차산에서는 운반 거리가 짧아 일찍 도착할 수 있지만 수매 날짜까지 마냥 기다려야 합니다. 당연히 식사비와 숙박비가 추가로 발생합니다. 사모에서 천여 리나 떨어진 곳에서는 험준한 운반 경로와 독충과 전염병으로 인한 어려움이 또 보통이 아닙니다. 차산에서 사모로, 사모에서 차산으로 오고 가는 데 한 달이나 걸리기도 합니다. 오고 가다가 다치거나 죽는 일도 생깁니다.

저울의 문제도 있습니다. 저울눈을 속여 많이 달고도 줄여서 계산하기도 합니다. 높은 등급의 차를 낮게 평가하는 일도 있을 수 있겠지요. 예나 지금이나 저울눈을 속이거나, 됫박 크기를 속이거나, 자의 눈금을 속인다면 참으로 슬픈 일입니다. 사회를 유지하는 기본적인 가치관이 흔들리게 됩니다. 계량의 정의가 손상된 채 올바른 상거래가 만들어지기는 어려운 노릇입니다. 그런 일들이 사모에서 일어납니다. 행정관청에서 일어납니다. 차농들로서는 대항할 수단도 방법도 없습니다.

사모로 차를 운반해온 차농들은 이 모든 폐단에 속수무책입니다. 가지고 온 차는 제때, 제값을 받아야 하는데 야만족 취급을 받는 차농으로서는 할 수 있는 힘이 없습니다. 그러니 차 농사를 지어서 수매하고 나면 빈손, 빈털터리가 됩니다. 유일한 생계 수단이 오직 차인데 계속할 수도 없고 그만둘 수도 없습니다.

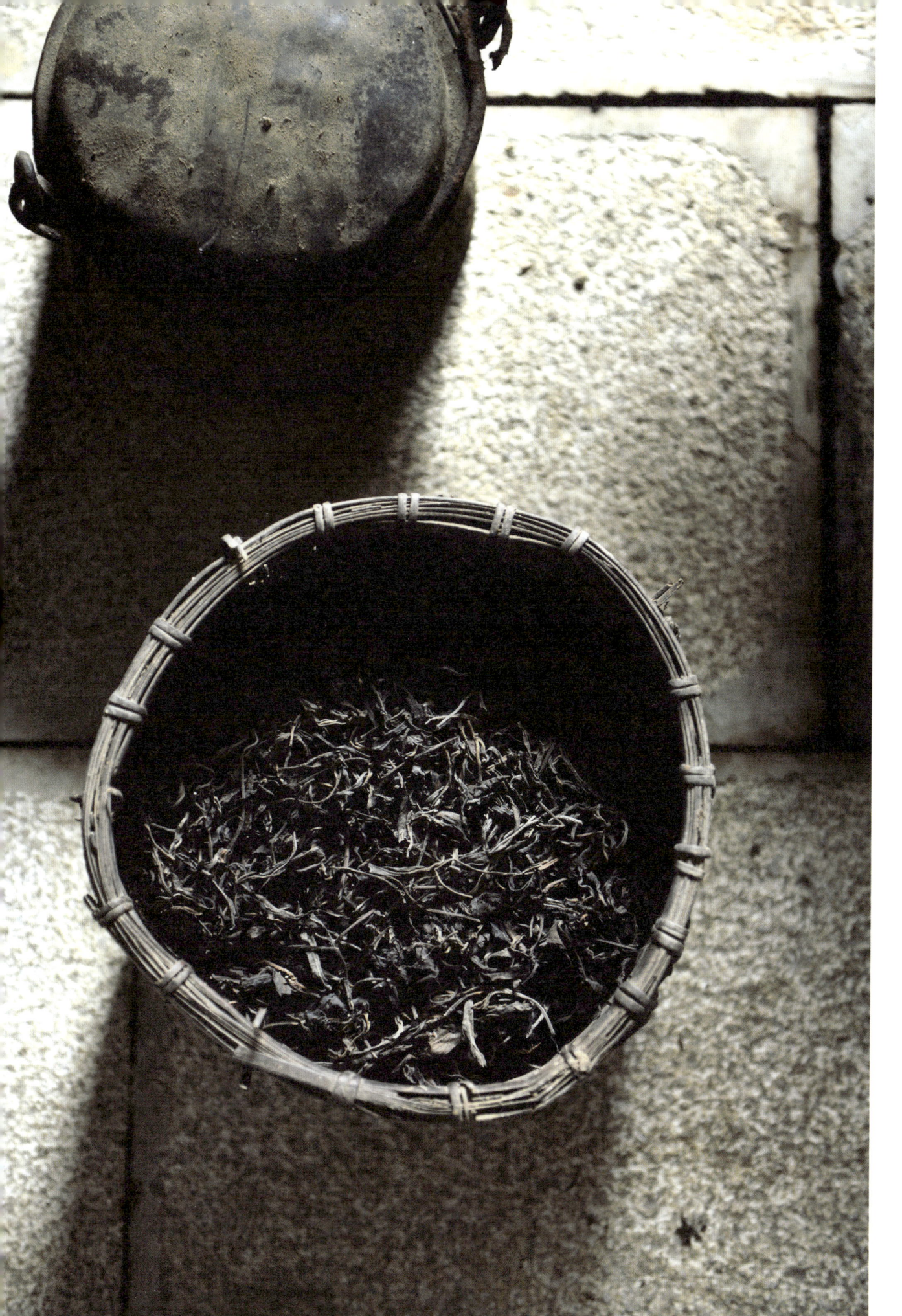

산일을 배제한 산에에서 이루어지는 광경과 차농과의 직거래는 생각처럼 쉽게 풀려나가지 않았다. 쉽게 해결할 수 있는 구조적인 문제들이 이곳저곳에 서 노출되었기 때문이다. 대표적인 것이 차 생산되는 차산지와 그 차를 수매하는 사모와의 거리다. 가장 가까운 곳도 수십 리 길 떨어져 있고 먼 곳은 천 리가 떨어져 있었기 때문이다. 관청에서는 차를 담그 중에서 많이 담고도 줄여서 계산하기도 했고, 높은 등급의 차를 낮게 평가하는 일도 있을 수 있었다. 사모로 차를 날리는 차농들은 이 모든 폐단에 속수무책이었다.

chapter 2. 청대 전적에 기록된 보이차

예나 지금이나 관청은 백성을 위한 봉사 기관이라고 자리매김을 합니다. 봉사자인 관원은 차농을 비롯한 백성들의 세금으로 그들의 생활을 유지합니다. 그러나 이 거창한 명분 아래 문관은 차농에게 끊임없이 차를 바치라고 요구합니다(文官责之以贡茶). 무관은 차농을 협박해 살아갑니다(武官挟之以生息). 차농의 은을 빼앗고, 차산을 황폐하게 만드니 어찌해야 할지 알 수 없습니다.

예태가 기록한 이 내용은 운남 현지 차산의 실정을 그대로 반영하고 있다고 보입니다. 솔직히 말하면 예태가 중앙정부의 관리인 만큼 이 내용도 순화된 차원의 실상이라고 볼 수 있습니다. 있는 그대로의 모습을 여러분이 보고자 한다면 최소한 다음의 비문을 꼭 한번 보시라고 권합니다. 첫 번째는 「영원준수금판사차비문永远遵守禁贩私茶碑文」입니다. 1747년 의방에 세워진 비문입니다. 두 번째는 「만살기호임시집조비문漫撒寄户临时执照碑文」입니다. 1786년 만살에 세워진 비문입니다. 세 번째는 「단안비문断案碑文」입니다. 1838년 이무에 새워진 비문입니다. 상인들에 의한 수탈, 문관에 의한 수탈, 무관들에 의한 수탈, 병사들에 의한 수탈이 차마 눈 뜨고 볼 수 없을 정도로 적나라하게 기록되어 있습니다. 견디지 못하고 고향을 떠나는 실상들도 눈에 보이듯이 묘사되어 있습니다. 해당 관청에서 세운 비문의 비문이니 실제의 차농 생활이 얼마나 비참했는지는 말씀드리지 않아도 짐작되는 바가 있으실 것입니다. 황금잎사귀로 불리는 보이차의 또 다른 진실입니다.

귤산 이유원의 눈으로 본
장흥의 『전남신어滇南新语』

보이차가 일세를 풍미한 것은 청조清朝에 들어와서의 일입니다. 그러니 보이차에 관한 본격 기록도 청조에 들어와서 시작된다고 할 수 있습니다. 청조에서의 보이차에 관한 최초의 기록은 악이태鄂爾泰(시린 교로 오르타이)의 『전운역년지滇雲歷年志』에 나옵니다. 악이태는 만주의 팔기군 출신으로 옹정제가 가장 신뢰한 측근 중의 측근으로 운귀총독을 지냈습니다. 보이차가 언급된 『전운역년지滇雲歷年志』는 당시의 공적 기록이라고 할 수 있습니다. 그의 나이가 예순이 된 1737년에 남긴 기록입니다.

반면 장흥张泓이 기록한 『전남신어滇南新语』는 개인의 기록으로 보이차에 관해서는 보다 인간적인 체취 혹은 관심의 정도가 많이 묻어납니다. 또한 장흥张泓의 『전남신어滇南新语』는 보이차에 관심이 많은 조선의 차인에게도 유용한 정보를 제공해 주었습니다. 이를테면 귤산 이유원의 경우도 그러합니다. 귤산은 백사 이항복의 후인이요, 신흥무관학교를 세운 이회영, 이시영의 족숙입니다. 흥선대원군과는 정치적 라이벌이었던 분입니다.

귤산은 북경을 두 번 방문하게 되는데 1845년과 1875년입니다. 1845년에는 동지사의 서장관으로 북경을 방문하였고, 1875년에는 주청사奏請使의 정사로 이홍장李鴻章을 방문하게 됩니다. 귤산이 보이차를 접하고 관련 자료를 수집하고 기록하였던 것은 1875년의 일입니다. 이 해는 청淸으로는 광서제光緒帝 원년이요, 조선朝鮮으로는 고종高宗 12년이 됩니다. 환갑이 넘어 재방문하게 된 것이지요.

귤산은 그의 저서인 『임하필기林下筆記』 제35권 『벽려신지薛荔新志』에서 북경에서 만난 보이차에 대하여 기술합니다. 귤산 자신의 표현대로라면 차가게의 사람에게 자세히 들었다는 내용입니다. 이변이 없는 한 이 차가게는 유리창琉璃廠에 있었을 것입니다. 북경의 유리창은 서울의 인사동 같은 곳입니다. 북경성은 내성과 외성이 있는데 유리창은 내성의 정문인 정양문正陽門의 인근에 위치하고 있습니다. 귤산이 방문했을 때만 해도 동서로 27만 칸의 상점으로 가득한 북경 제1의 시장입니다. 조선의 대부분 선비들은 유리창에서 고서점도 들리고, 비단도 사고, 술이며 차도 한 잔씩 들이켰을 것입니다.

chapter 2. 청대 전적에 기록된 보이차

그런데 귤산이 유리창에서 들은 보이차에 관한 주요 정보는 사실 장홍张泓이 기록한 『전남신어滇南新语』에 기록된 내용입니다. 물론『벽려신지薜荔新志』에 기술된 관련 내용과『전남신어滇南新语』에 나오는 내용이 100% 일치하는 것은 아닙니다만 문맥과 내용과 기술된 순서가 대부분 일치합니다. 일부 보이는 표현상의 첨가, 변형 혹은 생략, 자구의 불일치는 교정 차원이라 보아도 무방할 정도입니다. 아마도 귤산은 유리창의 차상을 통하여서 장홍의 보이차관을 받아들인 게 틀림이 없어 보입니다. 그럼 이제 『전남신어滇南新语』를 통해 건륭 연간의 보이차 양상을 살펴보러 가보십시다.

먼저 살펴볼 것은 운남 차의 종류. 장홍은 운남 차에 여러 종류가 있으며 대표적으로 목방木邦과 보이普洱를 언급합니다. 요즘 말로 인기 상품이었기 때문입니다. 목방은 현재의 미얀마 지역, 보이는 오늘날의 보이시와 서쌍판납주를 포함하는 지역입니다. '목방의 찻잎은 거칠고 맛이 떫다'고 지적합니다. '둥글게 덩어리로 만들어서는 보이차 이름을 거짓으로 붙여 어리석게도 외부에 팔았다'고 합니다. '땅이 같지 않아 비슷하기는 하나, 맛이 뒤떨어졌다'는 설명까지 친절하게 덧붙입니다. 차의 품질 혹은 가짜 보이차에 관한 언급일 수도 있습니다.

보이차의 종류에 관하여서는 비교적 친절하게 안내해 줍니다. 그것도 진품 보이차에 관해서 말입니다. 장홍에 의하면 '보이차 진품에는 모첨毛尖, 아차芽茶, 여아차女儿之 号가 있다'고 합니다. 이중 '모첨毛尖은 곡우 전에 따서 덩어리를 만들지 않는데 맛은 담백하고, 향은 박하와 같다'는 겁니다. '새로 돋아난 색은 여린 녹색嫩绿으로 사랑스럽다'고도 합니다. '아차芽茶는 모첨毛尖과 비교하면 크고 성한 차'입니다. '차를 따서는 둥글게 덩어리로 만든 차'입니다. '2량 혹은 4량으로 만드는데 운남인들이 소중하게 여긴다'는 겁니다. '여아차女儿茶 역시 아차의 종류'라고 합니다. '곡우谷雨가 지난 뒤에 따서 1근부터 10근까지 덩어리로 만든다'고 합니다. '소수민족의 여인네들이 따서 만드는데, 돈을 모아 경대镜臺 밑천으로 삼아 여아차라고 부른다'지요. '보이에서는 규정에 따라 세 가지로 만들어 해마다 공물로 충당한다'고 장홍은 증언합니다. '공물을 제외한 나머지는 조보엽粗普葉 즉 거친 보이찻잎인데, 운남땅에서 이리저리 팔았다'고 합니다. 토착민들이 사기도 하고 티벳 등 변방으로도 팔려나갔겠지요.

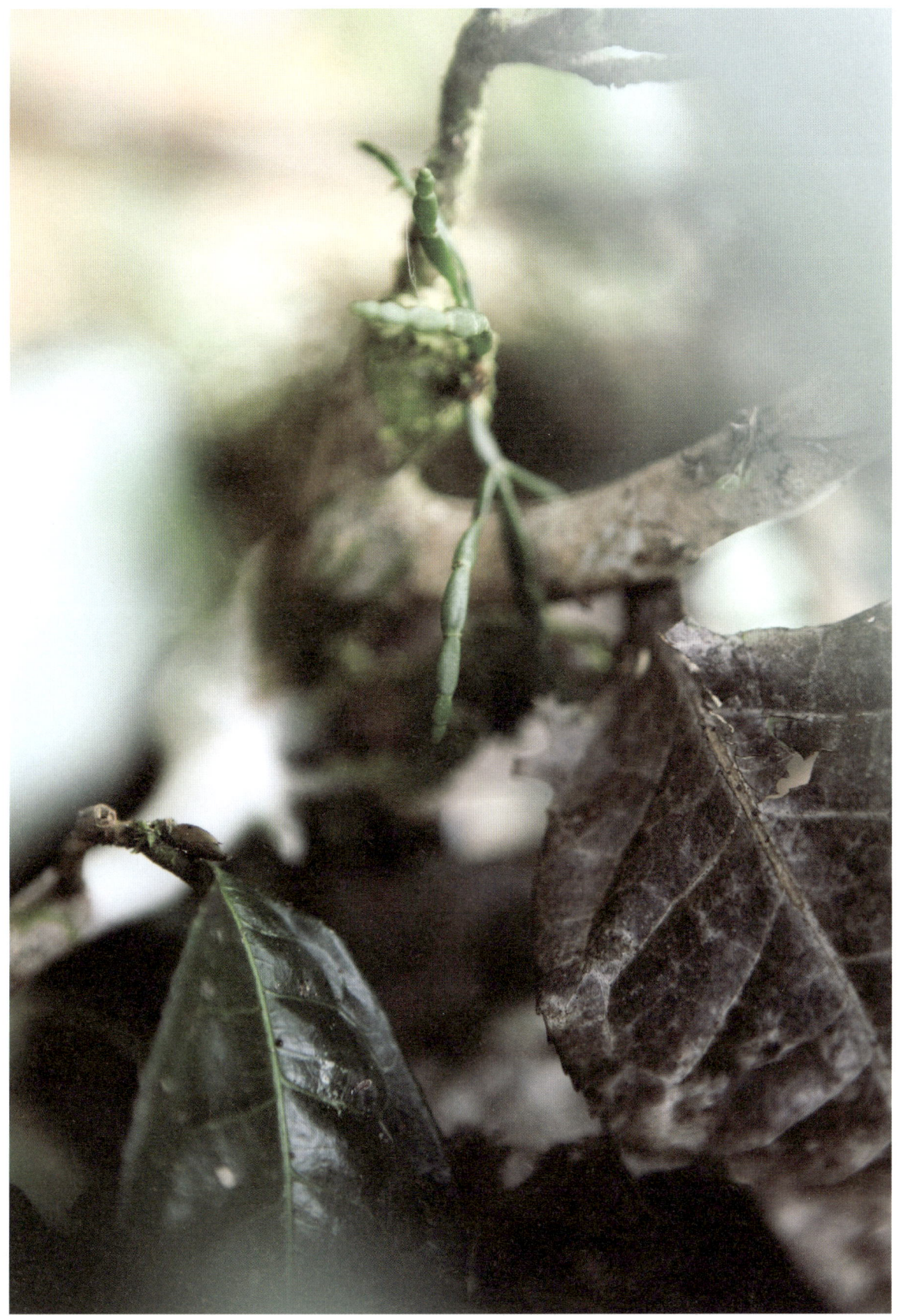

정홍장張의 『전남신어嶺南新語』에는 보이차에 대한 다양한 기록이 있다. 드문 기록이지만 밤방이蚌螃蚺蚌螃蚺 혹은 하각螃蚺蚺脚에 관한 내용도 있다. "서쪽 변두리의 남만부족, 검정쉐미, 여경哪鏡은 모두가 밤방이 땅이인데, 호화나무와 바드나무들 기생식물을 따서 차로 대신한다." 운남의 차에 관해 정리하면서 다구기 밤방이蚌螃蚺蚺脚에 관해 말하면서 차나무의 밤방이蚌螃蚺蚺脚를 언급하지 않은 것이 매우 이채롭다. 사진은 차나무에 기생한 밤방.

chapter 2. 청대 전적에 기록된 보이차　　　　　　　　　　　　　　　　　　　　An old future, puer tea

차고茶膏, 혹은 보이차고에 관한 언급도 있습니다. 차고의 원료는 보통 가장 거친 찻잎으로 고약처럼 고아 도장의 모습으로 만들어 선물했다는 겁니다. 물론 같은 차고라도 공물은 달랐겠지요. 장홍 왈, '세공岁贡 중에도 여아차로 만든 차고茶膏가 있는데, 예주차蕊珠茶에 가깝다'고 합니다. 아시다시피 예주차는 최고급의 원료 중 하나가 아니겠습니까?

다소 생뚱맞지만 장홍은 차나무의 효능을 언급하기도 합니다. '차나무는 산의 산물을 푸르고 무성하게 한다'는 게지요. '차나무의 모습은 감로자甘露子Stachys affinis와 큰 차이가 없다'는 묘사까지 덧붙입니다.

아두차芽頭茶 혹은 아포차芽包茶에 관한 언급도 있습니다. '찻잎 외에 특별한 차나무의 움萌苗耳이 있다'고 가필합니다. '가히 열 질환을 없애준다'고 효능도 제시합니다.

차의 효능은 개인의 건강뿐만이 아닙니다. 경제적인 효과도 대단합니다. 장홍은 '차생산품이 고을을 부유하게 하고 황제의 궁궐을 윤택하게 한다'고 칭송합니다.

이번엔 보이차를 용정차와 비교해봅니다. 보이차의 절품은 일기일창一旗一抢인데 그 일기일창조차도 '때깔이 반짝이듯 푸르른데 항주의 용정차만큼 뛰어나지는 않다'고 평가합니다. 다만 '오직 보기가 좋고 그 기세가 강하여 입술을 적실 수 있을 뿐이다'고까지 가치 절하를 합니다. 외형뿐만이 아닙니다. '성품 또한 지극히 차가워 용정차에서 느끼는 화기和气가 없다'고 매몰차게 깎아 내립니다.

장홍张泓은 『전남신어滇南新语』에서 아두차芽頭茶 혹은 아포차芽包茶에 관해 언급하고 있다. "찻잎 외에 특별한 차나무의 움萌苗耳이 있다. 가히 열 질환을 없애준다"고 효능도 제시하고 있다. 장홍은 또한 '차 생산품이 고을을 부유하게 하고 황제의 궁궐을 윤택하게 한다'고 칭송했다. 아래 사진은 만들고 있는 광경.

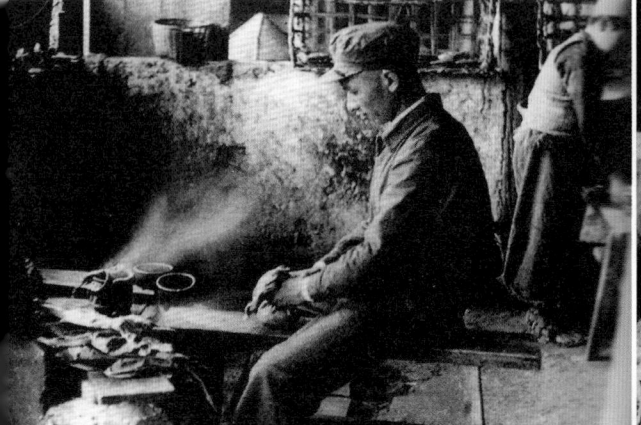
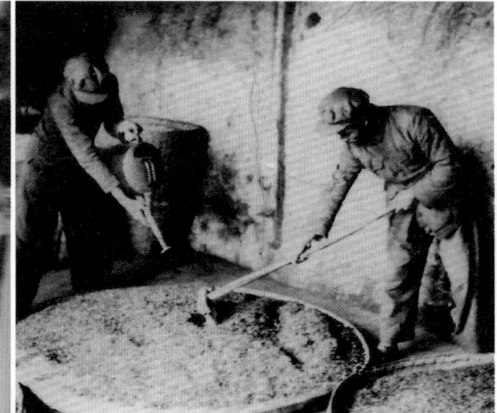
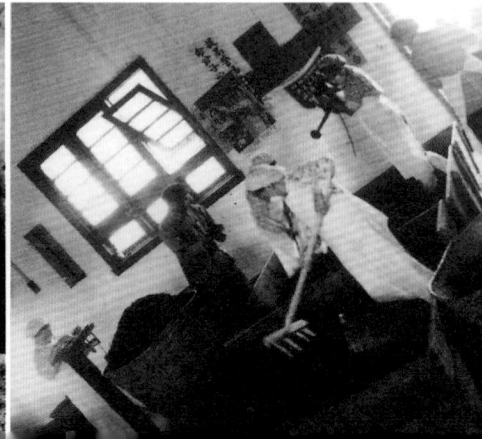

『전남신어』에는 차고茶膏, 혹은 보이차고에 관한 언급도 있다. 차고의 원료는 보통 가장 거친 찻잎으로 고약처럼 고아 도장의 모습으로 만들어 선물했다는 것이다. 물론 같은 차고라도 공물은 달랐을 것이다.

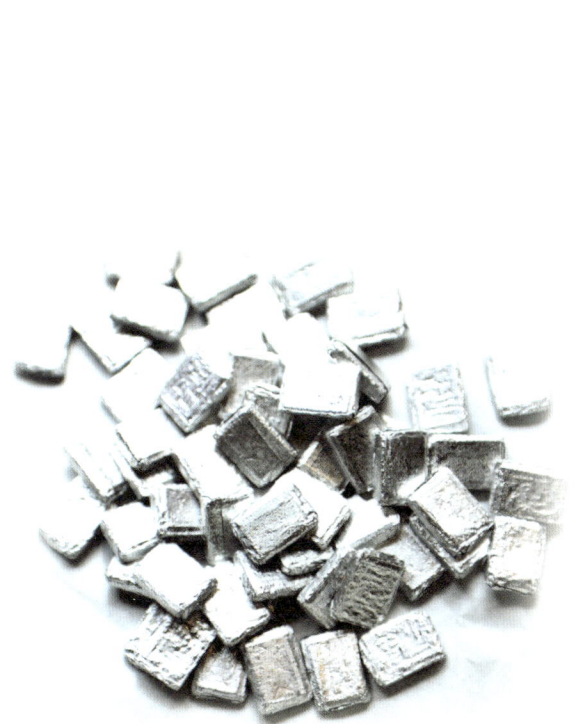
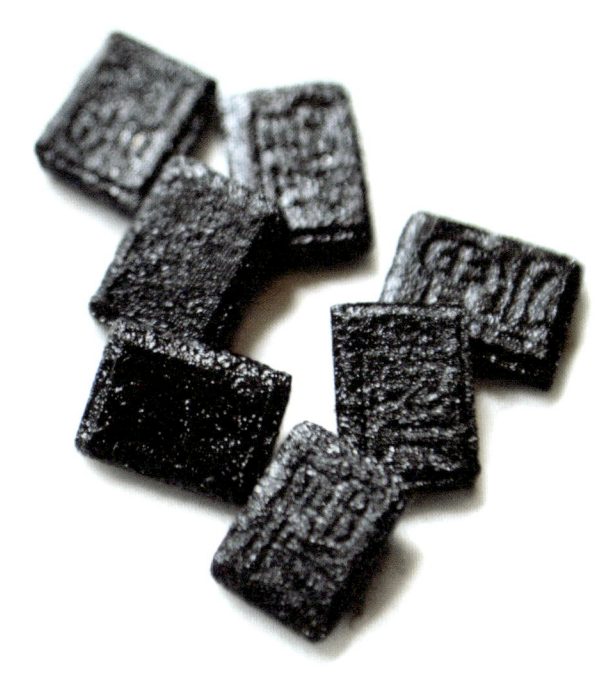

드문 기록이지만 방해각螃蟹脚 혹은 하각蝦脚에 관한 내용도 있습니다. '서쪽 변두리의 낭만狼穹, 검천劍川, 여강丽江은 모두가 변방의 땅인데, 회화나무와 버드나무의 기생식물을 따서 차로 대신한다'는 게지요. 운남의 차에 관해 정리하면서 더우기 방해각螃蟹脚에 관해 말하면서 차나무의 방해각螃蟹脚을 언급하지 않은 것이 이채롭군요. 역시 장홍의 평가는 인색합니다. '서쪽 변두리 사람의 달콤함이란 게 이런 것이다'는 정도입니다.

몇 가지 의문이 듭니다. 장홍張泓이 『전남신어滇南新语』을 펴낸 때가 1755년이고 완복阮福이 『보이차기普洱茶記』를 펴낸 해가 1825년이니 70여 년이 흐른 세월입니다. 그 기간 동안 보이차에 관한 세간의 평가가 그토록 달라졌다는 것이지요. 그런데 귤산이 1875년 유리창에서 수집한 정보는 완복阮福이 『보이차기普洱茶記』를 펴낸 뒤로도 50여 년이 지난 뒤의 일입니다. 외려 120여 년이 더 지난 옛 기록을 그것도 보이차의 전성기에 보이차에 대해 부정적으로 평가하고 있는 자료를 수집해 기록하고 있는 것도 하나의 수수께끼입니다.

chapter 2. 청대 전적에 기록된 보이차

『본초강목습유』에 나타난 보이차의 약리적 효능

차의 약리적 효능에 대해서는 고금의 여러 의서에서 취급되고 있습니다만 보이차의 효능에 대하여 의학자들은 어떻게 보고 있었을까요? 보이차가 공차가 된 때가 청나라의 시기이니 보이차를 약재의 하나로 다룬 문헌도 청나라에 들어와서 출간되지 않았겠습니까? 대표적인 의서의 하나인 『본초강목습유本草綱目拾遺』를 통해서 보이차의 맥을 짚어보고 그 기혈의 흐름과 장부의 허실을 살펴보십시다.

『본초강목습유』는 『본초강목本草綱目』의 습유拾遺 즉 『본초강목』에서 빠진 글을 뒤에 깁고 더한 후속 저작입니다. 『본초강목』은 이시진李時珍(1518~1593)이 지은 공전불후空前不朽의 저작입니다. 집필 기간만 30여 년, 참고서적 800여 종, 약재 1,892종이 수록된 본초학本草學의 완결판입니다. 이전의 학설을 비판적으로 수용했고, 당대의 최신 학설을 수용했으며, 인근 학문 분야를 두루 섭렵한 박물학적 연구의 소산이기도 합니다. 진화론자 찰스 로버트 다윈Charles Robert Darwin(1809.2.12~1882.4.19)도 "『본초강목』에 중국 고대의 백과지식이 모두 들어 있다"고 격찬한 책이기도 합니다.

청나라에 들어와서도 『본초강목』의 영향력은 줄지 않아 여러 후속 저작이 나왔는데 조학민趙學敏이 편찬한 『본초강목습유本草綱目拾遺』도 그중에 하나입니다. 1765년에 간행되었으니 『본초강목』이 편찬된 1596년으로부터 170년이 흐른 때입니다. 청나라로서는 건륭 30년이요, 우리나라로서는 영조 41년이 되는 해입니다. 당시 청나라는 선교사를 중심으로 서양의 역법과 수학, 과학, 의학 등에서도 변혁의 흐름이 한창 일어나던 때입니다. 『본초강목습유』도 이 같은 배경 아래서 등장합니다. 모두 921종의 강목을 수록했는데 그중에 716종이 뉴페이스입니다. 당연히 보이차도 그 가운데 하나입니다.

『본초강목습유』에 언급된 보이차는 2개의 강목에 언급되어 있습니다. 그중 제2권 「화부火部」에는 『심운장식물회찬沈雲將食物會纂』에서 담배에 관한 내용을 인용하고 있는데 그중에 보이차에 관한 언급이 있습니다.

"최근 북부에서 담배를 만들 때 채를 썰지 않고 원래 말린 담배를 한 조각으로 반죽하여 보이차 전차처럼 만든다
(近日北方製煙, 不切成絲, 將原曬煙片, 揉成一塊, 如普洱茶磚茶一般)."

심운장沈雲將의 본명은 심이룡沈李龙이며 『심운장식물회찬』은 그가 1691년(강희 30)에 편찬한 『식물본초회찬食物本草会纂』을 말합니다. 위의 언급으로 미루어보아 우리는 강희 연간에 이미 보이차가 산차, 인두차, 단차, 병차 외에 전차로도 제작되었음을 알 수가 있습니다. 담배조차도 전차를 만들 때 '보이차 전차'처럼 만든다고 하니 '보이차 전차'가 이미 기준이 되었음을 또한 짐작하게 합니다. 보이차에 관한 본격적인 언급은 제6권 「목부木部」에 나옵니다.

"보이차는 운남 보이부에서 난다. 둥글게 뭉치는데, 대·중·소의 세 등급이 있다."

는 문장으로 운을 뗍니다. 보이차의 산지가 운남이라는 것, 형태는 단차라는 것, 등급으로는 대·중·소로 나뉜다는 것입니다. 이어 「목부」에는 조학민이 섭렵한 3권의 전적으로부터 인용한 보이차 관련 내용이 나옵니다. 『운남지雲南志』, 『남조비고南詔備考』는 앞부분에서 『물리소식物理小識』은 뒷부분에서 인용됩니다. 먼저 『운남지』의 인용문을 보십시다.

"보이차산은 차리군민선위사車里軍民宣慰司 북쪽에 있다. 여기에서 차가 나는데, 성질이 따뜻하고 향기가 나며, 보이차라고 부른다."

『운남지』에서는 보이차 산지의 범위가 좀 더 좁혀집니다. 차리군민선위사의 북쪽이라는 겁니다. 차리군민선위사는 명나라 때 만들어져 청나라 때까지 유지된 운남의 행정구획의 하나입니다. 요즘 서쌍판납西双版纳의 태족자치주傣族自治州로 보시면 됩니다. 흔히 차는 그 성질이 '차다'고 보는 차인들이 있습니다. 보이차의 성질 역시 '차다'고 보는 이들이 있습니다. 그러나 『운남지』에는 보이차의 '성질이 따뜻하다(性溫)'고 표현되어 있습니다. 보이차를 마실 때 느껴지는 열감이 그것입니다. 어떤 이는 '노차'여서 열감이 있다, '숙차'여서 열감이 있다고 강조합니다. 그러나 갓 만든 '생차' 역시 열감이 강한 보이차가 많습니다. 『남조비고』에서는 6대 차산의 구체적 이름과 각 차산의 맛의 차이까지 언급됩니다.

chapter 2. 청대 전적에 기록된 보이차

"보이차는 유락, 혁등, 의방, 망지, 만전 및 만살의 6대 차산에서 나는데, 의방과 만전의 차가 맛이 더 좋다."는 겁니다. '만살'은 이무향의 북쪽에 위치한 곳으로 오늘날의 이무차산으로 불러도 크게 무리는 없을 것입니다. 6대 차산 중에서도 의방과 만전의 차가 더 높은 대접을 받고 있었음(倚邦蠻專者味較勝)도 여러 전적에서 나타납니다. 『물리 소식』에 실린 내용은 조금 다른 관점의 내용입니다.

"보우차普雨茶는 쪄서 둥글게 뭉친다. 서부 변경 지역에서 판매하는데, 다른 물건으로 바꾸기에 가장 좋다. 이것은 육안六安과 동일하다."

앞부분은 제법에 관한 것인데 쪄서 둥글게 뭉친다는 겁니다. 즉 단차를 말합니다. 뒷부분은 유통에 관한 부분입니다. 서부 변경 지역에서 판매한다는 것이지요. 오늘날의 티베트를 말합니다. 보이차는 판매의 대상이기도 하지만 물물교환 시 가장 선호도가 높은 상품임이 드러납니다. 예증으로 '육안'이 소환됩니다. 지금도 그렇지만 '육안차'는 선호도가 높은 명차의 하나입니다. '보우차'가 역시 그와 차이가 없다는 것입니다. '보우차'라는 표현이 조금 낯설 것 같습니다. 오늘날 우리가 말하는 보이차가 사실 당시에는 여러 다른 철자로도 표기된 것을 볼 수 있습니다. 예를 들어 보차普茶, 보이차普洱茶, 보이차普耳茶, 보이차普餌茶, 보우차普雨茶, 보사차普思茶 등입니다. 이제 조학민이 분석한 보이차의 차성과 의료적 효능 및 부작용에 대한 언급입니다.

"맛이 쓰고 성질이 각박하며 기름기 및 소와 양의 독을 해소한다. 체질이 허약한 사람은 마시면 안 된다. 쓰고 떫으며, 가래를 없애고 기를 가라앉히며, 장을 긁어 배설을 촉진한다."

우선 차의 맛이 쓰고 떫다는 표현이 반복해 나옵니다. 달고 고소한 차를 좋은 차로 아는 차인도 있을 수 있지만 고인古人은 '쓰고 떫지 않으면 차가 아니다'라고 보았다는 겁니다. 보이차의 대표적인 효능으로는 '지방분해'를 들 수 있습니다. 비타민과 무기질의 공급도 보이차의 효능입니다. 지금이야 고기 위주의 식단이 많고 영양과잉으로 인한 비만의 시대지만 당시의 서민 생활은 빈곤으로 인한 영양실조이기가 쉬웠지 않았겠습니까? 체질이 허약한 사람, 기름기가 없이 비쩍 마른 사람은 당연히 보이차가 부담 되었을 것입니다. 보이차의 또 다른 효능은 가래를 녹이는 거담작용, 기운을 내리는 하기작용, 배변작용입니다.

이러한 효능은 지금에도 여전히 유효한 기능이라고 말할 수 있습니다. 현대에 들어서서 과거와 가장 평가가 엇갈리는 부분은 지방분해의 촉진과 관련된 기능입니다. 비만이 사회문제가 된 현대인에게 있어서 체지방 분해, 내장지방 분해, 다이어트 효능은 갈수록 중요시되는 보이차의 효능이 아닌가 합니다.

조학민은 보이차에 대한 보충 설명을 덧붙인 뒤에 '가짜 보이차'와 '보이차고普洱茶膏'에 대한 설명을 첨가합니다.

"보이차 큰 덩어리는 5근이고, 사람의 머리 모양을 하고 있어 '인두차人頭茶'라 부르며, 매년 공물로 바치는데 민간에서는 구하기가 쉽지 않다."

인두차는 물론 단차입니다. 단차는 인두차로 불리는 5근 이외에도 여러 중량 단위로 만들어집니다. 상품은 당연히 공물이어서 민간 판매가 엄격히 규제됩니다.

'가짜 보이차'에 대한 언급이 청나라 때부터 나온다는 것이 흥미롭습니다. 장홍의 『전남신어』에서는 '목방 차가 '가짜 보이차'로 언급이 되었지만, 『본초강목습유』에서는 '천차川茶'를 '가짜 보이차'라고 부릅니다. 이를 조학민은 "사천성과 운남성의 접경 지역에 사는 토착민들이 만든다. 그 떡은 단단하지 않고, 색깔도 누렇다. 맑고 향기로운 보이차만 못하다."라고 토로합니다. 그러나 이 '천차'가 보이차로 둔갑하기 위해서 만들어진 차는 아닙니다. '천차' 즉 '사천차'는 강전, 금첨 등을 위시한 다양한 차류들입니다. 보이차와는 제법도 다르고, 모양도 다르고, 음차의 선호도 다릅니다. 당시는 이러한 차류에 대한 시장의 이해가 부족했기 때문에 일어난 혼란이 아닌가 합니다.

이제 상비약처럼 쓰이던 '보이차고普洱茶膏'의 효능을 마저 언급해야 할 것 같습니다.

chapter 2. 청대 전적에 기록된 보이차

"'보이차고普洱茶膏'는 옻처럼 까맣고, 술을 깨는 데 가장 좋다. 녹색은 더 좋다. 소화를 돕고 가래를 삭이며, 위를 깨끗하게 만들고 체액의 분비를 촉진한다. 효과가 특히 뛰어나다."

일반적인 '보이차고'의 색깔은 옻칠한 것처럼 검습니다. 상품의 '보이차고'는 녹색입니다. 이것은 요즘도 크게 다르지 않습니다. 주요 효능은 해장입니다. 숙취 해소에 많이 이용되었는가 봅니다. 소화 작용, 거담 작용, 생진 작용 역시 '보이차고'의 중요한 약리적 효능입니다. 그 효과성도 이미 입증되었습니다. '보이차고'는 연행사절에게도 잘 알려진 차로서『보이차기普洱茶記』의 저자인 완복이 보이부에서 '보이차고'를 만들어 추사 김정희에게 보낸 기록도 있습니다.

『본초강목습유』에서 보이차고를 이용한 임상의 예도 볼 수 있습니다. 조학민의 처방례는 다음과 같습니다.

"보이차고는 만병을 치료할 수 있는데, 예를 들어 배가 더부룩하고 한기가 느껴질 때는 생강탕을 써서 발산하고 땀을 내면 낫는다. 입이 찢어지고 목이 따갑고, 열이 나고 아플 때 5분을 입에 머금으면 피멍이 치료된다."

본문은 백병百病을 치료할 수 있다고 했는데, 만병이라고 번역했습니다. 모두 완전수를 뜻하는 말입니다. 구체적인 사례로는 복부 팽만증이나 체기에도 효능이 있고, 입안이나 목구멍에 상처나 염증이 있을 때도 효능이 있다고 예시를 했습니다. 보이차를 처방으로 쓰는 증상을 하나 더 소개합니다.

"민초悶瘖 : 이 증상은 세 가지가 있는데, 하나는 풍폐風閉, 두 번째는 식폐食閉, 세 번째는 화폐火閉이다. 풍폐가 가장 위험하다. 어떤 경우든 가지와 줄기를 복중에 모아서 바람에 말려 방에서 태워라. 내적으로는 보이차 두 돈을 달여 복용하라. 얼마 지나지 않아 모두 낫는다."

상비약처럼 쓰이던 '보이차고普洱茶膏'는 다양한 효능이 있다. "보이차고는 옻처럼 까맣고, 술을 깨는 데 가장 좋다. 녹색은 더 좋다. 소화를 돕고 가래를 삭이며, 위를 깨끗하게 만들고 체액의 분비를 촉진한다. 효과가 특히 뛰어나다."『본초강목습유』에서 보이차고를 이용한 임상의 예도 볼 수 있다. 조학민의 처방례는 다음과 같다. "보이차고는 만병을 치료할 수 있는데, 예를 들어 배가 더부룩하고 한기가 느껴질 때는 생강탕을 써서 발산하고 땀을 내면 낫는다. 입이 찢어지고 목이 따갑고, 열이 나고 아플 때 5분을 입에 머금으면 피멍이 치료된다."

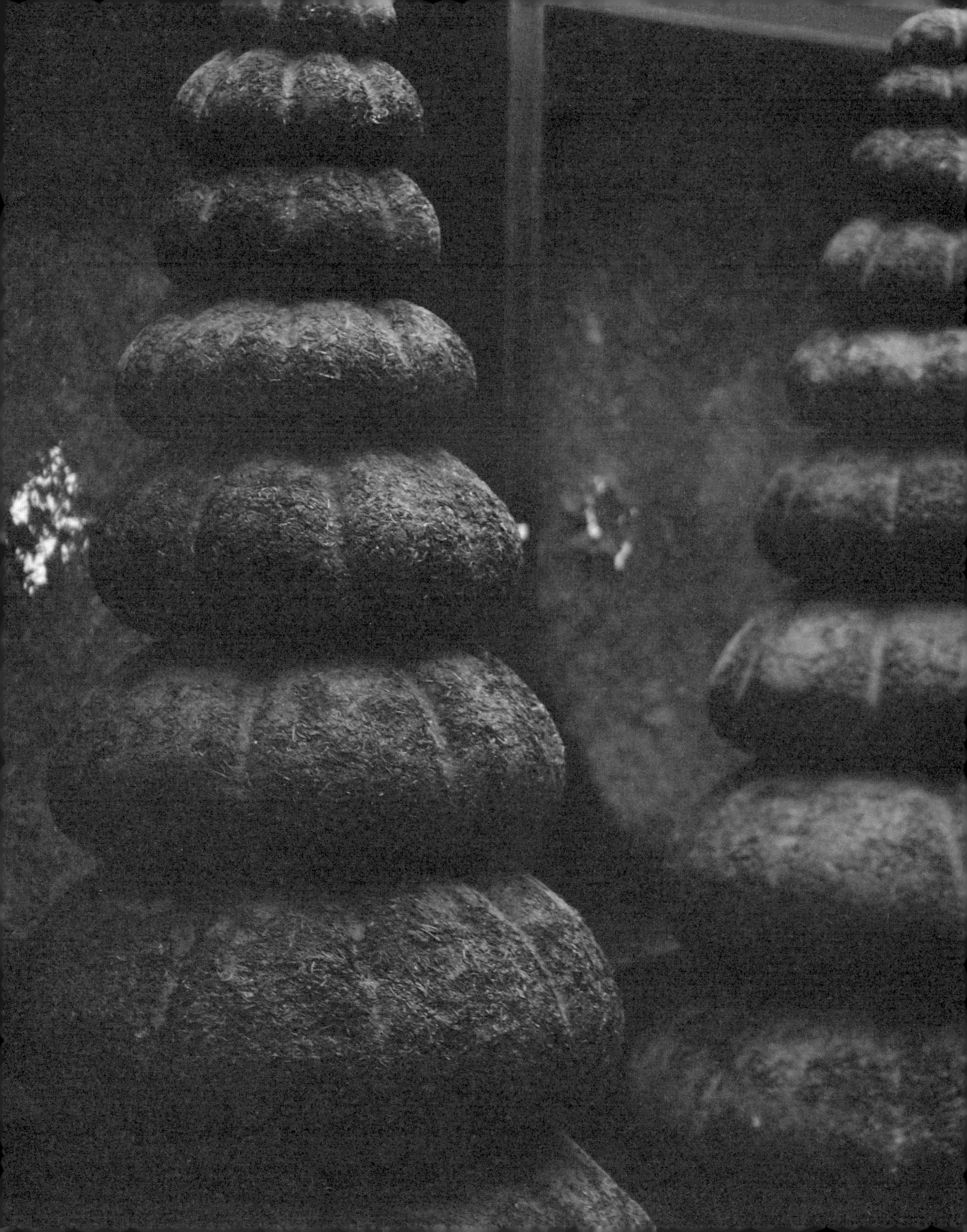

chapter 2. 청대 전적에 기록된 보이차　　　　　　　　　　　　　　　　　　　　An old future, puer tea

민초悶痧란 홍역을 말합니다. 홍역에 걸렸는데 발진이 제대로 돋지 못하는 병증입니다. 원인에 따라 풍폐, 화폐, 식폐, 담폐痰閉 등으로 나뉩니다. 가장 위험하다는 풍폐는 홍역의 발진기에 찬바람에 노출되어 생기는데 오한, 코막힘, 천식 등으로 나타납니다. 발진이 돋지 않으면서 답답해하지요. 이때 '보이차 두 돈을 달여서 마십니다(普洱茶二錢煎服)'. 상태가 호전됩니다. 이 처방은 실전 임상에서도 효능이 입증되었다고 합니다. 비용재費容齋의 아들이 이 병환을 앓아 캄캄하여 치료할 수 없었는데, 이 처방으로 나았다는 겁니다. 민초 즉 홍역에 대한 보이차 처방은 『본초강목습유』에 기록되어 있지만 그 처방이 실린 원전은 『백초경百草鏡』입니다. 즉 조학민이 『백초경』에 실린 임상의 예를 인용한 것이지요. 이 『백초경』은 조학민의 친동생인 조학해趙學楷가 지은 것으로 현재는 전해지지 않는 책입니다. 그러나 이 처방 하나만으로도 우리는 조학민 가문이 얼마나 임상에 진심이었으며, 최신의 실전 임상에 밝았는가를 알 수 있습니다. 과학과 의학이 발달한 오늘날 서양의학에서는 보이차나 보이차고를 만병통치약으로 처방하지는 않습니다. 그러나 보이차의 약리적 효능에 관하여는 미국, 프랑스, 일본, 대만, 중국 등에서 다양한 연구가 결과물들을 내고 있습니다. 날마다 찻자리를 펼치는 차인에게 있어서도, 보이차의 보건 양생 효능은 여전히 찻자리를 덥히는 일상의 즐거움이지 않은가요?

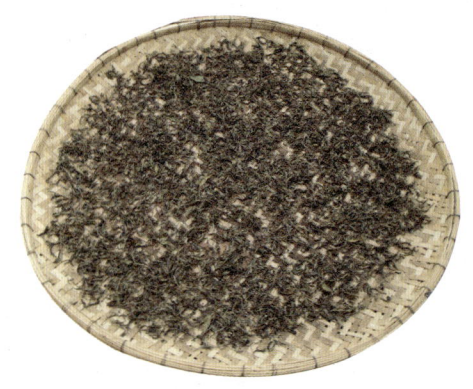

제갈무후가 남긴
6대 차산의 신물神物

"이 책은 예림藝林에서 중시한다. 오늘날 운남의 일을 말하는 사람은 모두 그 책을 언급하지 않을 수 없다. 운남의 역사학에서 그 공을 빼놓을 수가 없다.
(是書爲藝林所重, 今之言滇事者, 亦莫不稱其書, 於滇南史地之學, 其功不可莫也)"

운남 여강丽江은 경관과 고성古城이 뭇사람의 심금에 깊게 여운을 남기는 아름다운 옛 도시입니다. 이곳에는 상형문자인 동파문자를 오늘날에도 쓰는 나시족纳西族이 살고 있습니다. 윗글은 운남 여강의 나시족 출신으로서 교육가이면서 역사학, 민족학, 문헌학, 언어학에 일가를 이룬 방국유方国瑜(1903.2.15~1983.12.24) 선생이 『전계滇繫』에 바치는 찬사입니다.

『전계』는 방국유 선생의 대선배인 운남 조주趙州 사람으로 청나라 관리였던 '사범師範'의 저술입니다. 『운남통지雲南通志』가 건륭년간에 쓰여진 이후의 70여 년간의 사건을 기록한 책입니다. 가경 11년(1806)에 편찬하기 시작해 그 이듬해에 완성되었습니다. 강희와 건륭 때의 『운남통지』를 비롯하여 《토사土司》,《속이屬夷》,《여도旅途》 등 다양한 운남의 사료를 인용하고 있습니다. 때로 출처가 밝혀지지 않았거나 원문이 가필되는 등 문제점이 있습니다만 중요한 기록의 보고임에는 틀림이 없습니다. 전체의 구성은 12개의 카테고리로 나누어졌는데 보이차와 관련해서는 〈이산异产〉과 〈산천山川〉 2개의 항목에 관련 기록이 나옵니다. 〈이산〉이란 특산품을 말합니다. '사범' 당시의 운남 즉 가경년간의 운남 특산품으로는 어떠한 차가 있었을까요? 사범은 운남을 대표하는 차로 다음의 5종류를 언급합니다.

첫째는 운남부의 태화차太华茶입니다. 태화산옹太华山雍에서 납니다. 색과 맛이 모두 부드럽지만 성질이 비교적 찹니다. 두 번째는 대리부의 감통차感通茶입니다. 태화감통사太和感通寺에서 납니다. 초웅부에서는 아차儿茶가 납니다. 여린 싹이겠지요? 보이차는 유락, 혁등, 의방, 망지, 만전, 만살의 6대 차산에서 납니다. 그중에서 의방과 만전의 차가 맛이 더 좋습니다. 곡정부의 차나무는 홑잎이 무성하며 씨로 기름을 만듭니다. 운남부, 대리부, 초웅부, 보이부, 곡정부의 차가 모두 언급이 되어 있으니 가히 운남차의 정수를 한 눈으로 보게 합니다. 이채로운 것은 보이차의 6대 차산을 모두 언급한 후 의방과 만전의 차가 더 맛이 뛰어나다고 언급하고 있는 점입니다.

chapter 2. 청대 전적에 기록된 보이차　　　　　　　　　　　　　　　　　An old future, puer tea

〈산천〉에서는 〈이산〉에서 언급한 6대 차산에 대해 자세한 설명이 이어집니다. 우선 6대 차산이 보이부 영이현宁洱县에 있다고 밝힙니다. 『전계』를 편찬할 당시에 6대 차산을 통제하는 동지관청同知治所은 유락에 있었다는 것 또한 알 수 있습니다. 그래서 사범은 6대 차산의 위치를 설명할 때 유락을 기준으로 제시합니다. "(유락)에서 동북쪽으로 220리 떨어진 곳에 망지가 있다. 260리 떨어진 곳에 혁등이 있다. 365리 떨어진 곳에 의방이 있다. 340리 떨어진 곳에 만전이 있다. 520리 떨어진 곳에 만살이 있다." 이들 6대 차산은 산과 산이 계속 연결되고 봉우리와 봉우리가 첩첩이 이어지며 당연히 차나무가 많이 있습니다. 6대 차산에는 전해져 내려오는 유물遺器이 있는데 모두 성의 남쪽에 있습니다. 이들 유물은 제갈무후 즉 우리가 아는 와룡선생 제갈공명과 연결되어 있는 유물입니다. 하나하나 살펴보면 다음과 같습니다.

"무후가 6개의 산을 모두 둘러본 후에 유락에 징을 남기고(留铜锣于攸乐), 망지에 망라를 남기고(置铓于莽枝), 만전에 무쇠 덩어리를 묻고(埋铁砖于蛮族), 의방에 야경 딱따기를 남기고(遗木梆于倚邦), 혁등에 등자를 묻고(理马镫于革登), 만살에 포대를 두었다(置铓撒袋于漫撒). 이러한 연유로 각 산의 이름을 지었다."

사범은 또한 차왕수茶王树에 대해 언급하고 있습니다. 차왕수는 망지에 있으며 다른 차산의 어느 차나무보다 크다고 합니다. 이 차왕수는 바로 무후가 남긴 종자라고 전해집니다. 오랑캐 백성들은 이 차왕수에 제사를 지냅니다. 그 유명한 '무후유종武侯遗种' 신화가 바로 그것입니다. 무후유종武侯遗种'을 말하는 것은 사범이 처음이 아닙니다. 『보이부지普洱府志』나 단췌의 『전해우형지』에도 이미 기록되어 전합니다. 오늘날에도 운남에 가 보면 여전히 '무후유종武侯遗种'과 제갈공명을 차조로 하는 제사 풍습이 곳곳에 남아 있습니다. 남나산만 해도 무후가 처음으로 차나무를 심었다고 합니다. 병사들이 눈병으로 고생을 하였는데 무후가 갖고 다니던 지팡이를 땅에 꽂자 차나무로 자라났답니다. 찻잎을 끓여 마시자 당연히 눈병이 사라졌겠지요? 그래서 남나산의 하니족들은 남나산을 공명산孔明山이라고도 부릅니다. 제사도 지냅니다. 공명산은 또한 망지에도 있습니다. 해발 1,722m에 자리한 망지의 공명산에도 제갈공명상이 세워져 있습니다. 보이시에서도 무후를 기리는 기념품은 곳곳에 있습니다. 세마하洗马河 공원에는 무후가 남정南征시 말에게

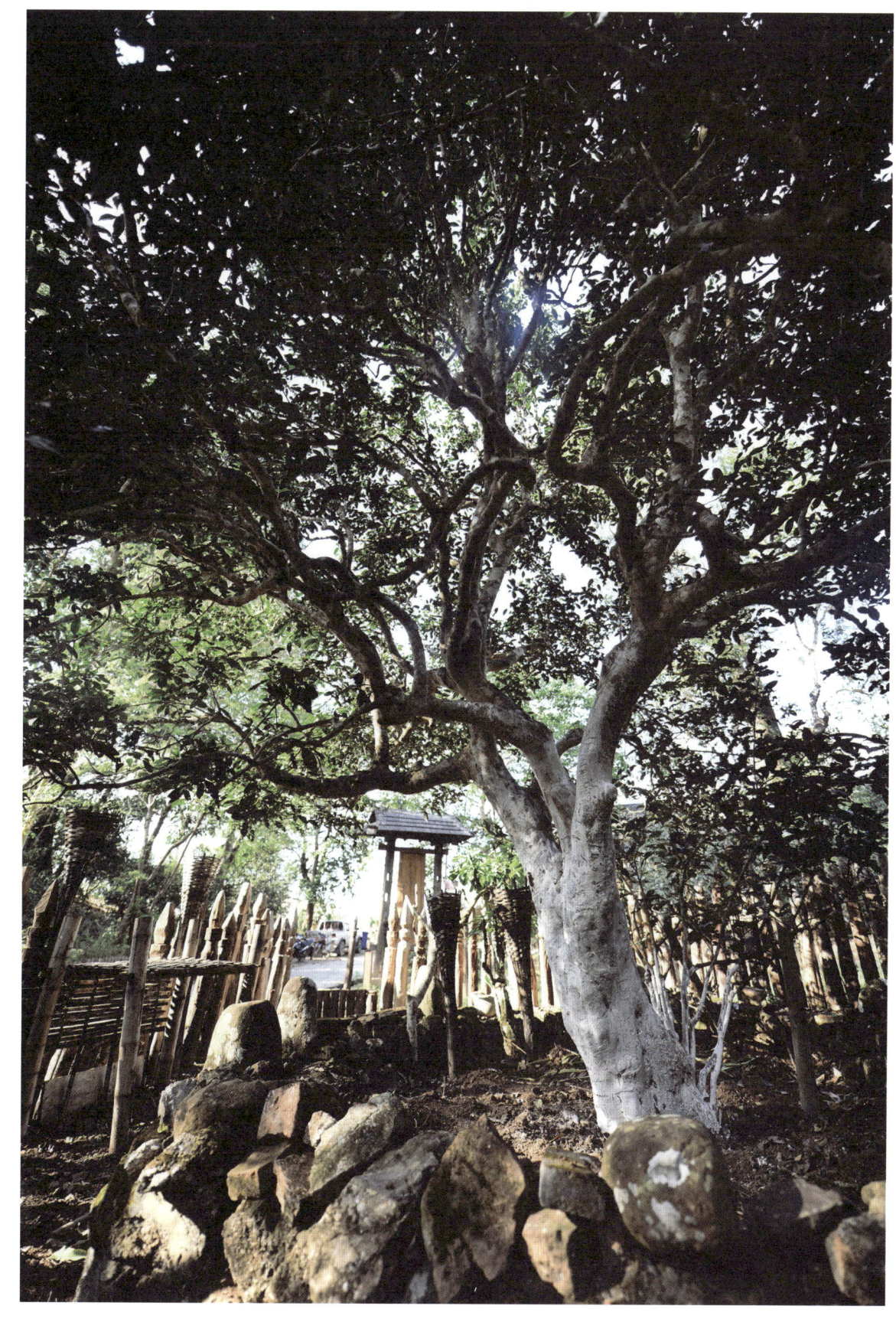

차왕수는 망지에 있으며 다른 차나무보다 크다. 이 차왕수는 제갈무후가 남긴 종자라고 전해진다. 오랑캐 백성들은 이 차왕수에 제사를 지낸다. 그 유명한 '무후유조武侯遺種' 신화다. 오늘날에도 운남의 기분만 여진히 '무후유조武侯遺種'과 제갈공명을 치조로 하는 제사 풍습이 곳곳에 남아 있다. 사진은 망경에 있는 차왕수로 매년 제사를 지낸다.

목욕시키는 조각상이 있고, 도생근倒生根 공원에는 마방馬幇들이 휴식하는 조각상이 있습니다. 유락산에는 삼촬모라고 불리는 기낙족이 삽니다. 운남에 남겨진 무후의 병사들 후예입니다. 기낙족이 거주하는 죽루竹樓조차도 무후가 쓰던 비단 모자 윤건綸巾 모양입니다.

여기서 우리는 사실과 진실에 대해 다시 한번 생각해 보게 됩니다. 신화와 전설과 이야기와 팩트에 대해 다시 한번 가늠해 볼 수 있습니다. 무후가 남만 곧 운남 정벌에 나선 것은 틀림이 없지만 서쌍판납의 6대 차산까지 왔다는 것은 팩트가 아닐 것입니다. 그러나 이처럼 다양하게 전설이 퍼져나가고 특정한 영역이 신화화하게 된 배경에는 나름의 진실이 있을 것입니다. 무후에 대한 이러한 신화화, 전설화는 그의 사망 시점부터 시작되었다고 할 수 있습니다. 이후 남조국 통치 이데올로기의 필요성, 백성들의 의지처로서의 신앙화 등이 가속화되면서 무후는 차조로서의 위치를 굳건히 획득하게 됩니다.

오늘은 무후의 남벌에 대한 역사지리적인 접근을 잠시 보류하려고 합니다. 그 대신 소매가 넓고 뒷솔기가 갈라진 학창의鶴氅衣를 입고, 비단실로 짠 윤건綸巾을 쓰고, 흰 새의 깃털로 만든 부채를 쥐고, 네 바퀴의 마차에 탄 무후가 6대 차산을 둘러보는 상상을 해봅니다. 하니족도 만나고, 포랑족도 만나고, 기락족도 만나고, 이족도 만나는 무후를 그려봅니다. 부족의 어려운 일이 있으면 절만 해도, 기도만 해도, 참배만 해도, 이름만 불러도 해결해 주는 무후를 떠올려 봅니다. 차 싹이 날 때, 찻잎을 딸 때 건강과 재복을 빌어주는 무후를 어찌 반가워하고 고마워하지 않을 수 있을까요? "몸이 부서질 때까지 노력하고, 죽음에 이르도록 온 정성을 다하겠다(鞠躬盡瘁 死而後已)."는 무후의 『후출사표後出師表』한 대목이 눈길을 멈추게 합니다. 주은래 총리가 아니어도 좌우명으로 삼을 만한 말이지 않습니까? 그런데 말입니다. 무후의 이 한마디가 실린 『후출사표』 자체도 위작 논쟁이 뜨거우니 사실과 진실 사이는 몇 리나 되는 걸까요?

완복阮福이 저술한 보이차 교과서 『보이차기普洱茶记』

차로 인한 인연은 때로 세월도 잊는가 봅니다. 사제 간에 나눈 차 한 잔의 정리가 누 백 년에 이르니 말입니다. '해동제일통유(海東第一通儒)'라 불리던 추사 김정희와 그의 스승이었던 완원 간의 이야기입니다. 추사가 아버지 김노경의 자제 군관 신분으로 중국에 간 것은 그의 나이 스물네 살 때 지금으로부터 꼭 210년 전 일입니다. 연경에 머문 기간은 육 개월 남짓 당대 최고의 학자인 완원阮元을 만나 사제지간의 연을 맺습니다. 완당이라는 그의 호도 여기서 유래합니다. 추사는 완원댁에서 용단승설의 맛을 보게 됩니다. 완원으로부터 그의 저술인 『소재필기蘇齋筆記』를 받습니다. 귀국한 뒤로도 편지를 주고받습니다. 스승인 완원이 돌아가신 뒤로도 그의 아들들과의 교제가 이어집니다. 추사로부터 세한도를 받은 이상적이 다리가 되어 줍니다. 그로부터 세월이 흐릅니다. 순조에서 철종까지는 조선의 국호로 고종 순종은 대한제국을 선포해 황제국이 됩니다. 을사늑약이 있었고 일제의 제국주의 침략이 뒤따릅니다. 두 번의 세계대전이 일어났고 해방의 날이 옵니다. 나라가 남북으로 나뉘었고 3.15가 있었으며 4.19와 5.16이 뒤따릅니다. 여러 대통령이 뒤이어 지휘봉을 잡았고 오늘에 이르릅니다. 중국 또한 역사의 소용돌이를 피해 가지 못했습니다. 건륭조의 융세는 당대로부터 움츠러들었고 실정과 외세와 민란이 안팎으로 나라를 멍들게 합니다. 역시 일제의 침략을 받았고 두 번의 세계대전의 영향 아래 해방을 맞이합니다. 그 와중에 국공國共의 갈등이 나라를 찢었고 깊이 팬 상처를 치유하며 오늘에 이르릅니다. 찻잔 속에도 때론 태풍이 붑니다. 세월이 흐릅니다.

시절의 바퀴가 구르고 굴러 2014년 11월 10일 되었습니다. 이날 예술의 전당 콘퍼런스홀에서는 두 사람의 감격적인 만남이 있었습니다. 완석안과 김광호. 완원과 추사의 후손입니다. '추사 김정희 선생 국제교류 학술회의' 장에서 펼쳐진 아름다운 그림입니다. 이날도 200여 년 전과 꼭 같이 학문적 열정이 장내에 가득합니다. 추사에 대해, 완원에 대해, 서로 간의 주고받은 영향에 대해 앞으로의 가치실현에 대해 진지한 토의가 가득합니다. 이렇게 데자뷔가 현실이 됩니다. 이제 우리도 보이차 공부를 위해 200년 전의 연경 완원댁으로 갑니다. 추사가 용단승설을 맛본 그 댁입니다. 완원은 고증학의 대부요, 문장가요, 서예가일 뿐만 아니라 당대의 정치가요, 행정가이기도 합니다. 조정의 요직만이 아니라 지방의 학정學政 순무巡撫 총독으로서 지방행정을 여러 차례에 걸쳐 맡습니다. 운귀 총독을 지낸 것도 그 하나입니다. 부임년도는 1826년. 완원의 나이 63세, 그의 아들 완복阮福이 26세 되던 해입니다. 완원은 운귀총독으로서 부임해 탐관오리를 파면하고, 소금세의 징수와 관리를 강화하고, 변경이었던 원지구远地区의 백성들을 조직화해서 황무지를 개간하며 만족蛮族의 공격을 방어해냅니다. 당시 완복은 아버지를 따라 운남에 가게 되는데 이때 불후의 명저『보이차기普洱茶记』를 찬하게 됩니다. 완복은 운남의 보이부 일대에 머무르면서 현지의 사정도 살펴보고, 보이차와 관련한 이전의 여러 자료도 참고하고, 출납과 관련된 공문서까지도 살펴서『보이차기』를 정리 편찬합니다. 부전자전입니다.

『보이차기』는 모두 800여 자로 쓰여진 책인데 지면상 주요 내용만 간추려 봅니다.

"보이차의 평판이 온 세상에 퍼져 있다. 맛이 무엇보다 진하여 북경에서는 보이차를 소중하게 여긴다."

여러분도 여러 곳에서 만나본 문장일 것입니다. 보이차가 천하의 차 중에서 으뜸이라는 선언으로 시작됩니다. 단순한 선언이 아닙니다. 고증학으로 단단히 훈련받은 젊은 학자의 일갈입니다. 바로 이어지는 문장은 이른바 6대 차산에 대한 언급입니다. 완복은 6대 차산에 관한 서지적 지명을 인용하되, 뒷부분에서는 본인이 직접 살펴본 지명을 언급하며 그 차이를 이야기 합니다.

'내가 운남에 와서 『운남통지』를 상고해 보았으나 자세하게 알기가 어려웠다. 유락, 혁등, 의방, 망지, 만전, 만살 등에서 생산되는데, 의방과 만전의 차가 가장 뛰어나다고 한다.'

이중 만살은 오늘날의 이무와 그 행정학상의 경계가 꼭 들어맞지는 않으나 일반적으로 이무라 보아도 큰 오류는 없을 겁니다. 그런데 완복이 직접 살펴본 당시의 6대 차산은 조금 다르게 표현됩니다.

유락과 망지 대신에 가포와 습공이라는 지명이 등장했군요. 두 지명의 차이는 큰 문제가 아닙니다. 오히려 전체적으로 동일한 지역을 말하는 것이라고 할 수 있습니다. 습공과 가포는 모두 의방차산에 속해 있으며 역사적으로도 유명한 산두입니다. 오늘날에도 의방차구에서 나오는 보이차 중에는 저명한 산두가 여럿 포함되어 있는데 의방, 만송, 습공, 가포, 만공 등입니다. 그러면 이 6대 차산에서 생산되는 보이차에는 어떤 종류가 있을까요? 완복은 다음과 같이 아홉 종류로 분류합니다.

'이른바 보이차는 보이부 경내에서 생산되는 것이 아니라 대개가 부에 소속된 사모청 경내에서 생산된 것이다. 사모청에는 차산이 여섯 곳이 있는데 의방, 가포, 습공, 만전, 혁등, 이무인데 『운남통지』에 실려 있는 명칭과 서로 다르다.'

예　차 _ 2월에 채취. 매우 가늘고 하얀데 모첨이라 하여 반드시 공물로 만든다. 공물이 끝나야 민간의 판매를 허용한다. 찻잎을 따서 증기로 찌고 주물러서 둥글게 만든다.

아　차 _ 찻잎이 작고 여림.

소만차 _ 3월, 4월에 따는 차.

곡화차 _ 6월, 7월에 따는 차.

긴단차 _ 크고 둥근 형태의 차.

여아차 _ 작고 둥근 차. 부녀자가 딴 것으로 만든다. 곡우 전에 딴 것으로 넉냥 단차이다.

개조차 _ 장사꾼의 손을 타서 겉은 여린 잎을 쓰고 속은 거친 잎을 쓴 차.

금옥천 _ 유념할 때 거칠고 누런 말려지지 않은 것을 골라놓은 차.

흘탑차 _ 단단하게 덩어리져서 변하지 않은 차.

요즘의 용어와 같은 표현도 있고, 생소한 용어도 있지요? 제가 보기엔 눈도에 따른 구분, 계절에 따른 구분, 모양에 따른 구분, 품질에 따른 구분이 혼재되어 있습니다. '당시의 보이차에 대한 이해도가 이 정도였구나' 하고 생각하면 됩니다. 『보이차기』에는 또 보이차에 대한 몇 가지 흥미로운 내용들이 포함되어 있습니다. 공차에는 여덟 가지가 있는데 단차 다섯 가지, 예차, 아차 등 산차 두 가지, 차고가 그것입니다. 보이차는 6대 차산에서 생산되고 기운과 맛이 토질에 따라 다르다는 겁니다. 토양만 보아도 붉은 흙이나 흙에 돌이 섞여 있는 것이 가장 좋다고도 하구요. 효능의 측면에서도 소화를 돕고, 한기를 몰아내고, 해독을 한다고 적었으니, 완복이 중의학적인 효능에도 관심을 기울였음을 알 수 있습니다. 완복이 책을 마무리하면서 하는 당부를 보십시다. '맛이 지극히 두터운 것을 얻기 위해서는, 농부가 하는 경작 단계에서부터 세심히 준비해야 하며, 오염되지 않도록 보관과 저장에도 관심을 기울여야 한다'는 겁니다. 오늘날 윈난성 정부의 입장을 보나 보이차 매니아인 우리들의 입장에서 보아도 손색이 없지 않나요? 『보이차기』의 저자인 완복을 위해, 그 아버지 완원을 위해, 그들 부자와 지속적으로 교류한 추사를 위해 오늘은 보이차 한 잔을 올리십시오.

보이차산 토착민들의 생활과 정취를 담은 《보차음普茶吟》

"안방에 가서 들으면 시어미 말이 옳은데, 부엌에 가서 들으면 며느리 말이 옳다"고 합니다. 보이차의 진면목을 살펴보는 것도 그렇습니다. 그래서 양쪽의 말을 다 들어보아야 합니다. 그러면 듣는 이의 관점이 또 나오게 마련입니다. 우리는 먼저 경성의 마니아적인 눈높이, 즉 사대부와 황실의 관점을 살펴본 바가 있습니다. 공납의 현황과 역사서의 기록, 또는 장홍의 『전남신어』나 완복의 『보이차기』 등의 저술을 통하여 그러한 시각의 한 단면을 바라볼 수가 있습니다. 또한 야만인들로 평가절하되는 소수민족 차농의 애환, 사천과 석병 등지에서 들어와 유통을 장악하게 된 한족 차상의 활약상, 각 차산과 보이부에서 치안과 행정을 맡은 군인과 관료들의 역학관계도 살펴본 바가 있습니다. 의방, 이무, 만전 등 공납 차산에 산재한 석비石碑와 차창의 수기手記 등에 그 생생한 현장이 새겨져 있었지요. 앞의 관점이 보이차의 형이상학적 측면의 추구 혹은 심미적 영역에 천착했다면, 뒤의 관점은 차산의 흙냄새와 땀 냄새가 물씬 풍기는 현장의 다큐멘터리라고 할 수도 있을 것 같습니다.

그러나 오늘 우리는 보이차를 보는 '위로부터의 관점'과 '아래로부터의 관점'이 아닌 '제3의 문학적 혹은 예술적 시선'을 살펴보려고 합니다. 형태적으로는 장편의 칠언율시로 표현되었는데, 그 안에는 서사적인 면과 함께 서정적인 측면이 모두 녹아져 있습니다. 이야기를 풀어나가는 화자話者 역시 먹물이 든 식자로되 차산과 현장을 두루 아는 운남의 토박이 유생儒生과 관리입니다. 허정훈许廷勋이 읊은 《보차음普茶吟》과 황병곤黃炳堃이 부른 《채차곡采茶曲》이 그 대표적인 작품이라고 할 수 있습니다. 허정훈은 보이부 즉 오늘날의 닝얼시宁洱市 출신의 유생이고, 황병곤은 경동군수를 지낸 예인藝人으로서 모두 청 광서년간의 인물입니다. 보이부는 보이차의 집산지이며, 경동군은 묵강차창이 있었던 애뢰산의 행정 중심 가운데 하나입니다. 《보차음》은 《보이부지》 408권 예문지에 실려 있으며, 《채차곡》은 《경동현지고》 18권 예문지에 실려 있습니다. 모두 운남의 지방지입니다. 우선 허정훈의 《보차음》 48구를 먼저 살펴보십시다.

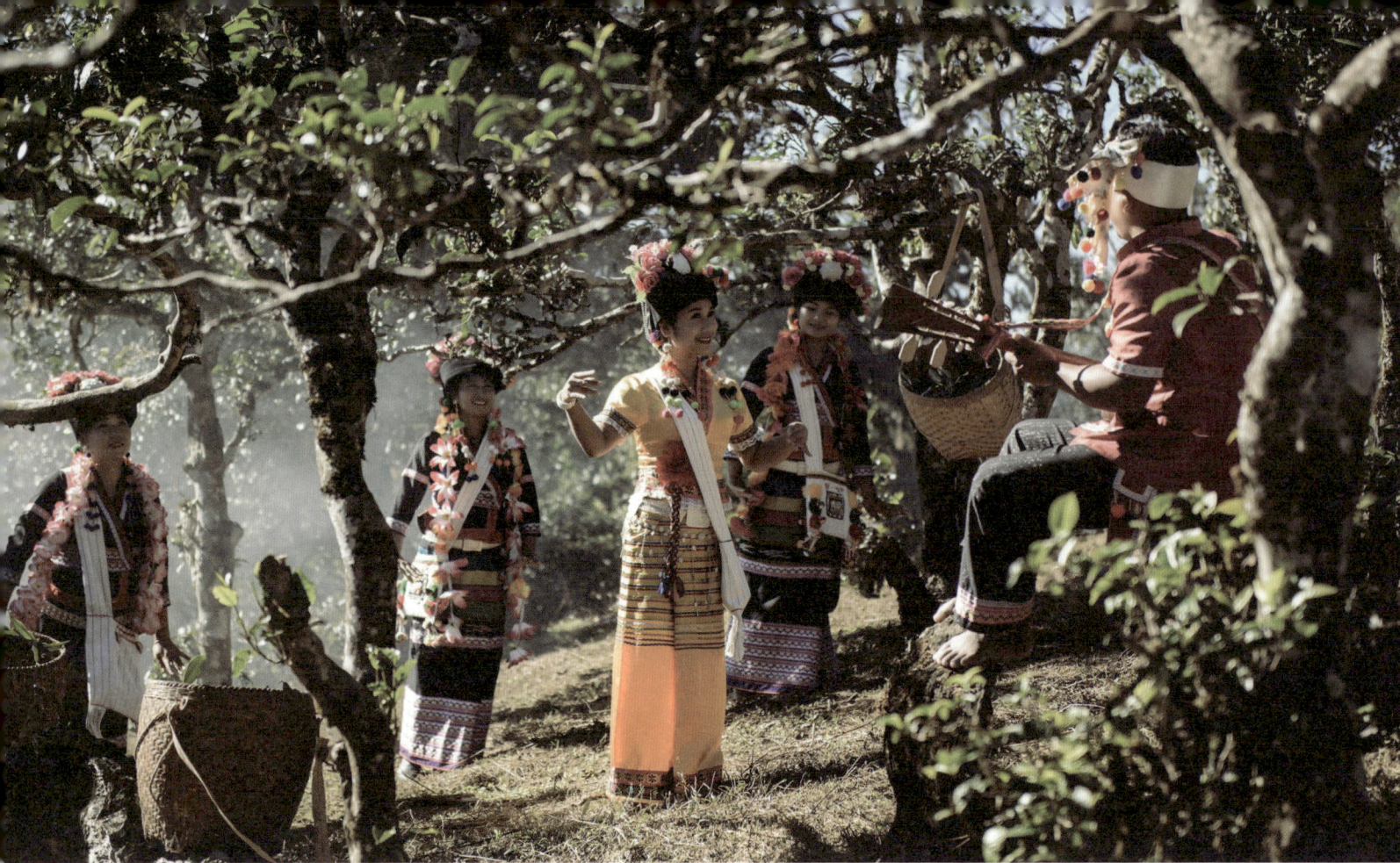

허정훈許廷勛이 읊은 《보차음普茶吟》은 《보이부지》 408권 예문지에 실려 있다.
《보차음》에는 보이차산과 토착민의 생활과 정취가 고스란히 묘사되어 있는데 차를 따며 부르는
노랫가락부터 차농의 곤고로운 삶, 차상의 폭리, 토착 관리의 압박, 각 단계의 제차 과정과 운송,
공차의 납품, 보이차의 효능까지가 모두 망라되어 있다. 일상적이고 소박한 언어로 표현된
이 《보차음》은 그 풍격에 있어서도 담담히 자연스레 풀어가고 있어 마치
한 잔의 보이차를 음미하는 듯한 느낌마저 일게 한다.

《보차음》의 작자인 허정훈이 언제 태어났으며 언제 돌아가셨는지는 알 수 없습니다. 다만 광서제光绪帝 때 보이부의 직할 현인 닝얼宁洱의 선비라는 정도만 알려져 있습니다. 《보차음》에는 보이차산과 토착민의 생활과 정취가 고스란히 묘사되어 있는데 차를 따며 부르는 노랫가락부터 차농의 곤고로운 삶, 차상의 폭리, 토착 관리의 압박, 각 단계의 제차 과정과 운송, 공차의 납품, 보이차의 효능까지가 모두 망라되어 있습니다. 일상적이고 소박한 언어로 표현된 이 《보차음》은 그 풍격에 있어서도 담담히 자연스레 풀어가고 있어 마치 한 잔의 보이차를 음미하는 듯한 느낌마저 일게 합니다.

chapter 2. 청대 전적에 기록된 보이차

《보차음》은 보이차산의 정취에 대한 묘사로부터 시작합니다. 보이명차의 출현을 위해 우주적 서사를 등장시킵니다. 천지와 만물이 교합해 정화를 만들어냅니다. 차산은 외진 남서쪽 오랑캐지역(茶山僻在西南夷)입니다. 산천이 빼어나고 정기가 넘칩니다(山川有灵气盘郁). 맛은 깊고(味厚), 향기는 맑습니다(香清). 이곳 역시 명차(佳名)가 있습니다. 봄날 천둥과 번개가 울리면 싹이 돋습니다(春雷震历勾潮萌). 밤비에 젖어 앞다투어 잎을 피웁니다(夜雨沾濡叶争发).

차산의 남녀 주인공은 토착민입니다. 오랑캐 남자는 두건을 쓰지 않으며 팔에는 문신을 새겼습니다(绣臂蛮子头无巾). 오랑캐 여자는 꽃무늬 치마를 입었지만 양말을 신지는 않았습니다(花裙夷妇脚不袜). 포랑족, 덕앙족, 아카족, 이족, 타이족 등이 그들입니다. 봄이면 산에 올라가 찻잎을 따는데, 생황에 맞춰 노래를 주고받느라 시끄럽습니다(户笙唱和声嘈赞). 차산에서 차를 채취하는 일은 고된 일과이기 때문입니다. 그러니 노동요를 불러가며 채엽합니다. 악기가 있으면 좋고, 맨 목으로도 소리를 합니다. 차산에서 듣는 토착민 차농의 노래는 고됨과 시름을 잊게 합니다. 저 역시 만전 차산에서 구릉 너머 굽이지는 노랫가락에 넋을 잃은 적이 있습니다.

으뜸의 차는 여린 백모(白毛)인 춘차요, 다음은 녹색의 여린 싹(细芽抽绿发)인 우수차요, 그 다음이 청색과 황색이 서로 뒤섞인 찻잎(青黄杂揉登) 즉 곡화차입니다. 곡화차에는 더러 물이 부족한 산지에서 경작하는 메벼(粳稻)의 작은 껍질도 들어있습니다. 차를 처음 따면 대나무 향과 난의 향이 뒤섞인 상태입니다(筠蘭亂疊碧耗耗). 송탄으로 홍배하면 향기가 그윽히 퍼져나갑니다(松炭微烘香馚馚). 토착민은 이것으로 배고픔과 추위를 이깁니다(夷人恃此御饥寒). 보이차는 주린 배와 마른 목과 처자식을 돌보는 생명줄입니다.

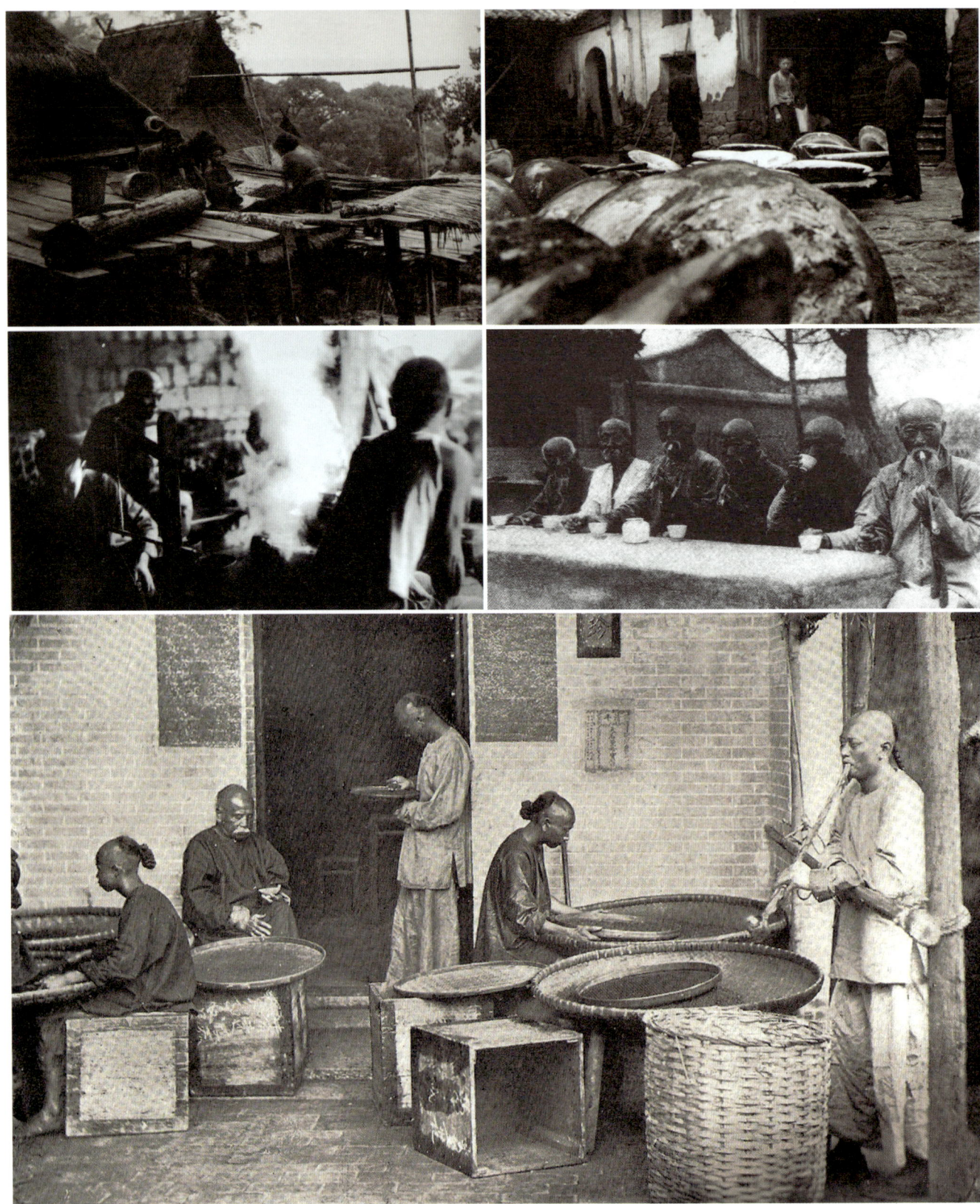

chapter 2. 청대 전적에 기록된 보이차

An old future, puer tea

《보차음》은 보이차산의 정취에 대한 묘사로부터 시작한다. 차산의 남녀 주인공은 토착민이다.
오랑캐 남자는 두건을 쓰지 않으며 팔에는 문신을 새겼다. 오랑캐 여자는 꽃무늬 치마를 입었지만 양말을
신지는 않았다. 포랑족, 덕앙족, 아카족, 이족, 타이족 등이다. 봄이면 산에 올라가 찻잎을 따는데, 생활에 맞춰
노래를 주고받느라 시끄럽다. 차산에서 차를 따는 일은 고된 일과이다. 노동요를 불러가며 찻잎을 채취한다.
악기가 있으면 좋고, 맨목으로도 소리를 한다. 차산에서 듣는 토착민 차농의 노래는 고됨과 시름을 잊게 한다.

이제 운남 보이차를 둘러싼 드라마의 갈등이 싹을 틔우고, 잎이 무성해지고, 꽃이 피고, 열매를 맺을 차례입니다. 악역의 첫 주인공은 상인입니다. 상인은 이익의 절반을 거저 가집니다(贾客谁教半干没). 겨울이 되기 전에 돈을 주고 봄에 차를 받습니다(冬前给本春收茶). 이익을 더 내기 위하여 서로 빼앗으려 다툽니다(利重遘多同攘夺). 지나친 폭리에 고리대금에 약탈까지 더하는 형국입니다. 두 번째 악역은 토관土官입니다. 토관은 핑계를 대며 백성들을 수탈합니다(土官尤复事诛求). 세금을 많이 떼니 토착민들은 고생을 면하기 어렵습니다(染派抽分苦难脱). 이러니 드라마의 주인공은 억압과 착취에 무방비로 노출됩니다. 차나무는 몇 년이고 공을 들여 길러야 합니다(沟圆茶树积年功). 그러나 주인공을 둘러싼 상황은 오직 난폭한 무리뿐입니다(只与豪强作生活).

노래하는 이는 이어 보이차를 만들고 운반하는 전체 과정을 묘사합니다. 산에서 불 쬐며 만들어진 모차는 저잣거리로 옮겨집니다(山中焙就来市中). 차를 나르는 어깨엔 땀이 배고 소의 걸음은 비틀거립니다(人肩浃汗牛蹄蹶). 이제는 황편을 골라낼 차례입니다. 만 개의 키를 흔들어 거친 것을 제거합니다(万片扬箕分精粗). 천 개의 손가락이 티끌도 모두 골라냅니다(千指搜剔穷毫末). 천, 만 번의 표현은 물론 과장된 묘사이지만 차를 만드는 과정이 얼마나 고된가를 보여줍니다. 정갈하게 골라진 모차는 운송과 보관을 위해 긴압해야 합니다. 사내든 아낙이든 자녀든 간에 힘을 모아 찌는 일을 합니다(丁妃王女共董蒸).

chapter 2. 청대 전적에 기록된 보이차　　　　　　　　　　　　　　　　　　An old future, puer tea

죽순으로 싸고 줄기로 얽어맵니다(笋叶藤比重检括). 포장이 끝나면 여관女官이 광주리에 담아 관가에 공물로 바칩니다(好随筐筐贡官家). 그러면 산을 넘고 바다를 건너 곧바로 황궁에 도착하게 됩니다(直上梯航到宫阙).

경성에 도달한 보이차는 황은에 따라, 품계에 따라, 인연을 따라 차탁에 오르게 됩니다. 그곳이 구중궁궐일 수도, 사대부가의 차실 일수도, 조선의 사절이 머무는 역관 일수도 있습니다. 그러나 어디에서건 구구하게 차를 마시는 일은 신기한 것이 없습니다(区区茗饮何足奇). 그동안의 노력이 헛수고가 아니기 때문입니다(费尽人工非仓卒).

보이차는 찻사발로 석 잔 이상도 마실 수 있는데(我量不禁三碗多), 혹 취하게 되면 생강과 소금을 먹기도 합니다(醉时每带姜盐吃). 보이차의 취기醉氣에 관한 흔치 않은 묘사입니다. 더욱이 차에 취하게 될 경우의 처방도 제시하고 있는 것이 흥미롭습니다. 생강과 소금은 또한 운남의 오래된 풍습이기도 한데, 생강과 소금에 그런 의미가 있다는 허정훈의 묘사는 시사하는 바가 있습니다.

마지막의 결구와 관련하여서는 주의해서 볼 점이 있습니다. 보이차를 마시면 '양쪽 겨드랑이에 바람이 저절로 일어난다(休休两腋自更风)'는 표현입니다. 이는 신선이 되었다는 뜻입니다. 허정훈은 굳이 '300개월에 걸쳐 고생할 필요가 무엇인지요(何用团来三百月)?'라고 되묻기까지 합니다. '오랜 시간에 걸친 연단鍊丹보다 보이차를 마시는 게 더 낫지 않는가'하는 확신에 찬 반문입니다. 당나라 노동盧仝의 〈칠완다가七碗茶歌〉가 바로 떠오르는 구절입니다만, 노동의 차보다 더욱 경제적인 효과, 효능입니다. 그만큼 보이차의 차기茶氣, 약리藥理가 좋다는 방점이 아닐런지요?

고금으로 연주한 보이차 월령가 《채차곡采茶曲》

월령가는 달거리 노래입니다. 보이차 월령가 역시 달거리 노래입니다. 보이차 월령가에는 일 년을 주기로 반복되는 보이차 농가의 일상이 눈에 보이듯 그려져 있습니다. 우리나라에도 이전부터 농가의 월령가가 있었습니다. 고려가요 '동동動動'이 그중 하나입니다. 원하신다면 관악 합주곡 또는 관현악 합주곡으로 들을 수 있습니다. 반면 보이차 월령가는 고금古琴으로 연주되는 악곡입니다.

고금의 금琴은 우리말로는 거문고라고 새기는데, 중국의 고금과 우리나라의 거문고는 같은 악기가 아닙니다. 거문고는 여섯 줄 악기, 고금은 일곱 줄 악기입니다. 두 악기 모두 낮고 중후한 소리에서부터 높은 소리까지를 냅니다. 또한 두 악기 모두 선비가 수도의 방편으로 연주하는 악기입니다. 그래서 백악지장百樂之丈, 백악지수百樂之首라고 불립니다. 바둑, 서예, 문인화, 차와 더불어 선비가 갖추어야 할 교양의 하나입니다. 오늘날 고금 연주의 맥은 점차 사라져 가고 있습니다. 숙련된 고금 연주자라야 천 명 안쪽이고, 엄격한 수련을 거친 명인은 쉰 명도 안 됩니다. 그 바람에 수천에 이르던 고금의 연주곡들이 오늘날에는 백여 곡 남짓 연주될 뿐입니다. 그렇게 역사의 뒤안길에 묻혀 간 곡의 하나가 바로 황병곤黃炳堃의 보이차 따는 노래《채차곡采茶曲》입니다. 《채차곡》은 민국民國때 발간된《경동현지고景东县志稿》제18권, "예문지艺文志" 6권에 실려 있습니다. 작자인 황병곤은 1832년에 태어나 일흔을 넘겨 살았습니다. 자는 '피리 부는 누각' 적루적루笛楼이며, 별호는 '길을 애돌아가는 사람' 우도인迂道人이라 합니다. 선비요, 행정가를 지냈지만 타고난 예술가요, 삶을 즐기고 달관하는 풍모를 지녔습니다. 고향은 광동 신회新会인데, 대대로 고금의 맥을 이은 영남파금가岭南派琴家의 한 사람입니다. 시와 고문과 사辞, 고증학과 금석서화에도 정통했던 분입니다. 광서14년(1888)에 운남 경동의 지현으로 부임했는데 이 시는 그 당시의 작품입니다.

보이차 따는 노래《채차곡》은 전편에 걸쳐 찻잎을 따는 정경을 달거리로 묘사했는데, 이는 봄, 여름, 가을, 겨울 등 인생의 열두 단락을 은유한 표현으로 보아도 됩니다. 보이차와 차농의 삶이 직조처럼 짜여 있되 맑고 투명하게, 관조하듯이 그려내고 있습니다. 이제 우도인迂道人의 안내에 따라 그의 선율과 노랫말에 젖어 들 차례입니다.

한 해의 시작, 정월입니다.

"정월에 찻잎을 따려 하니 아직 찻잎이 없다. 시골 처녀들은 얼굴이 꽃같이 곱다. 그네를 타고 나서 봄에 빚은 술을 산다. 술에 취해 아마 위에 쓰러져 비파를 탄다.(正月采茶未有茶, 村姑一队颜如花, 秋千戏罢买春酒, 醉倒胡麻抱琵琶)"

정월은 한겨울이니 차는 아직 멀었습니다. 꽃다운 처녀들이 그네를 타고, 한 잔 술을 즐기고, 비파를 연주하는 정경이 그림 같습니다. 2월은 새싹이 돋는 시기입니다. 봄이 오려 채비를 하지만 여전히 추위가 소매를 타고 들어옵니다.

"2월에 찻잎을 따려 하니 새싹이 돋아났다. 소녀들은 일을 해보지 않아 손이 새하얗다. 동풍이 불어오니 온통 봄기운이 만연하다. 꽃샘추위가 닥칠까 두려워 주렴을 걷지 않는다.
(二月采茶茶叶尖, 朱堪劳动玉纤纤, 东风贻荡春如海, 怕有余寒不卷帘)"

드디어 3월이 왔습니다. 날씨도, 찻잎도 맑고, 밝고, 향기롭습니다.

"3월에 찻잎을 따려 하니 찻잎이 향기롭다. 청명 이후 곡우 이전이 제일 바쁘다. 아줌마도 아가씨도 모두 산으로 간다. 산이 높고 길이 먼 것을 두려워하지 않는다.(三月采茶茶叶香, 清明过了雨前忙, 大姑小姑入山去, 不怕山高村路长)"

손이 열이라도 모자라는 절기입니다. 첫물차 따는 기쁨에 몸은 고되어도 마음은 하늘을 납니다. 시간이 건 듯 흘러 4월입니다. 찻잎도 무성하니 살이 붙습니다.

"4월에 찻잎을 따려 하니 찻잎의 색깔이 짙다. 색이 짙고 맛이 진해 사색하기에 좋다. 많은 가지와 잎사귀가 모두 상서롭다. 마음이 변치 않는 사람을 만나기 어렵다.(四月采茶茶色深, 色深味厚耐思寻, 千枝万叶都同样, 难得个人不变心)"

차산이 푸르르니 보기만 하여도 배가 부릅니다. 경대 서랍에 여유가 생기니, 고운 낭군님과 함께 할 꿈을 꾸게 됩니다. 어느덧 우기가 지나 5월입니다. 5월에는 또 새순이 납니다.

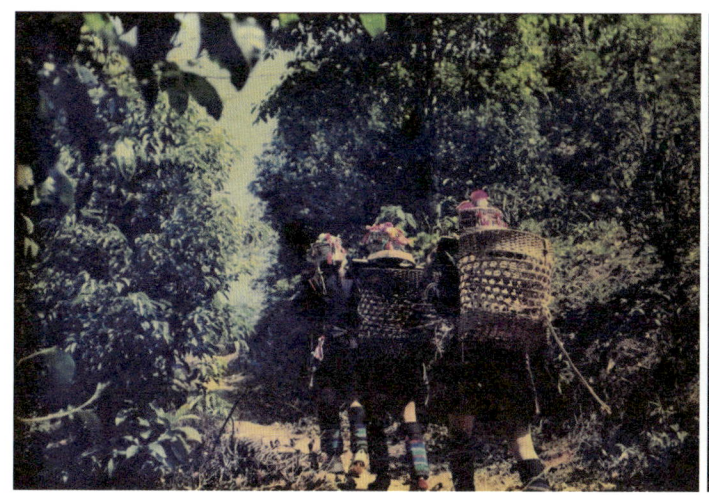
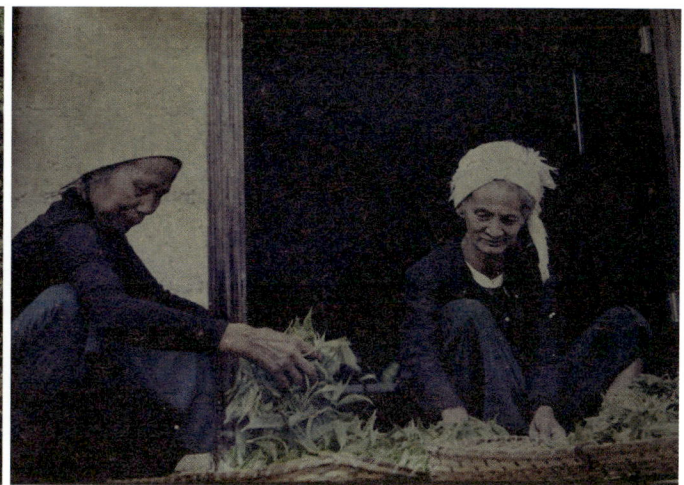

"5월에 따는 찻잎은 새로 자란 것이
다. 새 차는 두춘차頭春茶에 훨씬 미치
지 못한다. 나중에 딴 차가 어찌 이전
차만큼 좋겠는가? 차를 사려면 찻잎을
따는 사람에게 물어봐야 한다.
(伍月采茶茶叶新, 新茶远不及头春,
后茶哪比前茶好, 买茶须问采茶人)"

이맘때의 찻잎도 여리고 순합니다. 그러나 맛과 향은 첫물차와 비교할 바가 아닙니다. 그래서 겉만 보아서는 아니 됩니다. 6월이 왔습니다. 6월에도 여전히 찻잎을 땁니다.

"6월에 찻잎을 따려 하니 찻잎이 두껍다. 찻잎을 딸 때
주의를 기울여 선별해야 한다. 농도와 차의 맛을 물어본다.
단랑檀郎처럼 마음에 걱정이 없다.
(六月采茶茶叶粗, 采茶大费拣功夫, 问他浓淡茶中味,
可似檀郎心事无)"

여름차의 맛과 향은 물론 봄차와는 다릅니다. 그 대신 가격은 마냥 착합니다. 단랑은 반안潘安을 일컫는 말입니다. 서진의 문학가인데, 훤출한 외모의 상남자입니다. 뭇 여인네가 사모했지만 아내에게만 정을 준 순정파이기도 합니다. 무더위가 가시고 선선해집니다. 7월입니다.

"7월에 찻잎을 따니 이춘차가 된다. 가을바람이 부니 좋은 시절이 갔다. 앞다투어 찻잎을 따니 차 마시기가 쉽다. 찻잎을 따는 사람의 수고를 잊으면 안 된다.
(七月采茶茶二春, 秋风时节负芳辰, 采茶争似饮茶易, 莫忘采茶人苦辛)"

곡화차라고도 하고, 입춘이 지났으니 가을차라고도 합니다. 자외선이 강하니 챙이 넓은 모자를 써야 합니다. 긴팔 토시가 있으면 좋을 것입니다. 가을이 깊어져 갑니다. 8월이 옵니다.

"8월에 찻잎을 따니 차 맛이 담백하다. 담백한 곳에 진심이 우러난다. 진할 때 받아도 담백함에 재미가 있다. 당신의 마음이 얼마나 깨끗한지 알게 되었다.
(八月采茶茶味淡, 每于淡处见真情, 浓时领取淡中趣, 始识侬心如许清)"

봄차에는 솟아나는 기운이 가을차에는 갈무리하는 기운이 있게 마련입니다. 꽃다운 청춘이 비록 아름답지만 장년의 담백함에는 원숙함이 담겨 있게 마련입니다. 찬바람이 불고 찻잎도 차차 성글어 갑니다. 9월입니다.

"9월에 찻잎을 따려 하니 찻잎이 드물다. 눈앞의 풍경을 보니 옛날 생각이 난다. 미녀는 초췌해진다고 슬퍼할 필요가 없다. 봄에 핀 꽃도 따라가지 못한다.
(九月采茶茶叶疏, 眼前风景忆当初, 秋娘莫便伤憔悴, 多少春花总不如)"

가을은 '라떼'의 계절입니다. 추억으로 점철된 한 생을 돌이켜 봅니다. 그렇게 하루가, 한 해가, 한 생이 갑니다. 자연이 그렇습니다. 10월에 들어섭니다. 찻잎은 이제 성기다 못해 듬성듬성 합니다.

"10월에 찻잎을 따려 하니 찻잎이 더 드물다. 오래된 찻잎은 매번 부드러운 찻잎보다 두껍다. 고운 비단을 짜는 것이 흰깁을 짜는 것만 못하다. 딸의 상자에 있는 옷을 살펴본다.(十月采茶茶更稀, 老茶每与嫩茶肥, 织练不如织素好, 检点女儿箱内衣)"

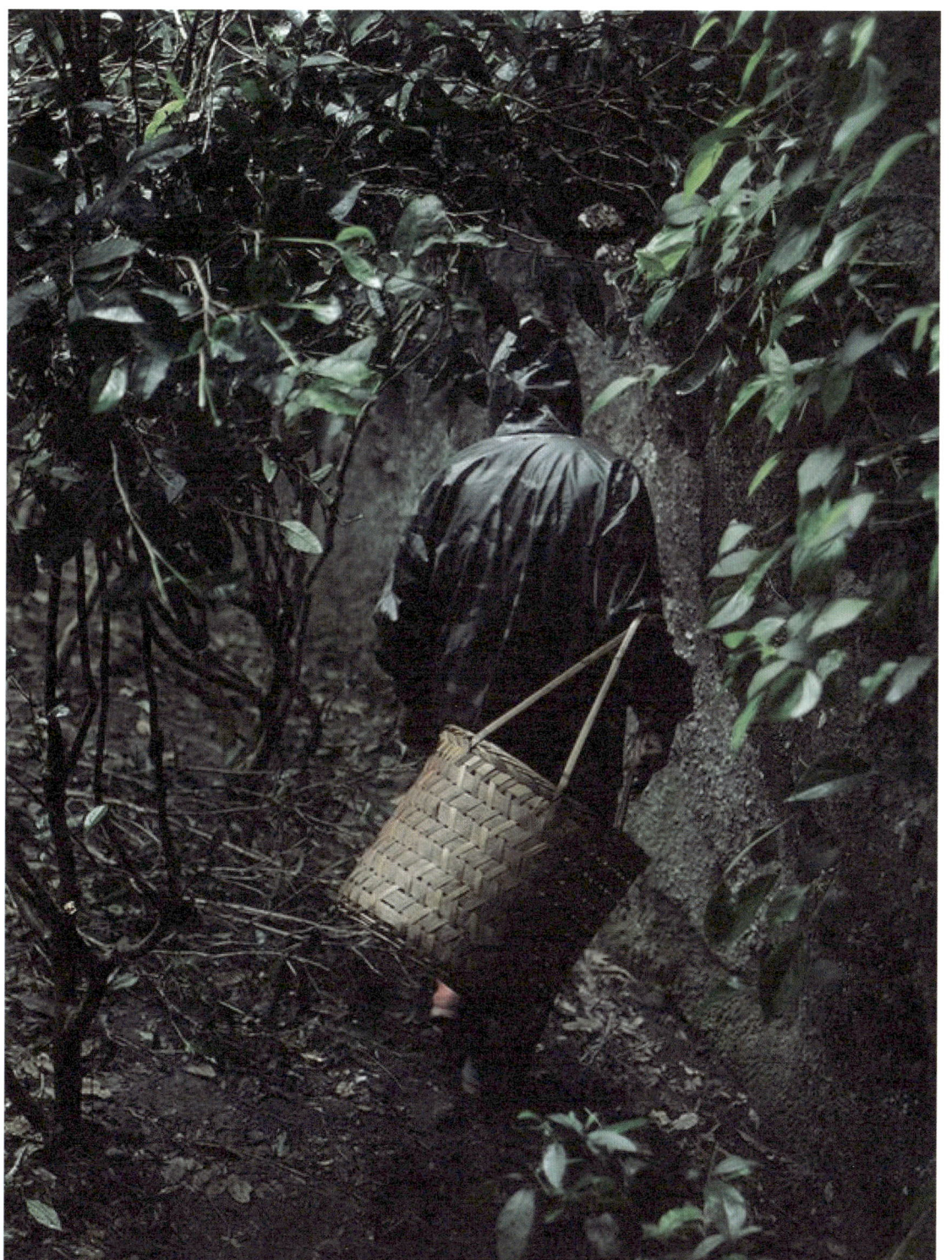

"8월에 첫잎을 따니 차 맛이 담백하다. 담백한 곳에 진심이 우러난다. 진할 때 받이도 담백함에 재미가 있다. 담산의 마음이 얼마나 깨끗한지 알게 되었다. (八月采茶茶味淡, 每于淡处见真情, 炎时领取淡中趣, 始识侬心如许清)"

붉차에는 솟아나는 기운이 갈무리하는 기운이 있게 마련이다. 꽃다운 청춘이 비록 아름답지만 정년의 담백함에는 원숙함이 담겨 있게 마련이다. 찬 바람이 불고 첫잎도 차차 설금어 진다.

chapter 2. 청대 전적에 기록된 보이차　　　　　　　　　　　　　An old future, puer tea

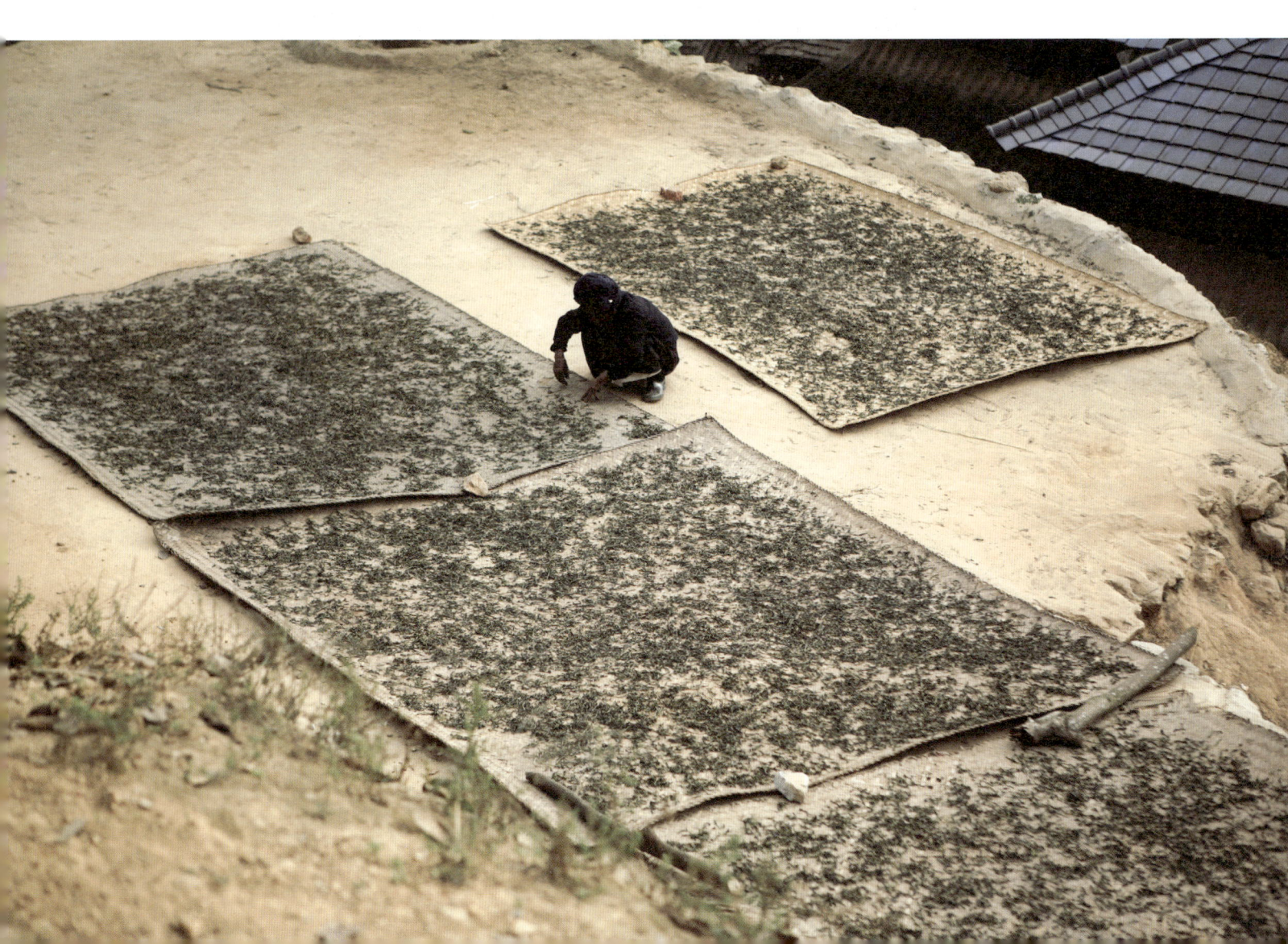

찻잎은 두껍고 투박하지만 그런 만큼의 덕목이 있습니다. 차인의 삶도 그렇습니다. 봄바람에 낭군을 그리던 그리움이 어느새 아들딸 여월 생각에 밤잠을 설칩니다. 이제 낙엽이 집니다. 동짓달입니다.

"11월에 찻잎을 따려 하니 찻잎이 시들었다. 어젯밤 삭풍이 불더니 오늘 아침에 또 분다. 일찍 일어나 찻잎을 따러 갈 필요가 없다. 안 그러면 거실 밖 허공에 걸린 달을 헛되게 한다.

(冬月采茶茶叶凋, 朔风昨夜又今朝, 为谁早起采茶去, 负却兰房寒月霄)"

벌거벗은 나뭇가지로 보이는 달은 쓸쓸하기가 이를 데 없습니다. 찬 바람이 불어 문풍지가 울면 더욱 처연해집니다. 한 해가 저물어갑니다. 섣달입니다.

"12월에 찻잎을 따려 하니 찻잎이 절반은 시들었다. 누가 찻잎이 서리를 이길 수 있다고 말하는가? 찻잎을 딸 때에도 오는 길을 안다. 하물며 봄바람은 나이도 없지 않은가?(腊月采茶茶半枯, 谁言茶有午霜株, 采茶尚识来时路, 何况春风无岁无)"

밤이 깊어야 새벽이 옵니다. 겨울이 추울 만큼 추워야 이듬해 농사도 잘되는 법입니다. 겨울이 깊었으니 조만간 봄바람이 시든 가지에서 새싹을 틔워낼 것입니다. 한 곡의 고금 연주에 한 해 찻잎 농사가 폭 고아져 나옵니다. 한 곡의 고금 연주에, 한 생의 꿈과 애환과 수고로움과 노파심이 모두 녹아 나옵니다. 춘하추동春夏秋冬이, 생로병사生老病死가, 성주괴공成住壞空이 고금의 산(散, open string)과 안(按, stopped string)과 판(泛, harmonics)에 실려 마음에 울려납니다. 그 운율이 한 잔 차에도 진하게 배어납니다. 보이차와 보이차인의 삶을 보듬던 풍류차인 노선배님께 경동의 쓴 차 한 잔을 기꺼이 올립니다.

《채차곡》의 작자인 황병곤은 1832년에 태어나 일흔을 넘겨 살았다. 자는 '피리 부는 누각' 적루笛楼이며, 별호는 '길을 에돌아가는 사람' 우도인迂道人이라 했다. 선비요, 행정가를 지냈지만 타고난 예술가요, 삶을 즐기고 달관하는 풍모를 지녔다. 고향은 광동 신회新会인데, 대대로 고금의 맥을 이은 영남파금가岭南派琴家의 한 사람이다. 시와 고문과 사辞, 고증학과 금석서화에도 정통했다. 광서14년(1888)에 운남 경동의 지현으로 부임했는데 이 시는 그 당시의 작품이다. 한 해 찻잎 농사를 담아낸 한 곡의 고금 연주에 한 생의 꿈과 애환과 수고로움과 노파심이 모두 녹아져 있는 것으로 평가받고 있다.

chapter 2. 청대 전적에 기록된 보이차   An old future, puer tea

의방대표차창
항성호의
수기장부

한 시대를 풍미하는 이름이 있고, 한 지역을 풍미하는 이름이 있습니다. 보이차계 역시 그러합니다. 세간에 이름을 전한 차창을 일견해 보면 다음을 들 수 있습니다. 이무차산을 중심으로 해서는 동흥호, 동경호, 동창호, 송빙호, 보경호, 복원창호가 떠오릅니다. 의방에는 양빙호, 강성에는 경창호, 맹해에는 정흥호, 가이흥호를 꼽을 수 있지요. 사모에는 뇌영풍호, 항화원호, 유태풍호가 있었고, 보이에는 협태창, 동심창을 들 수 있으며, 경곡에는 이기곡장, 항풍원 등이 자리합니다.

오늘은 의방이 중심이던 그 어간으로 가보십시다. 건륭 연간에서부터 시작되는 청조淸朝 보이차의 증흥기로 말입니다. 당시 보이차 산업의 중추는 의방차산이었고, 이무차산이 뒤를 이었다고 할 수 있습니다. 의방차산에는 다수의 차창들이 번성했으며 관계 역시 원만한 편이었습니다. 대표적인 차창으로는 경봉익庆丰益, 경봉화庆丰和, 원창元昌, 항성恒盛, 원신공园信公, 혜민호惠民号, 홍창호鸿昌号, 승의상升义祥, 명창호鸣昌号 등을 들 수 있습니다. 이무차산에도 십여 차창이 활기를 띠었는데 동순상同顺祥, 동경호同庆号, 태래상泰来祥, 동창호同昌号 등이 그 일부입니다. 이들 차창이 의방과 이무에서 보이차를 만들어 북경에서부터 변경에 이르기까지 유통한 주역들입니다. 대부분 동의하시라고 여겨집니다만 특정 개인과 조직의 진면모를 살펴보려면 핸드폰 내역과 통장의 내역을 보면 됩니다. 돈의 흐름을 쫓으면 원하건 원치 않건 간에 드러나는 것이 많습니다. 청조 역시 마찬가지입니다. 그래서 오늘 우리는 의방의 한 저명차창인 항성호차장의 수기 장부를 살펴보려 합니다.

의방차산에는 다수의 차창들이 번성했다. 대표적인 차창으로는 경봉익庆丰益, 경봉화庆丰和, 원창元昌, 항성恒盛, 원신공园信公, 혜민호惠民号, 홍창호鸿昌号, 승의상升义祥, 명창호鸣昌号 등을 들 수 있다.
이무차산에도 십여 차창이 활기를 띠었는데 동순상同顺祥, 동경호同庆号, 태래상泰来祥, 동창호同昌号 등이 그 일부다. 이들 차창이 의방과 이무에서 보이차를 만들어 북경에서부터 변경에 이르기까지 유통한 주역들이다.

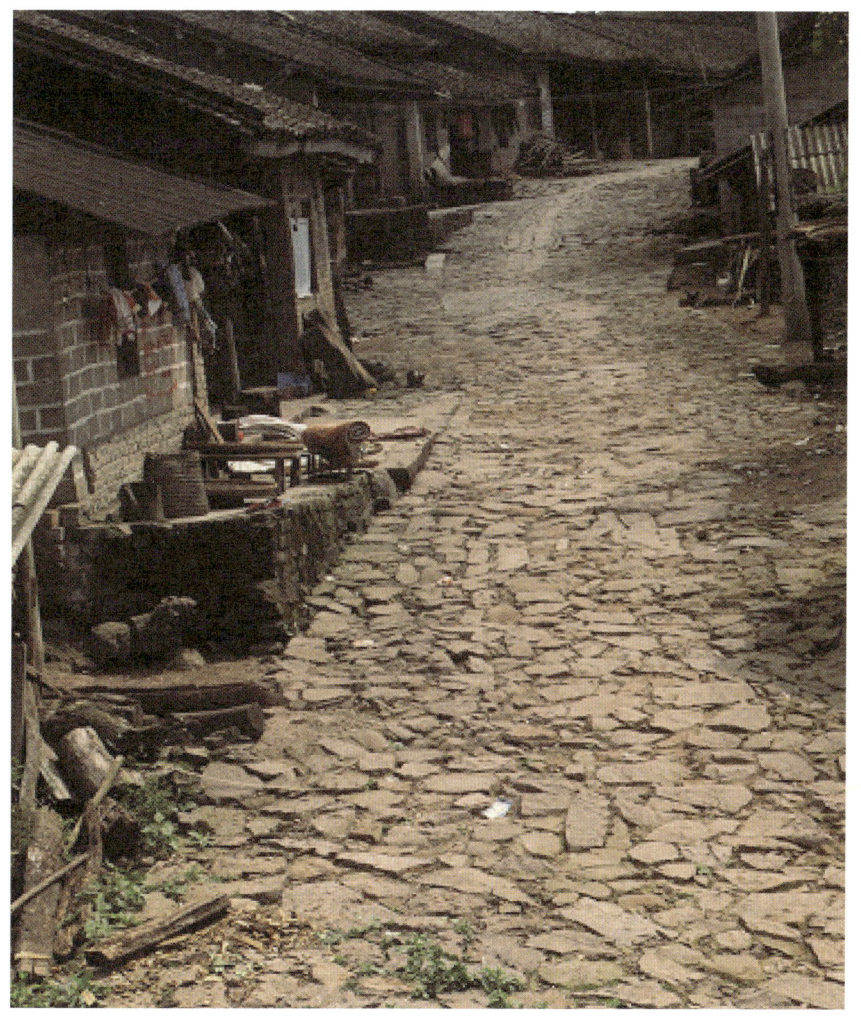

항성호차창의 수기 장부에 나온 가장 앞선 연대의 기록은 건륭 54년(1789)의 내용입니다. 그해 2월 항성호차창에서는 '혁등 2등급 차 42통과 습공 2등급 차 28통을 받았다'는 기록이 나옵니다. 가장 뒤의 기록으로는 '민국 26년(1937) 차 520여 석을 받았다'는 기록이 보입니다. 이 기간만 산정해도 무려 149년 동안의 금전 출납 내용을 알 수 있습니다. 차창 내부의 장부라 빼고 넣을 것도 없이 차창의 살림살이 전부를 들여다볼 수 있습니다. 이제 항성호차창의 부침과 당시의 차계 풍속을 알 수 있는 몇몇의 정보로 접근해 보십시다.

우선 한 세기 반에 걸친 항성호의 성장은 어떠하였는지의 점검입니다. 항성호 역시 무상한 존재의 변화 양상을 여지없이 보여줍니다. 생로병사 혹은 성주괴공의 순환인 게지요. 예를 들어 봅시다.

항성차호恒盛茶号를 개설한 때는 가경 4년 정월입니다. 건물을 짓는 데 은 256냥 8전을 지급하였는데 모현慕贤이 130냥을 내고 모달慕达이 127(마지막 숫자는 빠져 있음, 필자 추정)냥을 냈습니다. 부족한 자금 중 일부는 경창차호庆昌茶号, 서상차호瑞祥茶号, 성풍차호盛丰茶号에서 각각 은 3냥씩을 빌려 보충하였습니다. 형제가 동업을 했지만 모현이 아들이 없어 조카인 병년丙年이 항성차호를 이어받습니다. 도광 10년 3월의 일입니다. 같은 해 노새와 말을 추가로 구입하느라 은 240냥을 지급합니다. 구입한 말은 모두 56필입니다. 이는 항성차호가 직접 마방을 운영하였다는 것을 알 수 있는 대목입니다. 도광 25년에는 급성 전염병이 유행합니다. 의방의 진이정陈利贞과 가포架布의 진모영陈慕荣이 함께 고향으로 돌아갑니다. 병년이 두 아들 봉운奉云, 봉상奉详을 따라 의방으로 돌아와 항성차호를 다시 연 것은 함풍 7년 정월에 이르러서입니다. 그러나 시절이 하수상 하여 얼마 안 있어 사모로 피신합니다. 항성차호를 다음 세대로 물려준 때는 동치 10년 정월입니다. 새 경영진은 아들인 세귀世贵, 조카인 세안世安과 세우世友입니다. 그러나 이번에는 도적이 난리를 일으켜 항성을 휴업하고 사모로 피신하게 됩니다. 그다음 세대는 집안 내 재산 분쟁이 벌어졌습니다. 상속을 둘러싸고 형제간에 다툼이 일어난 것입니다. 그 결과 재산은 형제에게 모두 균등하게 배분되었으며 항성차호는 은 200냥에 맏이인 건민健民에게 귀속됩니다. 아우들인 건림健林, 건청健清, 건해健海는 업종을 바꿉니다. 광서 23년의 일입니다.

청清이 막을 내리고 민국시대民國時代가 도래합니다. 항성차호도 다음 세대로 경영권을 넘깁니다. 그러나 의방의 여건은 쉬이 변하지 않았습니다. 의방에 급성 전염병이 돌자 항성차호 역시 휴업에 돌입합니다. 민국 4년의 상황입니다. 그다음 해 12월 2일에는 교량 건설비 20.5원을 기부합니다. 보이차 운송을 위하여 차창이 기꺼이 부담해야 하는 최소한의 의무이기도 했을 것입니다.

항성차호의 수기 장부에는 다른 차창의 건립과 변천에 관한 기록도 제법 살펴볼 수 있습니다. 순창차호順昌茶号와 양조흥차호杨兆兴茶号가 개업한 때는 가경 5년 7월입니다. 각각 축하금으로 은 4냥을 지급했습니다. 전산진이정차호前山陈利贞茶号가 개업한 때는 도광 3년입니다. 이때 항성차호로부터 은 20냥을 빌립니다. 같은 해 습공 웅성홍熊盛弘과 진패신秦佩信의 두 차호가 의방으로 옮깁니다. 이때의 운송비로 은 65냥이 들었습니다. 강서 조개건赵开乾이 건리정차호乾利贞茶号를 다시 연 때는 동치 4년 음력 2월입니다. 축하금으로 3냥을 지급합니다.

동치 7년 9월 신미일에는 의방의 송빙차호宋聘茶号가, 경진일에는 의방 석병의 고경창高敏昌 형제가 동창차호宋聘茶号를 개업합니다. 역시 개업 축하금을 전달합니다. 광서 4년에는 의방 초웅의 최원창차호崔元昌茶号가 개업합니다. 광서 10년 8월 임신일에는 동창차호同昌茶号가 이무로 옮겨 갑니다. 이때의 운송비는 은 15냥이 들었습니다. 광서 19년 12월 갑술일에는 송빙호가 휴업하게 되는데 이때 은 100냥을 빌려줍니다. 연이율은 10냥입니다. 광서 20년에는 송세요宋世尭가 송경차호宋庆茶号를 개업합니다. 민국 4년 12월에는 원창차호元昌茶号의 최무림崔茂林이 병사하게 되는데, 최씨 가족에게 돈 300냥을 빌려주고 잡화를 보냅니다. 연이율은 30냥입니다. 민국 9년 8월에는 송경차호宋庆茶号가 민국 12년 8월 7일에는 경창차호庆昌茶号가 개업합니다.

chapter 2. 청대 전적에 기록된 보이차   **An old future, puer tea**

또한 항성차호의 수기 장부에는 보이차의 제작과 거래 내역도 자세히 언급되고 있는데 특별히 관리되고 있는 차산지를 살펴보는 것도 의미가 있을 것 같습니다. 건륭 연간에는 혁등革登, 습공習崆, 망지莽枝가 기록되어 있습니다. 수기 장부의 일부 내용이 판독하기 어려워 일부 차와 산지를 제외한 부분도 있다는 것을 감안하여 주셨으면 합니다. 가경 연간에는 망지, 만공曼拱, 만전蜜砖, 습공, 하보下步, 아카阿卡 등이 언급되어 있습니다. 이들 산지는 모두 의방을 둘러싸고 있는 의방차구와 그 인근입니다. 이중 습공과 하보下步(가포架布)는 완복의 『보이차기普洱茶記』에도 6대 차산의 범주에 들어가 있는 산지입니다. 만전에서 의방으로 가는 옛길의 중턱 좌우에 있는 산지들입니다. 물론 지금은 폐허화해서 인적이 끊어졌지만 산자락을 더듬어 가면 예전의 영화를 살펴볼 수 있는 유적들이 남아 있습니다.

장부에는 또한 찻잎의 등급과 항성차호에서 다루는 차의 양도 살펴볼 수 있습니다. 1등급, 2등급, 3등급 차를 모두 다루고 있습니다. 창립 초기에는 2등급 차를 주로 취급하였으나 후에는 1등급 차도 취급하고 있음도 살펴볼 수 있습니다. 초창기의 물량은 몇 통에서 몇십 통 단위로 거래되었지만, 점차 십여 석에서 몇백 석으로 규모가 확장되는 것도 확인해 볼 수 있습니다. 때로 각 차창 간에 물량을 주고받는 경우도 종종 기록되어 있으며, 금전을 꾸어주고 꾸어 받는 경우도 자주 언급됩니다. 장부는 일자와 내용을 기록한 뒤에 기록자까지도 꼼꼼하게 적어놓고 있어 당시 의방을 중심으로 한 보이차계의 홀로그램 같이도 느껴집니다.

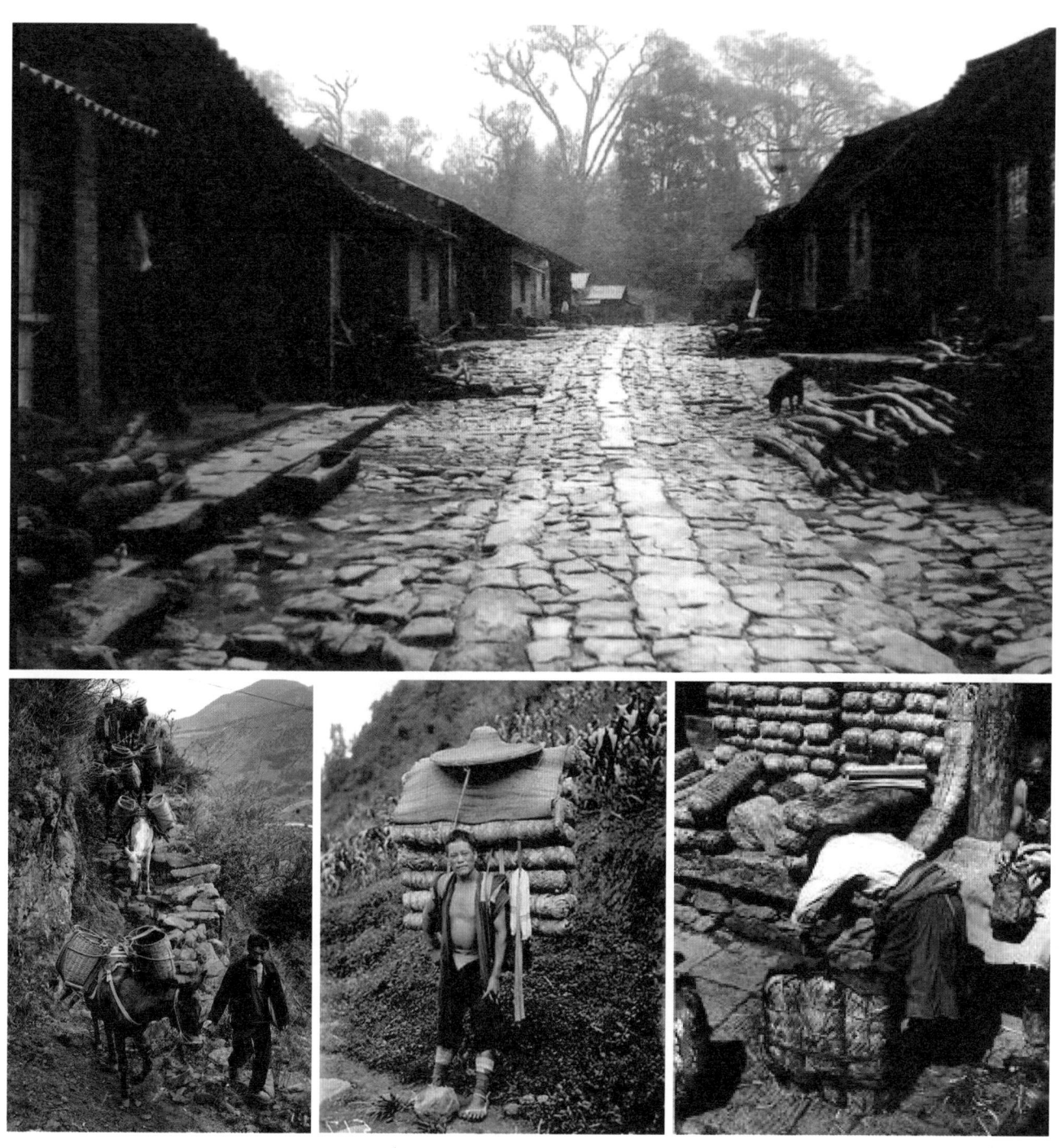

항성호차창의 수기장부에 나온 가장 앞선 연대의 기록은 건륭 54년(1789)의 내용이다. 이해 2월 항성호차창에서는 '혁등 2등급 차 42통과 습공 2등급 차 28통을 받았다'는 기록이 나온다. 가장 뒤의 기록으로는 '민국 26년(1937) 차 520여 석을 받았다'는 기록이 보인다. 이 기간만 산정해도 무려 149년 동안의 금전 출납 내용을 알 수 있다. 장부는 일자와 내용을 기록한 뒤에 기록자까지도 꼼꼼하게 적어놓고 있어 당시 의방을 중심으로 한 보이차계의 홀로그램 같이도 느껴진다. 사진은 보이차를 운반하고 있는 차농들과 의방 고도.

Puer tea written on Qing Dynasty's epitaph

- puer tea's negative side, excluding it's positive side.
  Puer tea's godfather, Chodangjae Yuksanillo.
  Puer tea management rule ⟨Youngwonjunsu · Gumpanchasabi⟩.
  Writing carved into golden leaf ⟨Mansalgihoimsijipjobimun⟩.
  Confliction over tea tax reduction between Chasang and officer.
  ⟨SeogongChunjo⟩ heunglung of Ibicha shining in framed picture.
  Chamagodo Mabang's compensating rule.
  Tribution of Puer tea by Yeagongjinsa.

chapter 3. 청대 비문에 새겨진 보이차

An old future, puer tea

청 대 비 문 에 새 겨 진 보 이 차

3

황금빛
화장을 지운,
보이차의 민낯

chapter 3. 청대 비문에 새겨진 보이차

서하객徐霞客이 운남雲南을 떠돈 지 사반세기가 지나 해동海東의 촌로 하나가 다시 운남의 이곳저곳을 더듬었습니다. 중원中原 사람 서하객의 눈에도 설게 느껴진 운남의 정취가 동방의 떠돌이 눈엔 얼마나 살가웠겠습니까? 각설하고, 시공간時空間을 건너뛰어 보이차의 본향本鄕 의방으로 갑니다. 지금에야 길도 넓어지고 도로포장이 깔끔하게 되어 있지만 2000년대 초반만 해도 의방의 옛길은 스콜성 소낙비로 이리 패이고 저리 뭉개져 있었습니다. 평범하게 보이던 길도 비만 오면 중간중간에 물웅덩이가 길목을 막았습니다. 머드팩 같은 운남의 붉은 흙은 비탈길을 기름칠한 듯 매끄럽기가 그지없었습니다. 간간히 엑셀과 브레이크를 번갈아 잡는 와중에 눈앞으로 다가서는 까마득한 절벽은 오금마저 저리게 합니다. 그렇게 찾은 의방의 고도古道. 청석靑石으로 깔린 그 길의 양옆에는 낮은 처마의 고가古家들이 자리 잡고 있었습니다. 처마와 지붕 마다 널따란 대광주리들이 늘어서 있고, 그 안에는 볕에 말리는 의방의 햇차들이 시침時針을 따라 해바라기를 하고 있었습니다.

그날 의방 거리에 자리한 추레하고 어둑한 식당에서 이른 저녁을 마치고 터덜터덜 석판을 밟고 옛길을 걸었습니다. 파르라니 유리처럼 갈리워진 청석들은 저녁나절 비스듬히 비추는 햇빛을 받아 보석처럼 반짝였습니다. 목적지를 설정하지 않은 나그네의 발걸음은 닿는 대로 나아갈 뿐 정처가 없었습니다. 하늘을 가리우는 천년 고목을 올려다봅니다. 길게 드리워진 그림자가 깊은 음영을 드리웁니다. 낮은 지붕과 도로변에 늘어선 보이차 광주리들을 들여다봅니다. 푸른 듯 흰 듯한 마른 찻잎은 비틀어져 말라가며 청초한 향을 뿜어냅니다.

An old future, puer tea

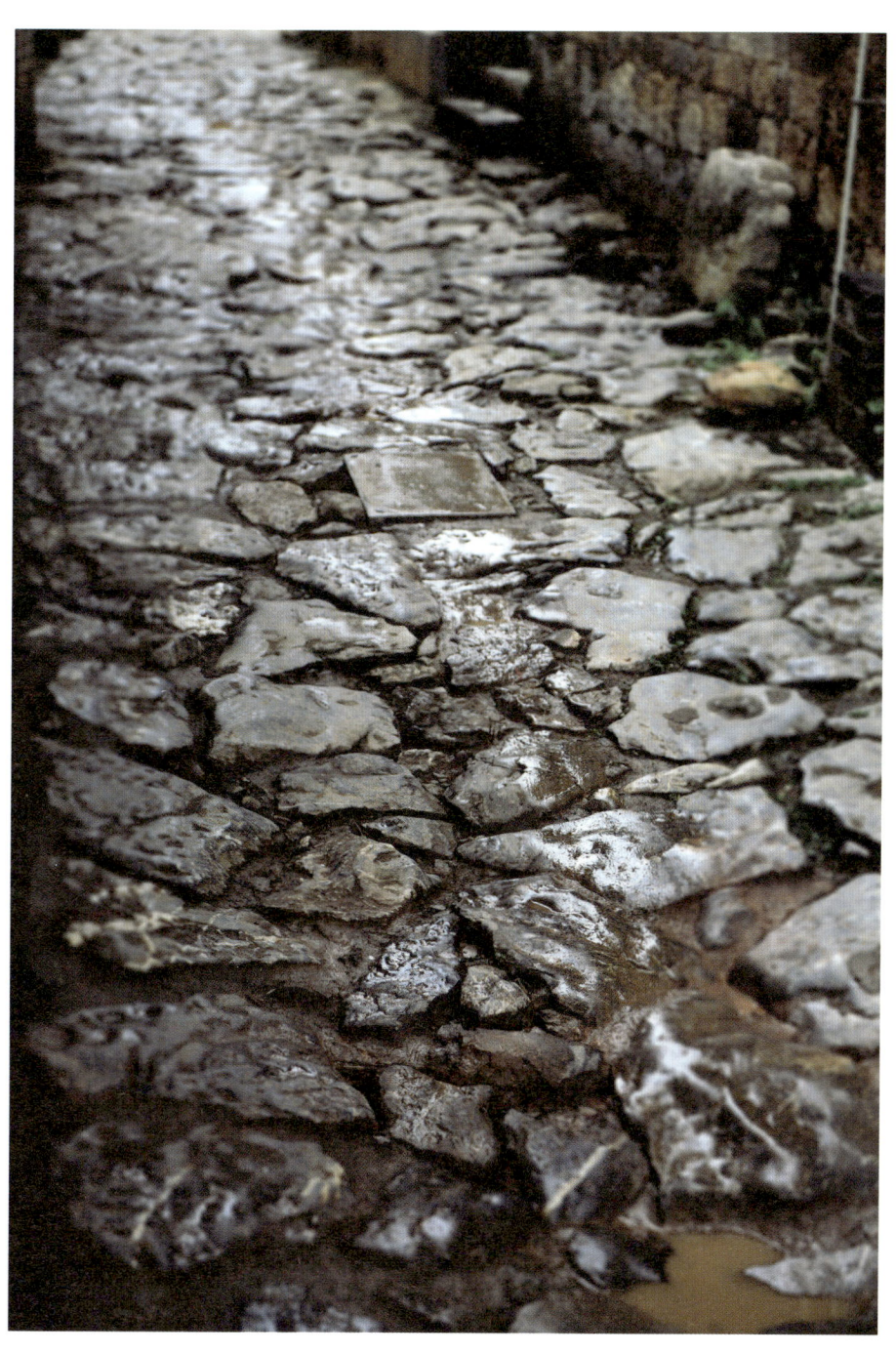

차마고도를 오가던 말과 노새가 목을 축이던 낡은 구유는 이제 어디에서건 찾아보기 어렵다.
마방馬幫이 끊어진 지도 하세월이 흘렀다. 이무로가에 가서 청석이 깔린 옛길을 더듬어 본다.

걷는 와중에 시간이 멈춰 섭니다. 내가 어디에 있는지도 잊습니다. 망중한忙中閑이 아니라 시공간時空間이 사라지고 맙니다. 어쭙잖은 생각도, 나 그네의 시름도, 서산의 황혼 속에 함몰되어 갑니다. 그러다 공소公所 앞에서 발바닥이 그만 얼어붙었습니다. 깨진 청석이 내 발에 붙었는지 내 발이 청석에 붙었는지는 나도 모릅니다. 자석의 양극이 그 순간에 접지가 되었는지도 모르지요. 어슴어슴한 빛을 의지해 발밑을 살펴볼 수밖에 없었습니다. 깨어진 석판에 달필로 적혀진 문자들이 눈에 띄었습니다. 내용은 해독이 어려웠으나 예사롭지 않은 느낌이 발목을 잡아당깁니다. 마방이 밟고 또 밟아 닳고 문드러진 석판의 한 조각은 석비石碑의 한 부분임에 틀림 없어 보였습니다.

깨어져 나간 역사의 편린片鱗에 의방의 과거와 현재가 한 장의 스냅사진으로 중첩되어 다가왔습니다. 허무함과 아련함과 안쓰러움과 호기심이 버무려진 그 느낌은 뭐라 표현하기가 어려웠습니다. 할 수만 있다면 바닥에서 일으켜 세워 찬찬히 그 사연을 되짚어보고 싶었습니다. 서산에 걸린 해가 작별을 고하고 마지막 남은 잔광이 서서히 이울어가자 더는 의방에 머물 수가 없었습니다. 짧은 소견에 이런 대접을 받을 거라면 그 석비를 내 서재로라도 옮기고 싶었습니다. 대신 깔아놓을 청석이야 어디 한 둘이겠습니까? 후일을 기약하고 되돌아섰습니다. 그로부터 여러 해가 지나 다시금 의방을 찾았습니다. 고도古道가 주는 느낌은 활기가 차 있었습니다. 하늘을 가리운 고목들도 더 이상 을씨년스럽지 않았습니다. 석비로 추정되는 청석을 다시 찾았습니다. 그러나 몇 번을 오르내려도 자취가 없었습니다. 한편으로는 안심이 되고 한편으로는 아쉬웠습니다. 아마도 있어야 할 제자리를 찾은 것이겠지요. 받아야 할 대접을 받게 된 것이겠지요. '죽은 의방이, 살아났구나' 싶었습니다. 고마움과 후련함이 교차되어 스쳐갔습니다.

보이차의 진면목眞面目을 더하고 뺌 없이 들여다볼 수 있는 돌비문을 찾아보게 된 것은 그때의 그 인상이 너무 강렬해서입니다. 뒤에 알게 된 사실이지만 보이차와 관련된 역사적 사실이 기록된 돌비문이 세워진 곳은 의방 만이 아니었습니다. 이무와 만살에도 여러 차례 석비가 세워집니다. 고도古道의 곳곳을 청석으로 깔게 된 역사役事 못지않게 큰 하천에도 대단위 교량건축이 이루어지고 그 공을 기리게 됩니다. 이무에서 의방으로 가려면 반드시 건너야 하는 마자하磨者河의 영안교永安桥가 그렇고, 남전요채濫田瑤寨 산자락의 밭 주변을 흐르는 염정하盐井河의 원공교圓功桥가 그렇습니다. 애뢰산의 미제迷帝에도 커다란 석비가 자리하고 있고, 경곡의 기가촌紀家村에는 청말민초淸末民初의 보이차 대부 기양정紀襄廷의 석비가 그의 공덕을 웅변합니다.

이쯤에서 떠돌이 나그네 해동객海東客은 감히 여러분을 '보이차 보물찾기' 게임에 초대합니다. 중절모를 쓰고 채찍을 든 인디아나 존스(Dr. Indiana Jones)처럼 한지와 먹과 솜뭉치를 들고 차마고도의 숨겨진 비경으로 떠나 보십시다. 모험 가득한 여정은 특유의 스릴과 반전을 거쳐 성취를 얻게 될 것입니다.

황금빛 화장을 지운 보이차의 민낯은 때로 중앙정부의 원주민에 대한 수탈의 역사이기도 하고, 석병 등의 한족 상인과 토착세력 간의 긴장감 넘친 알력이기도 하고, 치열한 법정 다툼의 결과물이기도 하며, 선혈이 낭자한 핏빛 증언이기도 합니다.

"돼지를 먹되 껍질은 먹지 않으며, 한족은 죽이되 이족은 죽이지 마라."

이 무서운 외침이 보이지 않는 보이차의 또 다른 민낯이기도 합니다. 사실 황금잎사귀로 불리우는 보이차 안에는 인생의 희로애락喜怒哀樂과 성주괴공成住壞空하는 세상의 이치가 모두 녹여져 있습니다. 그 속엔 러브 스토리도 있고, 금전을 매개로 한 간통과 위력에 의한 강압도 있습니다. 허망하고 쓸쓸한 인생의 뒤안길을 주마등처럼 보여주기도 합니다.

다시 의방으로 돌아가 보십시다. '의방을 보며 만송을 마신다'는 게 모든 보이차인의 꿈이 아닐런지요. 차맛은 여전히 부드럽고 회감回甘은 달콤하기 이를 데 없습니다. 보이차 중에 가장 유미柔美하다는 차. 특유의 화향花香과 밀향蜜香이 가득 밀려오는 걸 잠시 음미해 보십시오. 특유의 산야기운山野氣運도 느껴 보십시오. 길 떠나기 앞서 한 잔 하시어도 좋고, 땀방울을 떨구며 탁본을 뜨다 목마름을 가시어도 좋고, 손끝으로 비문碑文의 자구字句를 음미하다가 문득 내 자신을 바라보는 것도 좋습니다.

이제 준비가 되셨으면 건륭乾隆 연간의 의방 고도古道로 순간 이동해 보십시다. 즉위 다음 해입니다.

보이차의 대부代父, 육산일로六山一老 조당재曹當齋

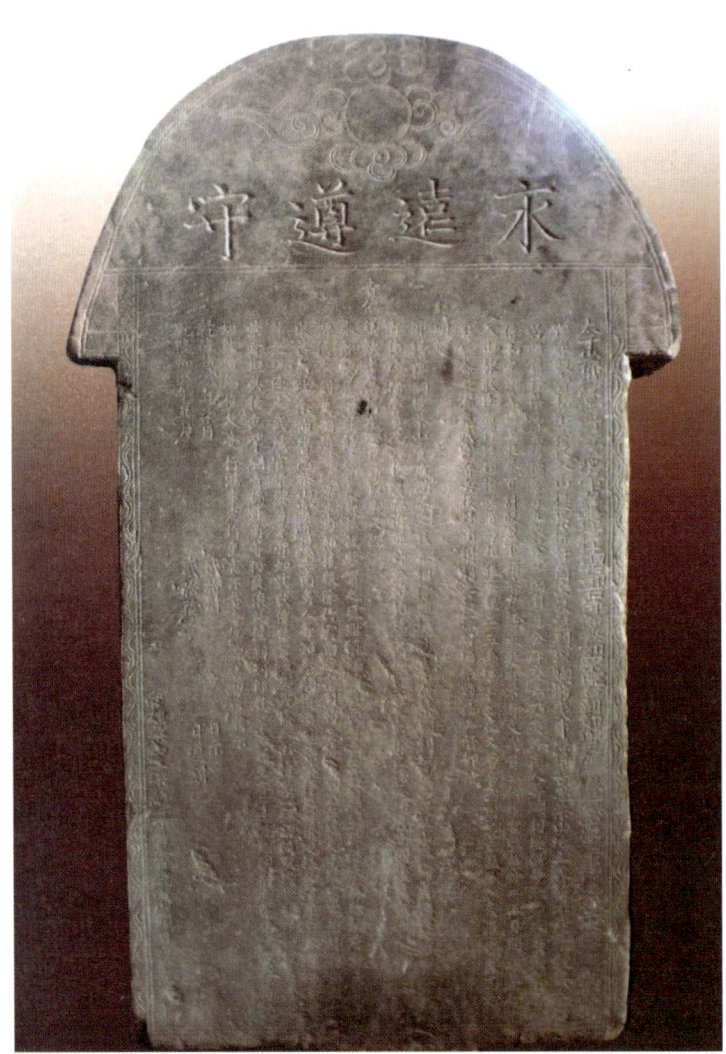

건륭 2년(1737) 음력 3월 초. 석비에는 황청칙증소신교위응증무덕랑현고조공당재묘비刻皇清敕贈昭信校尉应赠武德郎显考曹公当斋墓라 적혀있다. 무덤의 주인공은 '육산일로六山一老' 불린 보이차의 대부 조당재曹公斋로 건륭 황제가 무덕랑武德郎이라고 칭송하고, 칙령을 내려 살아 생전에 석비까지 건립할 수 있었던 인물이다. 조당재가 있음으로 하여 보이차가 안정적으로 청 황실에 납품될 수 있었고, 조당재가 있음으로 하여 차농과 차상과 차운송업이 부흥할 수 있었다.
영원준수 · 금판사차비永远遵守 · 禁贩私茶碑.

의방고진의 유서 깊은 청석길을 걷다 동남쪽 방향으로 산비탈에 접어들면 큰 무덤과 커다란 석비石碑를 마주하게 됩니다. 석비의 높이는 2m. 비룡공심화飞龙空心花, 석비의 머리 윗부분에는 세 마리의 용이 비상하듯 용틀임을 하는 모습이 새겨져 있습니다. 건립 시기는 건륭 2년(1737) 음력 3월 초. 석비에 새겨져 있길, '황청칙증소신교위응증무덕랑현고조공당재묘碑刻皇清敕贈昭信校尉應贈武德郎显考曹公当斋墓'라 했으니 무덤의 주인공은 조당재曹公斋임을 알 수 있습니다. 건륭 황제가 무덕랑武德郎이라고 칭송하고 칙령을 내려 살아생전에 석비까지 건립할 수 있었던 그는 어떠한 인물인가요?

차산의 사람들이 누누이 '육산일로六山一老'라고 부르던 조당재는 진정한 의미의 보이차 대부代父입니다. 조당재가 있음으로 하여 의방을 비롯한 6대 차산이 보이차의 메카로 자리 잡을 수 있었고, 조당재가 있음으로 하여 보이차가 안정적으로 청 황실에 납품될 수 있었고, 조당재가 있음으로 하여 차농과 차상과 차 운송업이 부흥할 수 있었습니다. 여기서 우리는 조당재와 그 일문一門의 보이차와 관련된 인연의 끈을 들여다보고, 조당재와 그의 부인과 그의 아들과 그의 며느리가 건륭제로부터 높임을 받은 내용을 석비를 통해 살펴보십시다.

조씨 일문一門이 의방에 처음 발을 들인 것은 청 강희제 원년의 일입니다. 사천 사람인 조당재의 할아버지 조대주曹大洲는 찻잎 운송을 했는데 어찌어찌하여 의방까지 흘러오게 됩니다. 성실했던 조대주는 의방의 토착민인 이족족장彝族头人의 눈에 들어 데릴사위가 되고 장인 사후엔 족장의 직위까지 물려받습니다. 조대주는 아들 조국주曹國柱를 낳았고, 조국주는 조등운曹登雲과 조당재曹当齋의 두 아들을 낳았습니다. 할아버지 조대주는 큰 손자 조등운을 사천 옛집으로 보내고 작은 손자 조당재는 의방에서 키웠습니다. 조당재 역시 족장头人의 딸을 처로 삼았습니다.

의방의 토천총土千总이었던 조당재는 점차 6대 차산의 관리자가 되어 38년간을 다스립니다. 그중 의방차산, 망지차산, 혁등차산, 만전차산은 44년간이나 관리합니다. 그 세월 동안 그는 폐쇄되고 낙후된 데다가 여러 가지 불안한 차산의 실정을 잘 통제하고 다스려 안정적인 통치를 이끌게 됩니다.

조당재에게 헌정된 '육산일노六山一老'의 편액은 그의 회갑回甲을 기념해 6대 차산의 각 부족이 보낸 것입니다.

조당재가 세상을 떠나자 그의 아들 조수曹秀가 6대 차산을 관리했는데 6대 차산의 평안 유지와 상업적 번영과 각 토착 민족간의 화합이 지속되었습니다. 그러나 그의 뒤를 이은 조담운曹膽雲은 회족回族 두문수杜文秀가 서쌍판납을 침공한 일로 해서 사모 토사의 원한을 입어 암살당합니다. 그의 아들인 조청명曹淸明 역시 천명을 지키지 못하였는데, 민국 초기에 도윤道尹과의 일전에서 패해 라오스로 피신 중 병사하게 됩니다. 조청명은 조중서曹仲書와 조중익曹仲益 두 아들을 두었는데 맏이인 조중서曹仲書 역시 사모에 다녀 오다 도적떼에 의해 불의의 객이 되고 맙니다. 막내인 조중익曹仲益은 해방 직후 주정부에서 일했으나, 문화혁명기에는 노동개조를 당하기도 합니다. 그 아들인 조맹랑曹孟郞은 착취계급의 후손으로서 노동에 내몰렸으나 점차 지도자 직무를 수행하다가 뉴 밀레니엄이 되어서는 맹해 차산업의 정책 결정권자가 되기도 했습니다.

조씨 일문의 등락은 강건성세康健盛世를 거쳐 스러져가는 청의 몰락과 국공시대國共時代, 식민시대, 신중국시대, 문화혁명을 거쳐 일대일로一帶一路를 지향하는 오늘에 이르기까지의 다이제스트처럼도 여겨집니다. 이 시기 역사의 흐름을 보면 보이차 역사의 흐름을 넘겨짚을 수 있습니다. 단적으로는 조씨 문중의 부침浮沈을 통해 보이차의 흥륭興隆을 가늠할 수도 있습니다.

다시 의방의 토천총土千总이요, 육산일노六山一老인 조당재의 석비로 되돌아가십시다. 조당재 일문과 관련하여 우리는 다음의 세 석비를 주목해 볼 것입니다. 그중 하나는 건륭 2년(1737)에 건립된 《사봉무덕랑·안인비문放封武德郞·安人碑文》입니다. 다른 하나는 건륭 12년(1747)년에 세워진 《영원준수·금판사차비문永远道守·禁贩私茶碑文》입니다. 마지막 하나는 건륭 42년(1777)에 세워진 《사봉분무랑·정절녀패방비문放封奋武郎·贞节女牌坊碑文》입니다. 첫 번째의 석비는 조당재와 그 아내 엽씨의 석비요, 세 번째의 석비는 그의 아들 조수와 며느리인 도씨의 석비입니다. 두 석비 모두 공적을 기려 무덕랑과 분무랑에 봉하는 내용입니다. 반면에 두 번째의 석비는 사차私茶 즉 보이찻잎의 개인적인 판매를 금하는 내용이 고시되어 있습니다.

주요 내용은 차산에서의 생산과 판매, 토착민과 병사 및 문무관원, 상인 간의 갈등과 다툼의 조정에 관한 것입니다.

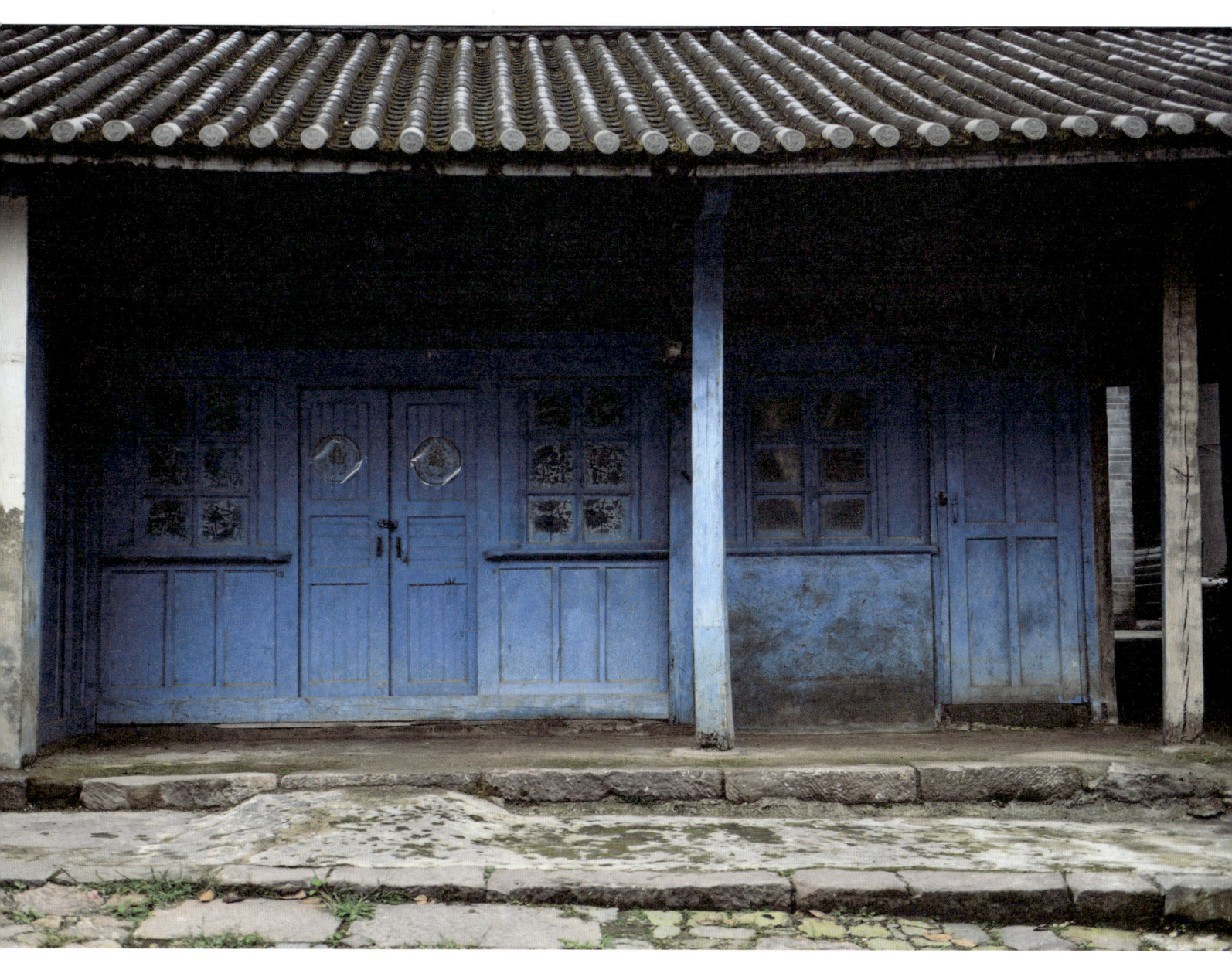

의방의 토천총土千总이었던 조당재는 점차 육대차산의 관리자가 되어 38년간을 다스린다.
그중 의방차산, 망지차산, 혁등차산, 만전차산은 44년이나 관리했다. 그 세월 동안 그는 폐쇄되고 낙후된 데다가
여러 가지 불안한 차산의 실정을 잘 통제하고 다스려 안정적인 통치를 이끈다. 조당재에게 헌정된 '육산일노六山一老'
의 편액은 그의 회갑回甲을 기념해 육대차산의 각 부족이 보낸 것이다. 사진은 의방로가의 한 고가.

조당재가 처음 받은 칙령의 기록이 곧 《사봉무덕랑·안인비문放封武德郎·安人碑文》입니다. 앞서 언급한 대로 건립 시기는 건륭 2년(1737)입니다. 주요 내용은 의방의 토천총土千总 조당재의 공덕을 치하하고 그를 무덕랑武德郎에 봉한다는 것과 그의 아내 엽씨叶氏를 현모양처의 덕을 갖추었다고 하여 안인安人으로 봉한다는 것입니다. 현재 이 석비는 조당재의 묘 동쪽에 위치하는데, 그보다 앞서 세상을 떠난 부인의 묘는 전하지 않습니다. 민란의 와중에 조씨 일문의 묘가 훼손당하였기 때문입니다. 역시 역사의 비정함이 느껴집니다. 조당재가 세상을 뜬 때는 건륭 38년(1773) 3월입니다. 《사봉분무랑·정절녀패방비문放封奋武郎·贞节女牌坊碑文》은 조당재의 아들 조수와 그의 아내 도씨陶氏를 각기 분무랑奋武郎과 유인孺人으로 봉한다는 조령을 새긴 것입니다. 반포일은 건륭 42년(1777) 5월 2일로 되어 있습니다. 당시 조수의 직책은 운남 보이부 사모청을 다스리는 의방산토파총倚邦山土把总입니다. 아버지 조당재는 토천총土千总인데 비해 아들 조수는 토파총土把总이었음을 알 수 있습니다. 이 직책은 특별한 일이 없는 한 세습직입니다. 건륭이 조수를 분무랑奋武郎에 봉한 것은 그가 6대 차산의 관리와 병무에 혁혁한 공을 세웠기 때문입니다. 그의 부인인 도씨는 유인孺人에 봉해졌는데, 건륭은 그녀를 "명문가의 규수로서 현모양처의 풍모를 갖추었고, 예의를 논하고 시를 읊을 수 있으며, 우아한 심성을 갖추었다"고 치켜세우고 있습니다. 부인 도씨가 세상을 떠난 때는 가경 22년(1817) 10월이며 현재 그녀의 묘는 석비의 우측에 자리하고 있습니다.

보이차를 빼고 의방을 언급할 수 없듯이 조당재를 제외하고 의방과 보이차를 논하는 것은 말도 되지 않는 소리라 할 수 있습니다. 이제 개토귀류改土归流 정책이 일단락 지어진 뒤의 의방, 곧 6대 차산의 정치 중심인 의방에서 청 정부 최초의 보이차 채판관采办官인 조당재가 어떻게 보이차를 심고, 가꾸고, 꽃을 피워, 사해에 씨를 뿌리게 되었는지 살펴볼 차례입니다.

보이차 관리조례管理条例
《영원준수 · 금판사차비永远遵守 · 禁贩私茶碑》

"사차私茶의 판매를 엄히
금지하도록 비문碑文에 새기니,
영원히 준수할지라."

《영원준수 · 금판사차비永远遵守 · 禁贩私茶碑》는 더도 덜도 아닌 꼭 그만큼의 내용을 기록해 놓은 비문입니다. 《영원준수 · 금판사차비永远遵守 · 禁贩私茶碑》를 가리켜 건륭년간의 보이차 관리조례管理条例라고 불러도 좋습니다. 이 조례가 고시된 날은 건륭 12년(1747) 7월 14일 비문에 새긴 날은 그로부터 18년이 흐른 건륭 30년(1765) 정월 24일입니다. 조례를 고시하도록 한 이는 운귀총독 장윤수张允随(1693~1751)이며, 석비에 새긴 이는 관리차산토천총 조당재입니다. 당시 석비가 세워진 위치는 토천총 조당재가 근무하는 관아 앞입니다.

조당재에 대하여는 앞에서 살펴보았거니와 이 비문을 새길 당시만 한해서 보자면 조당재는 네 산의 두목을 거느리고 있는 위치임을 추가로 확인할 수 있습니다. 네 산의 두목이란 곧 의방차산, 망지차산, 혁등차산, 만전차산을 말합니다. 조당재가 이 네 차산을 관리한 시기는 무려 44년에 달합니다.

반면 운귀총독 장윤수에 관하여는 잘 알려져 있지 않습니다. 따라서 우리는 장윤수가 어떠한 인물인지를 살펴보는 것으로 이번 탐사를 시작하도록 하십시다. 운귀총독이란 운남과 귀주 두 성의 총독을 겸한 직분으로 장윤수는 24대 운귀총독을 지낸 인물입니다. 그는 강희 말년에 광록시전부光禄寺典簿가 되었고 옹정 초년에 초웅부지부楚雄府知府가 되었습니다. 일찍이 운귀총독을 지낸 악이태鄂尔泰의 눈에 들어 운남안찰사, 운남포정사, 귀주포정사, 운남순무, 운남총독서리, 귀주총독서리를 거쳐 운귀총독이 되었습니다. 중앙관서에서 동각대학사东阁大学士를 제수받기도 했으나 운남에서 잔뼈가 굵은 운남 통이라고 할 수 있는 인물입니다.

《영원준수·금판사차비永远遵守·禁贩私茶碑》에 새겨진 글자는 때로 한 자나 두 자가 마모되기도 하였고 경우에 따라서는 열 자, 열다섯 자, 스물네 자가 한꺼번에 손상되어서 일부의 내용은 그저 짐작하거나 추론할 수밖에 없습니다. 그러나 대체적인 내용은 뚜렷이 남아 있어서 당시 차산의 조례를 살펴보기에는 큰 무리가 없다고 하겠습니다.

먼저 《영원준수·금판사차비永远遵守·禁贩私茶碑》에 등장하는 캐릭터를 만나봅시다. 앞서 언급한대로 조서의 발령권자는 운귀총독 장윤수, 석비에 이 조서를 새긴 주체는 관리차산토천총 조당재입니다. 장윤수는 건륭이 파견한 정부의 관리요, 조당재는 운남 서쌍판납의 토사입니다. 비문에 등장하는 주요 인물로는 현직인 문관과 무관, 면직된 관리, 병사, 객상과 악덕 상인인 한족 상인, 차농사를 짓고 차를 나르는 오랑캐가 등장합니다. 비문에는 오랑캐夷라고 기록되어 있습니다. 의방의 이족彝族을 비롯한 운남의 소수민족들을 의미하는데 오늘날의 관점에서는 인종 혹은 종족 차별적인 언어입니다. 석비에 적힌 옛 표현이니 부디 참고 보아주시길 바랍니다.

약육강식의 맨 하부 구조에는 오랑캐가 있습니다. 차 산지에는 쌀이나 곡식이 없어 오랑캐들의 생존 방식은 차의 재배와 차의 운송이 고작입니다. 따라서 가난을 면하기는 지난한 일일 수밖에 없습니다. 오랑캐로부터 차를 수매하는 이는 한족의 상인입니다. 주로 사천인, 강서인, 운남의 석병인과 원강인 등이었을 것입니다. 정상의 상인이라면 정직하고 공정하게 차를 수매해야 합니다. 그러나 이익을 극대화하려는 악덕 상인들은 판매 가격을 깎고 때론 속이기까지 합니다. 차농들의 어려운 기회를 틈타 고리대를 놓아 착취도 합니다. 그들에게 있어서 차농의 빈곤한 환경은 기회일 뿐입니다. 당시의 차산 상황을 보면 차상들보다 더욱 차농을 착취하는 이가 있습니다. 바로 현직 관리입니다. 문관일 수도 무관일 수도 있습니다. 이들은 관청 세력을 배경으로 이른 봄부터 문지기나 병사를 산에 보내 찻잎을 따게 합니다. 비전문가가 차를 따니 채엽 된 차는 거칠게 마련입니다. 게다가 그렇게 딴 차를 참아내기 어려울 정도로 바가지를 씌워 구매하게 합니다. 또한 하급 병사는 병사들대로 차농을 요리조리 층층이 착취합니다. 방법이 어디 한 두 가지이겠습니까? 몇 가지를 살펴보자면 등짐을 지거나, 머리에 이거나, 혹은 말이나 노새로 나르는 차 운송을 이리저리 통제함으로써 착복의 수단으로 삼기도 합니다. 그러니 오랑캐가 살아남기는 보통 일이 아닙니다.

《영원준수·금판사차비永远遵守·禁贩私茶碑》의 조서 내용에는 이러한 모든 불합리를 바로 잡으려는 노력이 비추어져 있습니다. 예컨대 차상들은 차농들에게 고리대를 놓거나 헐값으로 차를 구매해서는 안 된다고 못박아 놓았습니다. 현직에 있는 문관이나 무관이나 전직 관리의 경우도 헐값으로 차를 강매하거나 착취해서는 안 됩니다. 병사들 역시 차산에서 채엽을 방해해서는 안 됩니다. 이를 위한 방편의 하나로 관원 상호 간에 사찰하도록 조치를 취했습니다.

그럼에도 불구하고 이와 같은 일이 발생하는 경우 관리들에게는 엄한 책임 추궁이 따르게 마련입니다. 병사의 경우도 마찬가지입다. 관원이나 병사나 상인이 차농에 대한 착취를 지속한다면 그에 합당한 조치가 취해지게 됩니다. 여기에는 신분 박탈도 포함되지요. 따라서 채엽과 관계된 이해당사자들은 반드시 본분을 지키고 법규를 준수하되 위반하지 말아야 합니다. 위반하는 경우 엄중하게 처벌하며 관용이 주어지지 않습니다.

《영원준수·금판사차비永远遵守·禁贩私茶碑》의 존재 이유는 차산에서 발생하는 모든 비리를 영원히 금지하는데 있습니다. 그것이 고시 반포 취지이며 석비를 세운 이유입니다. 따라서 이러한 내용의 고시는 보사차산普思茶山의 문, 무관, 한족 상인, 오랑캐 등 관계인 모두가 알 수 있어야 합니다. 사람들의 통행이 빈번한 곳에 석비를 세워 지워도 지워도 지워질 수 없도록 돌에 새긴 것은 그러한 뜻입니다. 생각컨대 관청을 등에 업고 권력과 돈으로 수탈과 착취에 나서서 민초를 압박한 것은 오직 그 당시의, 그 지역의, 그 사람들만의 일이었을 것입니다. 살다 살다 더 이상 살아낼 수가 없어서 들고 일어난 민초들의 함성 때문은 아니었을 것입니다.

마지막으로 하나의 팁을 더합니다. 《영원준수·금판사차비永远遵守·禁贩私茶碑》에서는 차산을 보사차산普思茶山, 보사차산지普思茶山地로 표현하고 있음을 알 수 있습니다. 따라서 당시에 보차普茶 또는 보이차普洱茶, 보사차普思茶로 불리웠거나 보사차普思茶로도 불리워졌음을 알 수 있습니다.

chapter 3. 청대 비문에 새겨진 보이차　　　　　　　　　　　　　　　　　　　　　　　　　　An old future, puer tea

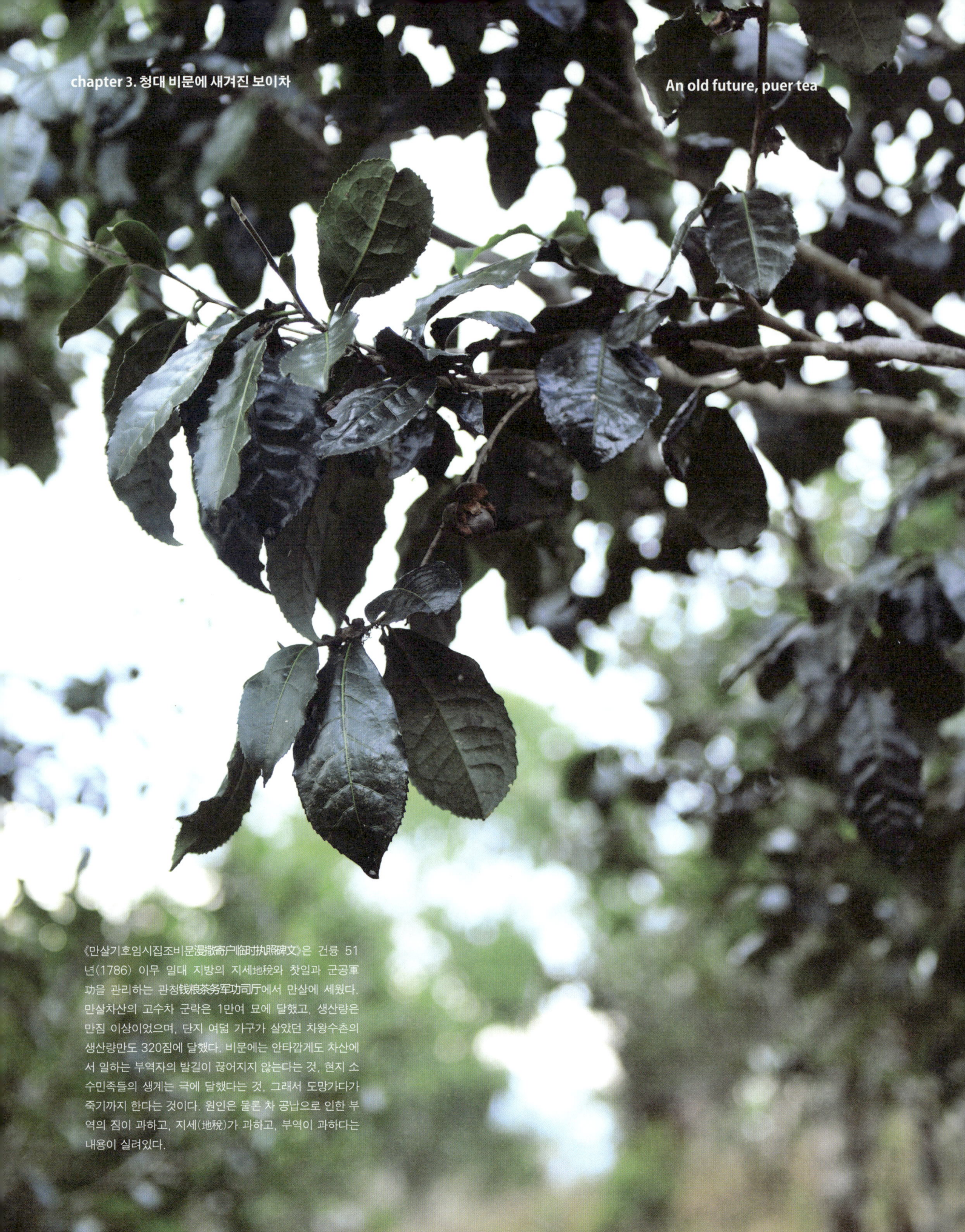

《만살기호임시집조비문漫撒寄户临时执照碑文》은 건륭 51년(1786) 이무 일대 지방의 지세地稅와 찻일과 군공軍功을 관리하는 관청钱粮茶务军功司厅에서 만살에 세웠다. 만살차산의 고수차 군락은 1만여 묘에 달했고, 생산량은 만짐 이상이었으며, 단지 여덟 가구가 살았던 차왕수촌의 생산량만도 320짐에 달했다. 비문에는 안타깝게도 차산에서 일하는 부역자의 발길이 끊어지지 않는다는 것, 현지 소수민족들의 생계는 극에 달했다는 것, 그래서 도망가다가 죽기까지 한다는 것이다. 원인은 물론 차 공납으로 인한 부역의 짐이 과하고, 지세(地稅)가 과하고, 부역이 과하다는 내용이 실려있다.

황금 잎사귀에 새겨진 문채文彩
《만살기호임시집조비문漫撒寄户临时执照碑文》

운명의 직조織造는 황금빛만으로 이루어지지는 않습니다. 건륭의 치세가 정점으로 치닫는 그 어간에 사해에 명성이 높은 보이차, 그 황금 잎사귀의 이면에는 어떤 문채文彩가 아로새겨져 있는 것일까요?《만살기호임시집조비문漫撒寄户临时执照碑文》에 그 음울한 사연이 더하고 뺄 여지도 없이 기록되어 있습니다. 비문碑文의 건립 시기는 건륭 51년(1786). 건립 장소는 만살. 이무 일대 지방의 지세地稅와 찻일과 군공軍功을 관리하는 관청钱粮茶务军功司厅에서 세웠습니다.

비문의 배경이 된 곳은 만살. 정확히 일치한다고 볼 수는 없지만 만살은 오늘의 이무로 불러도 좋습니다. 만살차산은 이무향의 동북에 위치하고 있으며 라오스 국경에 접해 있는 곳입니다. 건륭 연간에 절정기를 누렸습니다. 만살차산이 이무차산으로 불리워지기 시작한 때는 청도광 25년(1845)을 전후한 시기입니다. 당시 만살과 만궁에서 만들어지는 차는 장안의 지가를 높이는 명품京師友重之으로 건륭 30년부터 청나라 정부에 납품하던 공차清廷贡茶였습니다.

만살차산의 고수차 군락은 1만여 묘에 달했고, 생산량은 만짐 이상이었으며, 단지 여덟 가구가 살았던 차왕수촌의 생산량만도 320짐에 달했습니다. 품종은 운남대엽종에 속하며 일부 중소엽 차종도 분포합니다. 찻잎은 길쭉한 장엽형과 타원형으로 나뉘며, 차싹은 가지가 붉고 잎이 푸른 종류와 가지와 잎이 모두 푸른 종류로 나뉩니다. 만살차산의 찻잎은 품질이 좋고, 향이 뚜렷하고, 맛은 짙어 오늘날까지도 이무차의 정수로 불러도 손색이 없습니다.

그러나 비문에는 안타깝게도 공차가 청의 조정으로 향하는 화려한 행렬 뒤에 그늘진 또 다른 행렬을 묘사하는 것으로 시작하고 있습니다. 차산에서 일하는 부역자의 발길이 끊어지지 않는다는 것, 현지 소수민족들의 생계는 극에 달했다는 것, 그래서 도망가다가 죽기까지 한다는 것입니다. 원인은 물론 차 공납으로 인한 부역의 짐이 과하고, 지세地稅가 과하고, 부역이 과하다는 것이지요.

그간 해당 관청에서는 마을의 두목 로호卢浩를 통해 이러한 문제를 해결해 왔습니다. 그러나 로호가 사망한 이후로는 세금도 제대로 걷히지 않는 데다가 마을의 차밭을 정리하거나 찻잎을 따는 사람도 점차 줄어들었습니다. 자고 나면 사람이 하나, 둘씩 사라지는데 차나무가 무성하게 자라날 턱이 있겠습니까? 찻잎 공납은 해마다 무거워져 가는데 주민들이 앞을 다퉈 고향을 뜨니 관청에서도 보통 난제가 아니었을 것입니다. 그나마 해결을 위해 시도한 것이 현장 조사. 만살과 만별에 직접 가서 두 마을의 두목인 자판者板과 자경者京의 보고를 들어봅니다.

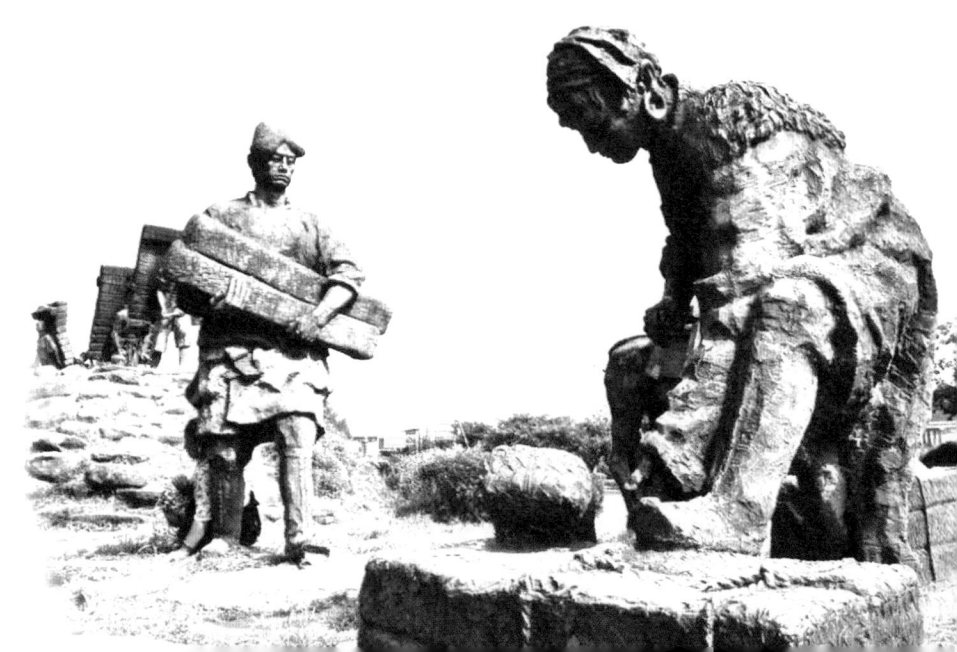

> "만살의 오랑캐 백성들이 도망가다가 죽는 경우가 아주 많습니다. 현재 오랑캐 백성들은 1/10밖에 남아 있지 않아 실로 처리하기가 어렵습니다. 오랑캐 백성들의 다원은 이미 여러 해 동안 객상客商에게 팔렸습니다. 이를 저지해 주시기 바랍니다. 현재 만살 차농의 우두머리인 상문휘尙文輝나 홍상안興象安 등은 매년 차 공납을 무畝에 따라 균등하게 분배합니다. 지세나 부역은 공문 등을 보내야 하고, 모두 오랑캐 백성들의 십호가 분배해야 합니다. 만살의 오랑캐 백성들이 상황을 좀 경감할 수 있기를 바랍니다"

공식 보고된 숫자가 현지 인구의 1/10이라는 것이요, 그렇게 된 이유는 도망가다가 죽었다는 것입니다. 오죽하면 조상 대대로 지켜온 고향을 떠나 봇짐을 꾸릴까요? 그것도 가다가 죽는 줄을 번연히 알면서 말입니다. 먼저 출발한 이도 죽어 나가고, 지금 떠나도 삶을 기약할 수 없고, 남아 있어도 죽는 이만 못한 삶. 만살차산의 그 향기로운 찻잎을 뒤로하고 야반도주하는 이들의 심정은 어떤 것일까요? 다행히 아는 이 하나 없는 이역의 땅에 도착한다손 쳐도 뉘 있어 반기어 주기라도 할까요?

그나마 남은 이들은 떠난 이들의 짐을 갑절로 질 수밖에 없었을 것입니다. 이웃은 떠나고, 그 틈을 타 차산들은 객상의 손에 하나둘씩 넘어가게 마련인 현실. 차 공납은 해마다 반복되고, 세금은 오르고, 부역은 또 부역대로 부과되니. 상황을 아는 토착민 두목이 각 집의 사정을 살펴서 부과하면 조금은 경감해 줄 수도 있었을 것입니다.

오죽하면 관리관청에서도 현지의 토착민으로서는 찻잎 공납의 문제가 해결될 수 없다는 결론에 도달했을까요. 공적 업무를 처리할 사람도, 세금을 걷거나 부역을 시키거나 공문처리 할 사람도 없다고 했을까요. 우선은 남은 이들을 위로하고, 격려하고, 다독여서 후일을 기약해야 했을 것입니다. 그것이 이 비문의 취지입니다. 해당 관청의 결론은 다음과 같습니다.

"우선은 현지의 민심을 수습하고 일을 맡길
일꾼을 확정한다. 차농의 우두머리인 상문휘尙文輝에
게 그 임무를 맡긴다. 차농에게 차 공납은 무畝에
따라 상납하도록 고지하고, 부역에 대하여는 집집이
공문을 전하고, 십호十户의 분배에 따라 조직화해
처리한다. 각 차원의 정리, 재배, 공납은 토착민의
관례에 따르게 한다. 물론 당근도 주어야 한다.
일시적으로 세금을 감면한다. 이번만이다.
공비公費는 공적으로든 사적으로든 걷어야 한다.
만살 곧 아사의 땅阿咋山水이라고 예외는 없다.
토착민들을 위한 이러한 조치에 한족은 제외한다.
한족이 사적으로 침식하는 것은
허용되지 않는다."

방침이 섰으니 명령 체계를 엄히 해야만 합니다. 규정을 정하고 공사를 구분하게 해야 합니다. 겉으로만 수긍하고 뒤로 어기는 경우도 있을 것입니다. 그런 경우 감사를 집행하고 법에 따라 엄히 처벌할 것을 고지합니다. 이러한 공무에 따르지 않는 경우 한족과 토착민 모두 십호十户를 통해 보고하게 하고, 책임을 지우게 합니다. 위반하는 자는 엄벌에 처합니다. 이때는 관용을 베풀지 않습니다. 권위를 부여하기 위해 십호十户에게는 특수허가증이 발급됩니다. 만살 차농의 경우 십호十户는 상문휘尙文輝, 홍상안興象安 등입니다. 허가증 발급 일자는 건륭 51년 2월 26일입니다.

이무 만살의 차는 236년 전이나 오늘날이나 여전히 명성이 높습니다. 건륭 당시 목숨을 걸고 처자식을 데리고 고향을 떠나던 토착민들은 이제 눈 아래로 외지인들을 맞습니다. 박하당, 차왕수, 냉수하, 동경하, 일선마, 만궁의 찻잎은 이제 웃돈을 주고서도 쉬이 구할 수 없는 귀품貴品이 되었습니다. 그러나 여전히 누군가와 누군가를 가르는 빈부의 편차는 골과 마루만큼 벌어져 있습니다. 산은 높고 골은 깊듯이 세상 이치가 그러한 것인지. 어찌 되었든 높은 차향이 코를 찌르고 깊고 그윽한 맛이 목을 타고 넘는 만살의 차를 인연이 된 모든 이들과 함께 즐겼으면 싶습니다. 만살의 차가 고르게 복을 나누어주는 신물神物일 수는 없을까요?

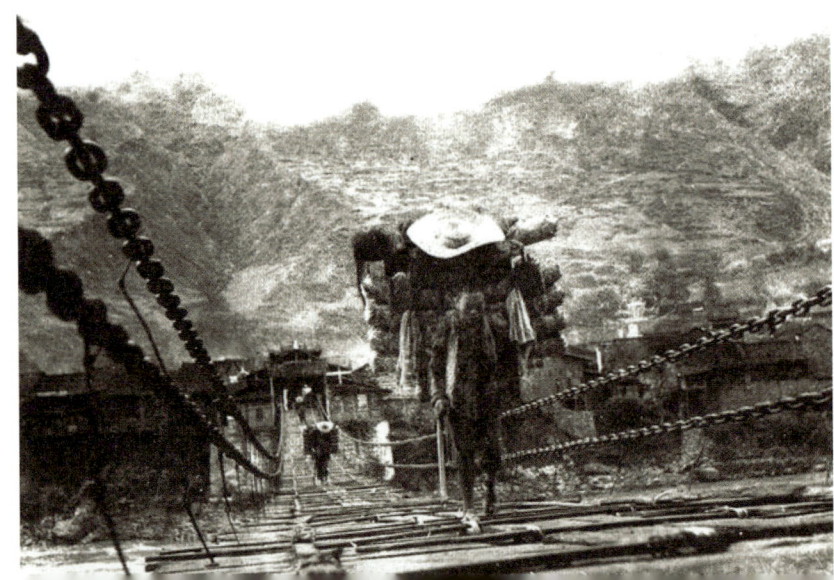

chapter 3. 청대 비문에 새겨진 보이차

An old future, puer tea

차세茶稅 감면을 둘러싸고
벌어진 차상과 관리管理와의 갈등,
《단안비斷案碑》

차마고도를 오가던 말과 노새가 목을 축이던 낡은 구유는 이제 어디에서건 찾아보기 어렵습니다. 마방馬幇이 끊어진 지도 하세월이 흘렀습니다. 티베트의 라사를 가려면 항공권을 끊으면 됩니다. 산소마스크가 준비된 칭짱京藏 열차를 탈 수도 있습니다. 차마고도의 출발지 이무도 어느새 전세계 차 마니아들의 메카가 되었습니다. 청석이 놓여 있던 옛길은 이제 아스팔트 신작로로 바뀌었습니다. 이무로가易武老街엔 신축공사로 날마다 뿌연 연기가 가득합니다. 마방의 흔적은 조각상으로 탈바꿈해 관광객들의 포토존이 되었습니다. 일세를 풍미하였던 차창들은 묵은 먼지를 털어내고 기름기 자르르한 단청을 입히고 있습니다.

그러나 여러분이 이무로가에 가서 청석이 깔린 옛길을 더듬어 마을을 한 바퀴 도는 것에 만족하지 못한다면 사거리 광장의 한 옆에 있는 이무보이차문화박물관易武普洱茶文化博物館을 살펴보는 것도 좋습니다. 정확한 주소지는 운남성 서쌍판납주 맹랍현 이무진 십자가촌十字街村 이무관제묘关帝庙입니다. 관제묘는 삼국지의 관운장 바로 그분을 모신 사당입니다. 박물관으로 몸을 새롭게 나툰 관제묘에는 보이차 문화의 한 단면이 묵직하고 짙게 자리 잡고 있습니다. 소장된 유물만 400여 건이 넘는데 그중에는 비문인《차산집조茶山执照》와《단안비斷案碑》, 편액인《서공천조瑞贡天朝》등이 포함되어 있습니다.

chapter 3. 청대 비문에 새겨진 보이차

1838년 도광道光 18년 건립된 '차안비茶案碑'라고도 불리는 '단안비斷案碑'는 서쌍판납주 수많은 석비 중에서도 그냥 지나칠 수 없는 중요한 메시지가 기록되어 있다. 비문의 높이는 1미터 30센티미터이고, 폭은 70센티미터로 1,142자가 새겨져 있다. '단안비斷案碑'를 세운 사람은 석병주민 장응조张应兆로 차세茶稅 감면을 둘러싸고 벌어진 차상과 지방관리와의 갈등에 대한 상급관청 즉 보이부普洱府의 최종 판결을 널리 알리고자 했기 때문이다.
아래 사진은 그 '단안비斷案碑'를 전시 보관중인 이무차문화박물관의 외관.

An old future, puer tea

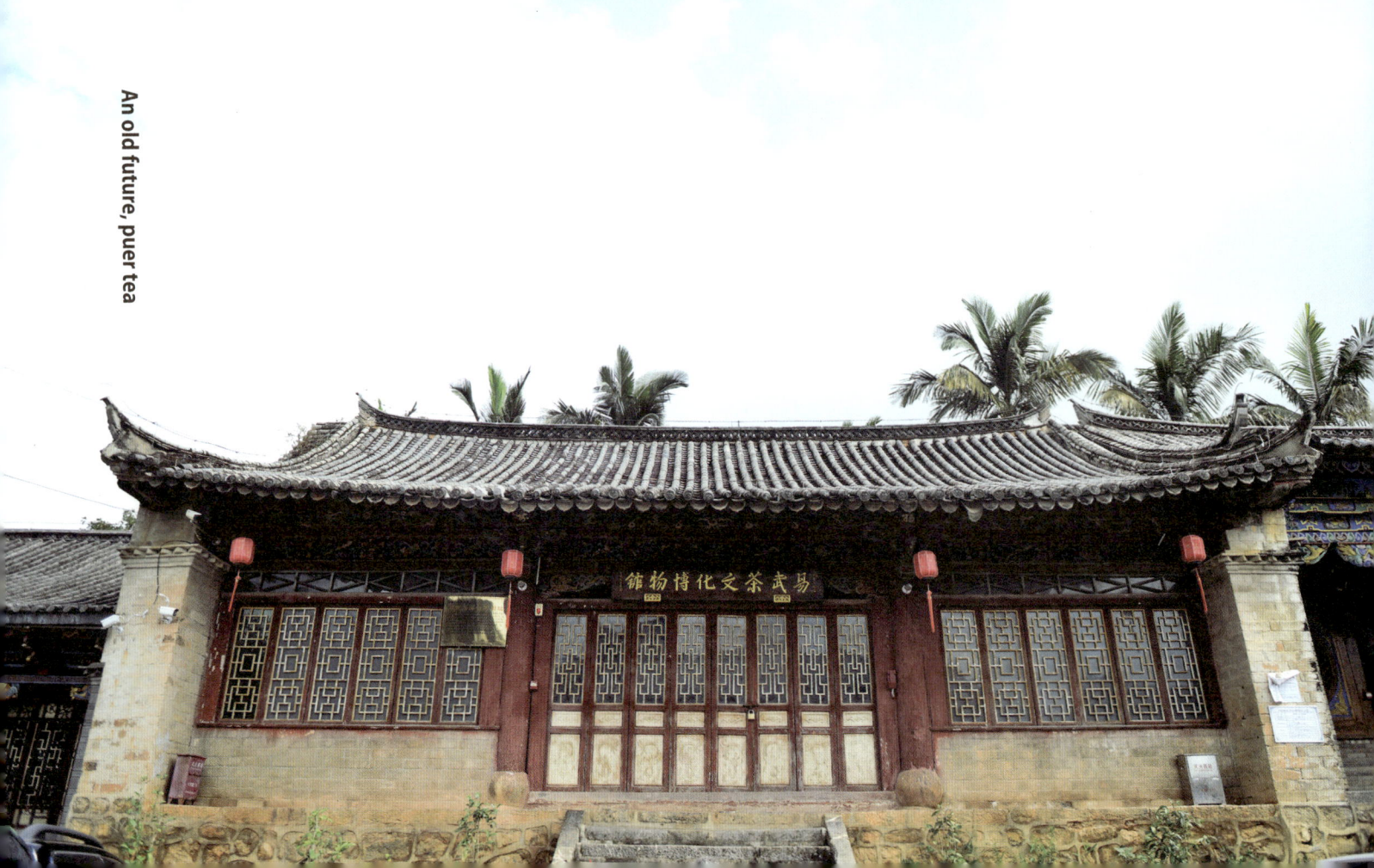

그 중 우리는 '단안비斷案碑'에 포커스를 맞출 예정입니다. '차안비茶案碑'라고도 불리는 '단안비斷案碑'는 서쌍판납주 안에 건립된 수많은 석비 중에서도 그냥 지나칠 수 없는 중요한 메시지가 기록되어 있기 때문입니다. 그리고 그 내용은 보이차가 다시 황금 잎사귀가 된 오늘날에도 거듭 되새겨 볼 특별한 내용들을 포함하고 있습니다. 이국인의 피사체를 통해서 본 '단안비斷案碑'는 세월의 무게가 눅어져 돌이끼가 덕지덕지 피어 있긴 하지만 보존 상태는 비교적 좋은 편입니다. 비문의 높이는 1m 30cm이고, 폭은 70cm입니다. 모두 1,142자가 새겨져 있는데 여전히 뚜렷하게 음영을 드리우고 있습니다. 세워진 때가 도광道光 18년이라고 하니 서기로는 1838년의 일입니다. 꼭 185년 되었습니다.

'단안비斷案碑'를 세운이는 석병주민 장응조张应兆입니다. 목적은 차세茶税 감면을 둘러싸고 벌어진 차상과 지방관리와의 갈등에 대한 상급관청 즉 보이부普洱府의 최종 판결을 널리 알리고자 함입니다. 이제 그 자세한 전말이 어떠했는지, 판결문을 들여다보러 가십시다.

지금도 그렇지만 가혹한 세금은 호랑이보다 무섭다고 합니다. 세금의 부과는 깊은 차산에도 예외가 아니었나 봅니다. 이무춘차易武春茶에 부과된 세금의 경우 석당 1냥 7-8전이 부과되었는데 고소인은 초승당肖升堂, 호방직胡邦直 등과 함께 7전 2푼까지 줄이고자 했음을 알 수 있습니다. 이는 처음 부과된 세금의 40%에 해당하는 금액입니다. 세금 부과자는 이무의 토변易武土弁인 오영伍荣, 증자식曾字识, 왕종오王从伍, 진계소陈继绍 등입니다. 부과된 세금을 감면하여 달라고 고소를 진행한 이는 장응조와 여문채吕文彩 등입니다.

세금 감면을 요구하게 된 주된 이유는 찻잎의 수매를 둘러싼 환경이 변화되었기 때문입니다. 장응조는 건륭 54년(1789) 이전부터 찻잎의 수매와 납품에 관여했는데 주요 업무는 차원을 통한 차나무의 재배와 관리, 이무를 대신한 공물의 납부, 초패招牌의 소유 등입니다. 이는 그가 차산과 찻잎의 제반 업무를 모두 총괄하고 있었음을 알 수 있습니다. 이전에는 차 가격은 높고 할당은 가벼워 사업성이 있었으나 도광 시기에 들어서는 차 가격은 낮아지는 한편 책임져야 할 할당은 높아져 이익 구조가 어려워졌기 때문입니다. 따라서 장응조는 이러한 실적과 경영환경을 반영해달라고 요구하였던 것입니다.

그러나 이러한 의견은 이무토변들에게 받아들여지지 않았습니다. 그래서 장응조는 상급관청인 사모청에 진정하게 됩니다. 사모청 관리의 입장은 이무토변과 크게 다르지 않았던 것 같습니다. 고소인들은 오히려 엄하게 그 죄를 추궁당합니다. 관계인들이 수감되어 옥고를 치릅니다. 장응조는 할 수 없이 보이부普洱府에 재 진정하게 됩니다. 다행히 보이부에서는 이러한 민원을 받아들입니다. 관계 사안에 대하여 심도 있는 조사를 수행합니다. 그리고 이무토변이 징수할 수 있는 조세의 명목과 범위를 정하여 명문으로 고시하게 됩니다. 그 경과와 결과가 단안비의 주요 내용입니다. 일부 항목을 소개하면 다음과 같습니다.

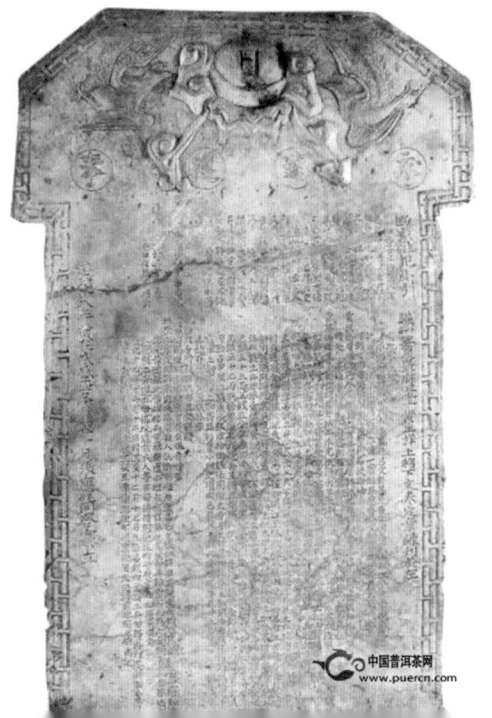

'단안비斷案碑'는 세월의 무게가 눅어져 돌이끼가 덕지덕지 피어 있긴 하지만 보존 상태는 비교적 좋은 편이다. 비문의 높이는 1m 30cm이고, 폭은 70cm입니다. 모두 1,142자가 새겨져 있는데 여전히 뚜렷하게 음영을 드리우고 있다. 세워진 때가 도광道光 18년이라고 하니 서기로는 1838년의 일이다. 꼭 185년 되었다.
'단안비斷案碑'를 세운이는 석병주민 장응조张应兆이다. 목적은 차세茶稅 감면을 둘러싸고 벌어진 차상과 지방관리와의 갈등에 대한 상급관청 즉 보이부普洱府의 최종 판결을 널리 알리고자 함이다.

"이수차二水茶로 두수차头水茶를 충당한다.
금년에는 은 300냥을 써서 두수차를 보충했다."
이수차는 두물차요, 두수차는 첫물차입니다. 모두 이무의
봄차이지만 첫물과 두물의 차이는 큽니다. 첫물차는 모두
공물로 쓰이는데 산출량이 한계가 있기 때문입니다.

"이후로 이수는 금혁禁革을 실시하고, 이무는 형구를
사사로이 설치하며, 죄인을 임시로 구금할 수 있다"
금혁이란 금지하여 없애버리는 것입니다. 두물차로
첫물차를 충당하는 것을 금한 것입니다. 이 규정을 어기면
이무토변에 의해 제재를 당합니다. 그러나 이 경우에라도
무고한 사람을 함부로 잡으면 안 됩니다.

"지세 징수는 전례에 따른다"
이무의 한 마을은 토서에 2전을 상납해 토변의 사무
비용으로 사용합니다. 1전은 마을에 남겨 사무 비용으로
사용합니다. 이 토변이 강가나 사모에 가면 마부와 말은 예전
대로 하고 출장비는 여전히 30냥을 지급합니다.
만수曼秀부터 만내曼乃까지 각 마을은
예전과 같이 토서에 은 3전을 상납합니다.

"이무토변이 공무로 출입할 때 마부는 2명을
초과할 수 없고, 말은 10필을 초과할 수 없다"
또한 토변은 특별한 일이 없으면 마을을 떠나거나 밤중에
돌아다닐 수 없습니다. 공무로 햇불을 사용해도 될
경우에는 마부 2명과 말 1필을 제공합니다.

단안비에 기록된 내용은 많지만 이만큼으로도 그 느낌을 충분히 받으셨을 것입니다. 보이부에서 이 사건을 중시한 것은 당시의 시대 상황에서 보아야 할 것입니다. 보이부에서 명확히 판단을 내려줌에 따라 이무토변과 석병의 차상은 모두 승복합니다. 소송은 취하되고 관련 업무는 사모청으로 이관되어 처리됩니다. 관련된 모든 행정사항은 유관부서에 모두 공유됩니다. 석병의 한인 차상으로선 이 같은 일이 반복되지 않도록, 상위행정관서의 도움이 없어도 되도록 이를 기록하고 알리고 대중 앞에 공론화 시킵니다. 그것이 이 단안비를 세운 목적입니다. 관련 업무가 사모로 이관된 날은 도광 17년 12월 12일, 이무 내에서 모든 일의 처리가 종료된 날은 12월 17일, 석비가 건립된 날은 도광 18년 10월 10일입니다.

이 모든 내용은 남도호대인南道胡大人이 비준하고, 보이부 황주신黃主訊이 본 사안을 판단하고, 도이사찰칙역관道移思札饬易官이 명령을 받들어 그 연유를 돌에 새겨 기록한 것입니다. 이 내용 또한 보이부 정당正堂 황주상黃主詳이 기록하였습니다.

'낮은 차가격, 높은 차세금(低茶價 高茶稅)' 시대 상황을 맞이하여 석병 출신의 이무차상과 이무토변과의 갈등과 연이은 송사를 통해 탄생한 이 명단안明斷案은 관치와 민간 상업과의 흔치 않은 사례중 하나입니다. 이러한 단면이 쌓여 전일全一한 보이차의 역사가 구성될지도 모르겠습니다. 모쪼록 잊혀진 퍼즐의 한 조각이 다음 단계의 바탕이 되었으면 하는 바람입니다.

현재 행정상으로 이비촌易比村은 이무향 이무촌위원회행정촌이다. 이무향을 기준으로 보면 남쪽 8km쯤에 자리한다. 평균 해발 고도가 1,225m인 산악지대로서 연평균 기온은 17.5℃, 연 강수량은 1,800mm로 고도가 알맞고 일교차가 커 비가 잦아 농사짓기에 좋은 조건을 갖추고 있어 보이차 생산에 있어서도 적합한 지역이다. 이비차는 역대로 높은 평가를 받아 왔다. 탕색은 맑은 금황색이며, 순정한 맛을 가지고 있다. 마시고 난 뒤 달콤함이 입안에 가득하고, 침이 쉴 새 없이 솟으며, 차기 또한 풍부하다. 내포도도 높아 탕을 끝없이 우릴 수 있으며, 마시고 난 잔에는 벌꿀향이 가득하다. 이비차의 명성은 아마도 좋은 종질 자원과 우수한 생태 환경에서 오는 게 아닌가 싶다.

《서공천조瑞贡天朝》의 편액으로 빛나는 이비차의 흥륭

朝天貢瑞

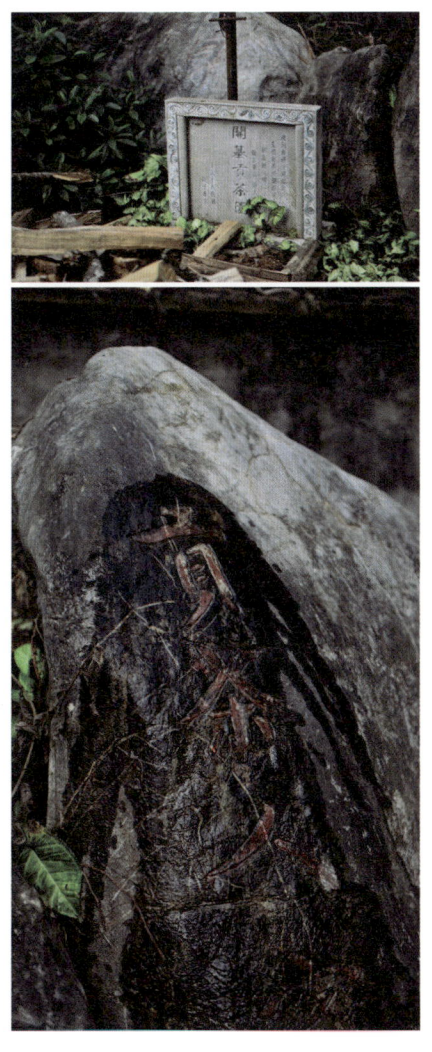

6대 차산의 맏형격이며 저명한 보이차 산지인 이무의 현지인들은 이무의 보이차를 가리켜 '위로는 하느님과 통하며, 아래로는 황천과 맞닿아 있는(上通天神, 下接地府)' 신령스러운 창조물이라고 여깁니다. 그러한 이무차가 생산되는 이무는 풍습이 같지 않은 다양한 소수민족으로 구성되어 있습니다. 차 또한 지세와 토양에 따라 풍미와 구감이 다양합니다. 청나라로부터 오늘날의 이르기까지 이무의 보이차를 아끼는 이들은 이무차의 정수를 7촌8채七村八寨로 표현합니다. 7촌으로는 마흑촌麻黑村, 고산촌高山村, 낙수동촌落水洞村, 만수촌曼秀村, 삼합사촌三合社村, 이비촌易比村, 장가만촌张家湾村을 꼽습니다. 8채로는 괄풍채刮风寨, 요족瑶族의 정가채丁家寨, 한족汉族의 정가채丁家寨, 구묘채旧庙寨, 나덕채倮德寨, 대채大寨, 만쇄채曼洒寨, 신채新寨를 일컫습니다. 촌村과 채寨는 모두 마을, 촌락, 부락을 말하지만 채寨가 위치한 곳의 지형과 산세가 촌村보다 험하지 않나 생각합니다.

오늘 우리는 7촌 8채 가운데서 이비촌易比村과 이무향易武鄉의 갈등과 봉합 과정을 살펴보고자 합니다. 분쟁은 『이비차지집조비문易比茶地执照碑文』에 새겨져 있습니다. 그 분규의 세월은 주로 도광 초기에 집중되었습니다. 그런데 혹시 이비촌에 관해 낯설어 하는 이가 있는지 모르겠습니다. 이해를 위해 이비촌과 이비차에 관해 먼저 살펴보겠습니다.

현재 행정상으로 이비촌易比村은 이무향 이무촌위원회행정촌입니다. 이무향을 기준으로 보면 남쪽 8km쯤에 자리합니다. 평균 해발 고도가 1,225m인 산악지대로서 연평균 기온은 17.5℃, 연 강수량은 1,800mm입니다. 고도가 알맞고 일교차가 크며 비가 잦아 농사짓기에 좋은 조건을 갖추고 있으며, 보이차 생산에 있어서도 적합한 지역입니다.

근자에 시중에서는 이비차易比茶로 이름 지어진 보이차가 많이 없어 위상, 품질, 가격 모두 깜깜이처럼 느껴질지도 모르겠습니다. 그러나 이비차는 역대로 높은 평가를 받아 왔습니다. 이비차의 탕색은 맑은 금황색이며, 순정한 맛을 가지고 있습니다. 마시고 난 뒤 달콤함이 입안에 가득하고, 침이 쉴 새 없이 솟으며, 차기 또한 풍부합니다. 내포도도 높아 탕을 끝없이 우릴 수 있으며, 마시고 난 잔에는 벌꿀 향이 가득합니다. 이러한 이비차의 명성은 아마도 좋은 종질 자원과 우수한 생태 환경에서 오는 게 아닌가 싶습니다.

이비의 고차수 차원을 방문한다면 먼저 그 울창한 산림과 수려한 산수에 가슴이 시원해질 것입니다. 그 속에 고차수 군락이 우거져 있고 주변의 생태 환경이 원시적으로 펼쳐져 있는 것을 보게 됩니다. 당연히 대기오염, 수질오염, 토양오염이 없습니다. 아열대성 기후라 덥고 습한 데다가 일조량이 좋고 일교차가 커서 보이차의 생태 조건으로는 최적이라고 할 수 있습니다. 찻잎은 1년 내내 생장하며, 새싹이 나오는 이른 봄부터 차산은 특유의 생기로 가득합니다. 그러니 이비가 이무와 이해 상충을 갖지 않을 수 없습니다. 더욱이 이무와 이비에서 생산하는 보이차가 황금알을 낳게 되면서 이러한 현상은 더욱 심해집니다. 『이비차지집조비문易比茶地执照碑文』은 다음과 같이 표현하고 있습니다.

『이비차지집조비문易比茶地执照碑文』에 기록된 내용은 도광 원년, 2년, 3년에 걸친 이무와 이비의 경계 소송이다. 도광 3년 2월 2일에 이무와 이비의 마을을 합치는 합의를 이루어낸다. 다원을 관리하든, 무역을 하든, 땅을 일구던, 문벌이 어떠하든 가구 수에 따라 수입을 균등하게 분배하기로 결정했다. 사진은 안락호차창 안에 있는 '개기공차원 비기 開基貢茶園碑記'

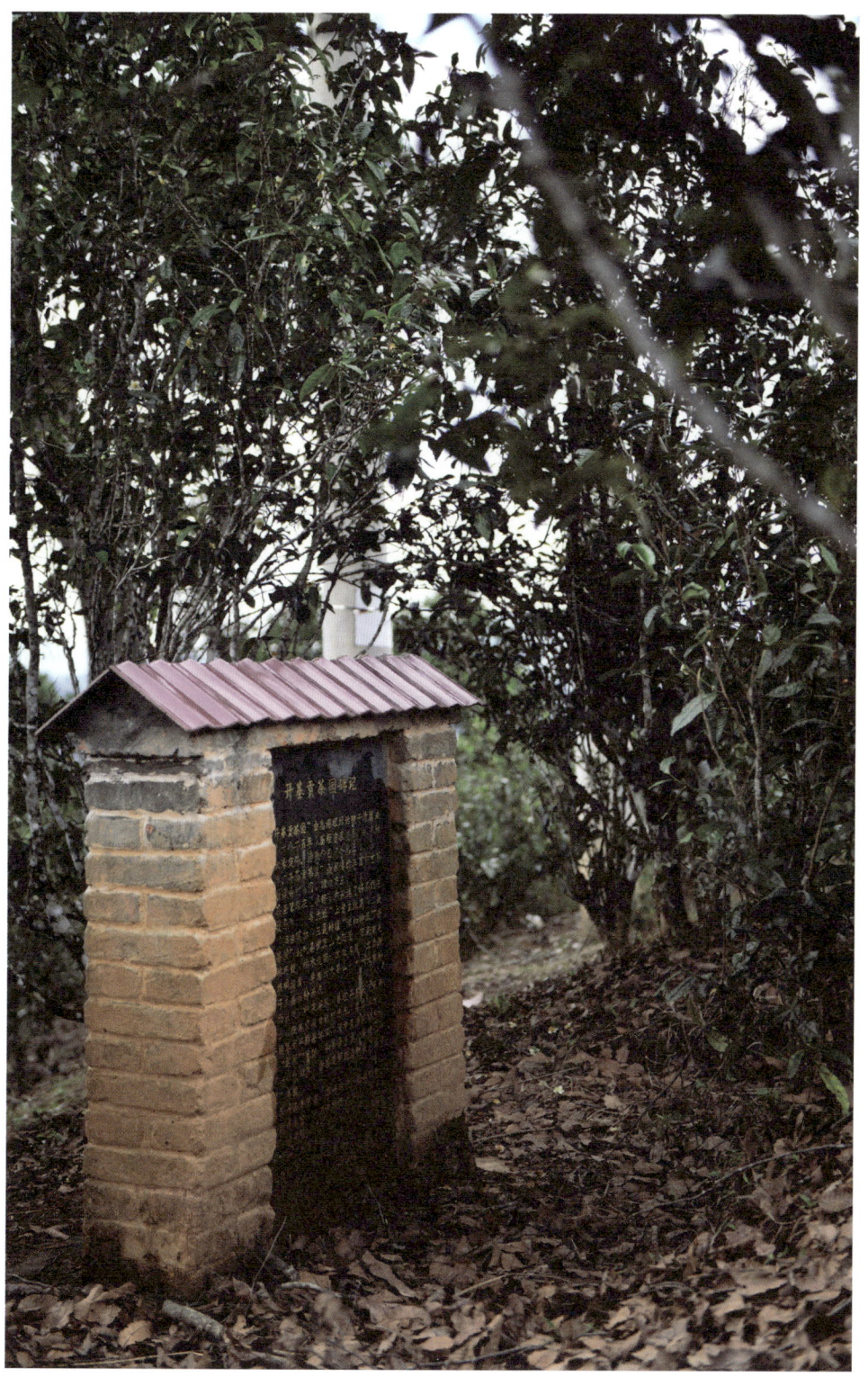

chapter 3. 청대 비문에 새겨진 보이차

An old future, puer tea

"원래 이무와 이비는 크고 작은 두 마을이고, 사실 토지가 서로 연결되어 있기 때문에 각 마을은 서로 분리하기 힘든 면이 있다. 이무의 호구가 점차 늘어나고 재배할 땅이 부족해지면서 이비의 경계를 침범해 나무를 베었다. 양쪽에서 다투며 고소하자 관청에서 개입했다."

『이비차지집조비문易比茶地执照碑文』에 기록된 내용은 도광 원년, 2년, 3년에 걸친 이무와 이비의 경계 소송입니다. 비문의 첫 부분은 다소 신화적인 내용으로 시작합니다.

"이비 마을에서는 뱀의 해에 주민들이 뱀을 쫓아갔다(易比一寨蛇年民追蛇)." 뱀의 해라고 하면 도광 원년인 신사년辛巳年을 말합니다. 건륭 후기에 이비는 미얀마, 라오스의 도발로 원주민들의 이주가 심각했습니다. 차산은 폐허가 되었고 정상적인 생활마저 위협을 받았습니다. 가경 연간에 들어서야 복구 작업이 시작됩니다. 자리가 잡히자 이무가 활기를 띱니다. 차산의 개발이 가속화 합니다. 급기야는 이비의 경계까지 침범합니다. 이비에서는 반발합니다. 양쪽에서 다투며 고소하자 관청에서 개입합니다. 관청에서는 양쪽의 의견을 듣고 소송 대신 화해협약을 맺도록 합니다. 도광 원년 9월 3일에 협약을 체결한 계약 당사자는 장국동张国栋, 유근수刘勤修, 마유재马有才, 유윤刘润, 유체량刘体良, 진이겸陈履谦, 고응찬高应灿, 양창원杨畅元, 여사유余士有, 왕휘王辉, 여등부余登富, 이접운李接云, 손점원孙占元과 진보주陈步周입니다. 또한 이때의 화해 협약자는 초승당肖升堂, 이국중李国重, 양화거杨和举, 이순李顺, 이위동李位东, 이위당李位堂, 초여동肖如桐입니다.

이듬해에는 이 문제에 대해 관청이 개입하여 체결한 조문이 도광 2년 정월 22일에 발급됩니다. 이무일대지방지세사무사청易武一带地方钱粮事务司厅에서 판단을 내린 셈입니다. 최종 결론은 "두 마을을 한 마을로 합치고, 각종 세금은 두 마을의 가구 수에 따라 이비에 할당한다."는 것입니다. 부속되는 여러 조치도 따릅니다. 고차원과 신차원의 조사, 이무와 이비의 경작지 분배 문제, 세금 문제, 일부의 혜택 공유, 관련 내용의 보증 등입니다. 당시 관청계약인은 초사당肖肆堂, 이국중李国重, 양화거杨和举, 이순李顺, 이위래李位来, 이창원李畅元, 초여동肖如桐, 이좌당李佐唐, 여사유余士有입니다. 이비의 계약인은 고응찬高应灿, 왕휘王辉, 손점원孙占元, 진보주陈步周, 이접운李接云, 여등부余登富 등입니다.

다시 이듬해가 됩니다. 도광 3년 2월 2일에 이무와 이비의 마을을 합치는 합의를 드디어 이루어냅니다. 차원을 관리하든, 무역을 하든, 땅을 일구던, 문벌이 어떠하든 가구 수에 따라 수입을 균등하게 분배합니다. 물론 다른 조치들도 수반됩니다. 앞서 계약을 체결할 때 많은 이들의 이름이 부기된 것을 볼 수 있습니다. 이는 그만큼 이해가 상충 되어 사람 마다 의견을 조정해야 했기 때문으로 여겨집니다.

이제 이비차와 관련하여 꼭 짚어볼 대목이 하나 있습니다. 바로 석병상인 이조배李祖培와 그의 아들 이개기李开基, 그리고 그가 설립한 안락호차장安乐号茶庄과 서공천조瑞贡天朝의 편액입니다. 석병상인인 이조배는 사모思茅 일대에서 상업을 영위하다가 이무차산이 번성하는 것을 보고 이무로 진출합니다. 그러나 객지인이 연고 없는 이무에 발을 들여놓기가 어려워 이비를 근거지로 삼아 가솔들과 함께 차산을 사들이고, 황무지를 개간하며, 우량 차나무를 식재해 꿈을 키워 갑니다.

그 아들 이개기는 아버지의 배려로 학문에 힘써 함풍 연간에 향시乡试와 회시会试에 참가하여 학정學政을 거쳐 공사贡士로 선발됩니다. 이듬해 북경에서 전시展試를 보러 무량산과 애뢰산을 지나던 중 병을 얻어 중도에 포기하고 맙니다. 그러나 그의 애틋한 사연을 들은 함풍제가 예공진사例贡进士를 제수하고 7품 관리직인 수직좌랑修职佐郎으로 임명합니다. 아버지로부터 사업을 이은 이개기는 1892년 안락호차장을 설립하여 차계에 신망을 쌓아갑니다. 또한 이개기는 황은에 보답하고자 윈난성 포정사 재용바투捷勇巴图를 통해 안락호 보이차를 조정으로 보내게 되는데 이를 기쁘게 여긴 광서제가 '서공천조瑞贡天朝' 네 글자를 하사하게 됩니다. 비로서 이비차가 천하에 이름을 얻는 순간이 된 것입니다. 안락호차장의 현판이 되었던 이 편액은 1949년의 화재로 소실이 됩니다. 동경호와 견주었던 안락호의 보이차 역시 오늘날 전해진 것이 없습니다. 그러나 이비인들은 지금도 이개기를 이대선배(李大先爷)로 존경해마지 않습니다. "신뢰를 근본으로 하고(诚信为本), 품질을 보증하며(品质保证), 물건의 진가가 실속 있고(货真价实), 잠시도 속이지 않는다(童叟无欺)"는 이개기의 사업 철학은 지금도 녹슬지 않을 것입니다.

마자하磨者河
영안교永安橋
의방과 이무를 잇다

곳곳이 깎아지른 절벽에다가, 안개가 자욱하며 폭우가 수시로 엄습해 새와 짐승이 아니면 살아남기 힘든 곳, 차마고도란 그런 곳입니다. 그런 곳에서 나귀에 신고 혹은 등짐으로 공물을 날라야 하는 게 운남 오지의 숙명입니다. 공물은 물론 보이차인데, 보이차를 공물로 져 날라야 비로소 이익이 납니다.

당시에 보이차는 이무에서 많이 생산되었는데, 보이부에서 의방을 거쳐 이무로 가려면 큰 물을 건너고, 산과 골짜기를 수없이 넘어야 합니다. 외진 산길이어도 다니다 보면 나무꾼 길이 노새길이 되고, 우마차길이 되고, 드디어는 청석이 깔린 대로가 됩니다. 길은 그렇다 치고 히말라야에서 발원한 물줄기들은 물이 차가운데다 유속도 빠르고 수량도 많아 건너는 괴로움이 이루 말할 수가 없습니다. 여름에 홍수가 지거나 가을 들어 장마가 닥치면 물결은 한층 더 갈기를 세우고 곳곳이 폭포를 이룹니다. 그 모습을 보거나 그 물소리를 듣는 것만으로도 가히 소름이 돋습니다. 이런 때에는 나룻배도 강 양안에 매어놓은 밧줄도 도움이 되지 못합니다. 보부상이고, 행상이고 간에 욕을 보지 않을 도리가 없습니다. 의방과 이무 사이의 마자하磨者河도 그런 곳 중의 하나입니다.

그 참상을 차마 볼 수가 없어 어느 해 여름 사성공사思城贡士 도면재道勉斋가 나섰습니다. 우선 동료 왕하개王贺概로 하여금 백금 300냥을 내도록 권면합니다. 상인이며 무관들도 십시일반十匙一飯 그 흐름에 동참합니다. 오군伍君 역시 이러한 사실을 듣고 다리 건설에 적극적으로 참여합니다. 오군의 어머니도 가지고 있던 돈을 모두 희사합니다. 그러나 이러한 대역사가 지방정부와 민간의 자본으로 충당하기는 역부족이라 할 수 있습니다. 겨우 절반의 공정을 마쳤는데 공사비는 턱없이 부족합니다. 이때 조군赵君이 아이디어를 냅니다.

의방과 이무 사이의 마자하磨者河에 건립된 영안교永安橋는 이무에서 의방으로 공차를 운송하기 위해서는
반드시 거쳐야 할 요지에 위치해 있다. 영안교는 깍아지른 절벽과 폭우가 넘쳐나는 길에서 나귀에 싣고 등짐으로
공물을 운송했던 운남 차농들의 고통을 해결해준 다리이기도 하다.

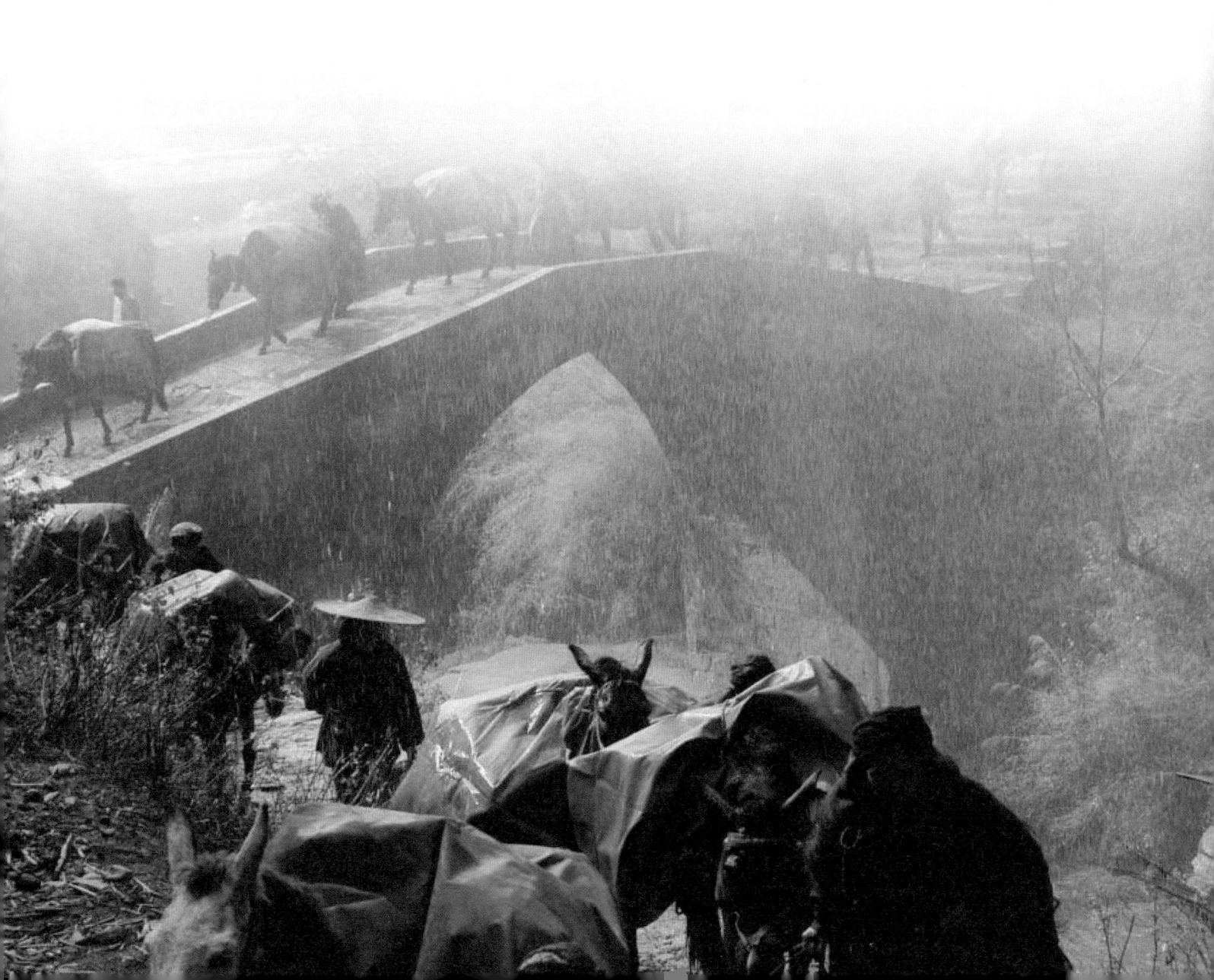

"이 일은 반드시 마무리해야 하는 일인데 오군을 비롯한 누구 한 사람의 노력만으로 될 수 있는 일이 아니다. 자금 모집을 위해서는 보이차가 공물로 나갈 때 상인들로 하여금 꾸러미 당 은 5푼을 징수해 공사비로 사용하면 조달될 것입니다."

즉 통행세를 걷어 충당하자는 것입니다. 물론 다리 통행세는 공사가 끝날 때까지 한시적으로 운영할 예정이어서 공사 후에는 면제를 전제로 한 생각입니다. 당시 보이차는 꾸러미를 꾸려 운송했는데 이를 보이차담 普洱茶担 혹은 차담茶担이라고 불렀습니다. 이때 담담의 중량은 요즘 단위로 30kg로 볼 수 있습니다. 대오리 안에는 보이차가 12통이 들어 있고, 매 1통은 7편이 들어 있으며, 매 1편은 357g이니 모두 합치면 30kg이 됩니다. 보이차 한 꾸러미마다 은 5푼을 받았으니 그 돈도 적지는 않았을 것입니다.

그러나 공의가 모아지지 않은 상태에서 통행세를 걷는 일은 쉽지가 않습니다. 조군趙君은 '은혜'와 '정치'라는 덕목을 들어 설득에 나섭니다. 그가 든 예화는 다음과 같습니다.

"이전의 마자하에는 징검다리만이 있었을 뿐이다. 어느 때 정자산鄭子产이 흥이 나서 사람을 건네준 적이 있었다. 이를 두고 자여씨子與氏가 비웃었다. 작은 은혜는 베풀 줄 알지만, 정치를 할 줄은 모른다(谓其惠面不知为政令)."

사실 누군가를 부축하거나 배를 대거나 줄에 매어서 강을 건네주는 행위는 큰 호의요 혜택이라고 할 수 있습니다. 그러나 호의만으로 몇 사람이나 건너 주겠으며 몇 번이나 건너 주겠습니까. 반면 튼튼한 돌다리가 건설된다면 대대손손 수많은 행인과 상인과 무관이 모두 혜택을 입을 것입니다. 더군다나 "마자하의 다리는 이무에서 의방으로 공차를 운송하기 위해서는 반드시 거쳐야 할 요지가 아닌가. 이것이 공사와 정치의 큰 원칙이다."는 겁니다.

마자하의 다리 건설을 위해 조군趙君이 변론에만 나선 것은 아닙니다. 그 역시 가진 것을 털어 보태며 전념해왔습니다. 때로 독지가로부터 기부를 받기도 합니다. 적생翟生 수기樹旗와 효렴봉군孝廉封君 진개구奏凱求가 곡식 40석을 기부한 적도 있었습니다. 그러나 공사의 규모가 커서 재정이 충분하지 않았습니다.

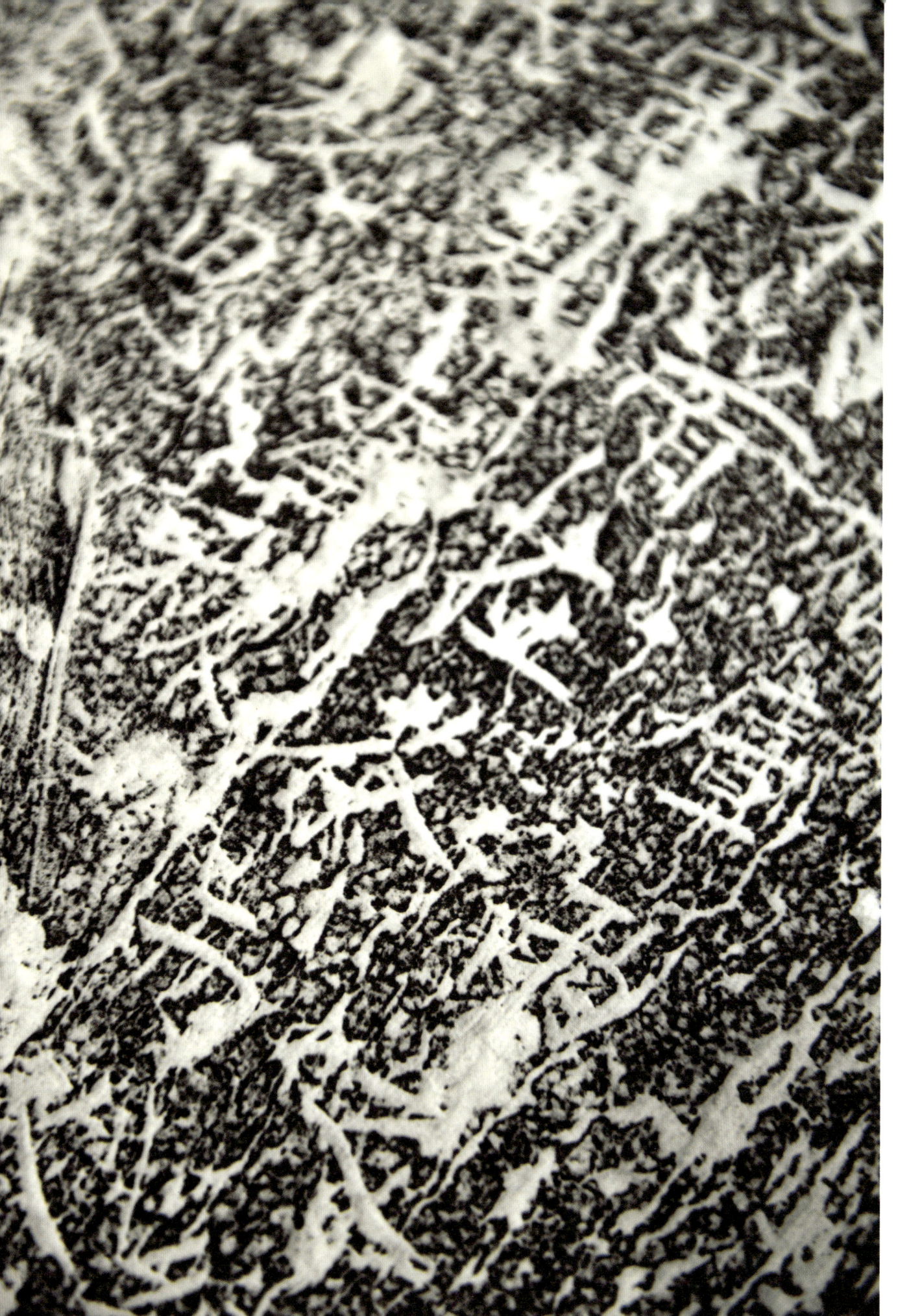

마지허麻池河의 다리를 죽음을 무릅쓰고 급류를 건너야만 하는 묘지들의 참상을 치마 볼 수가 없어 어느 해 여름 사성공사思城公社 도면지道面支村가 나섰다. 동로 향하기로道面으로 하여금 백금 300냥을 내도록 권면했다. 이후 차 섬이며 무덤들도 신사이반十思一畔, 그 흙에 동참했다. 사진은 탁본을 해놓은 얇은 면인 비문.

119

자재도 부족하거니와 인건비 부담이 큰데 재원이 없으니 서둘러 진도를 나갈 수가 없습니다. 부득이 세월이 흐릅니다. 재원이 마련 되는대로 공사를 진행해야 하니 계획도 길게 잡고 가야 합니다. 그러니 완성되기까지 얼마나 많은 사연이 있었겠으며, 어려움이 있었겠습니까. 비문의 몇몇 글자로는 다리 건설을 둘러싼 이러저러한 사정을 모두 담지 못합니다. 소소하거나 감추어진 이야기들을 모두 행간을 통해서나 짐작해볼 뿐입니다. 그러나 어떤 이야기들은 입에서 입으로 전해지게 마련입니다. 사람 사는 데가 다 그렇지 않은가요? 위에서 게 눈 감추듯 살펴본 내역은 큰 얼개가 그렇다는 정도입니다.

어찌 되었든 뜻있는 이들의 정성이 쌓이고 쌓여 마자하의 다리는 더할 나위 없이 견고하게 만들어집니다. 인연의 때가 무르익자 그 위용이 드러납니다. 완성된 다리에는 작명도 해야 하겠지요. 비문의 작성자는 이 다리의 이름을 영안永安이라고 지었습니다. "한 번의 고생으로 영원히 편안하다(一勞而永逸)"는 뜻입니다. 영원히 편안한 다리, 영안교. 그는 또한 다음과 같이 축원을 곁들입니다. "영안교永安橋로 하여금 많은 사람이 고초에서 벗어날 수 있을 것이다." 그렇습니다. 다리가 건설된 이후에는 얼마나 많은 보이차담이 그 다리를 건넜겠으며,

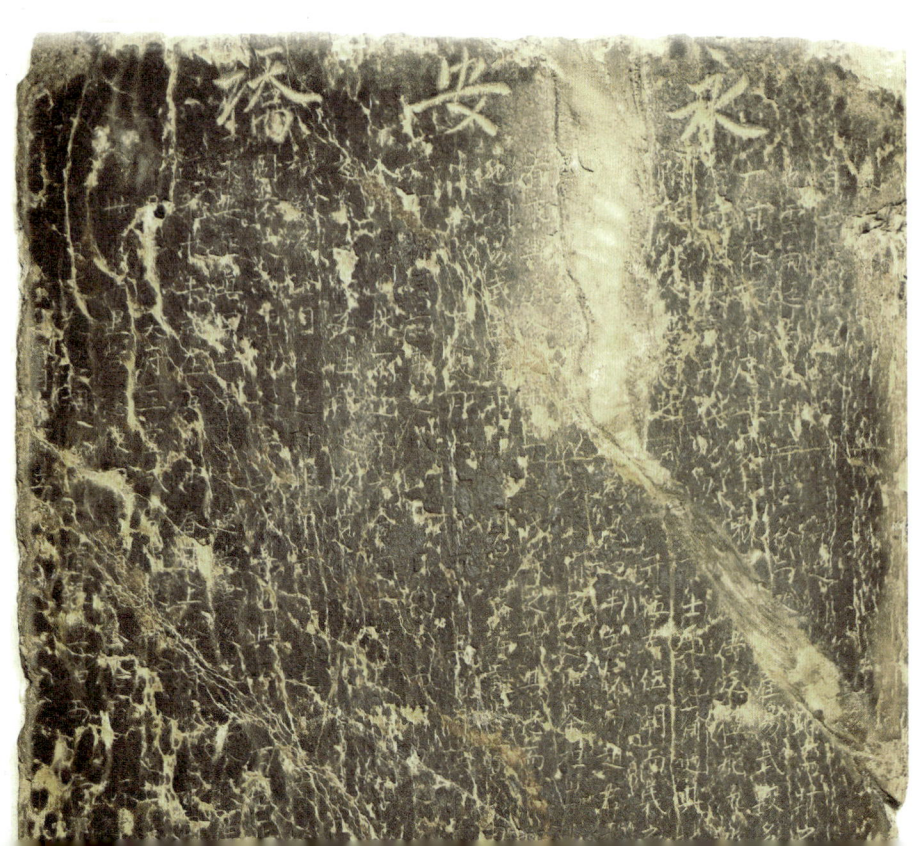

짐꾼과 우마차와 수레가 발자국을 남겼겠습니까.

자칫 무심히 지나칠 다리 한 자락에서 우리는 특별히 몇 사람의 명단을 살펴보고자 합니다. 마음도 내고, 돈도 내고, 조바심도 내던 공로자들의 이름자라도 짚어보고자 합니다. 마자하 영안교의 이름도 짓고, 내력도 밝혀 적은 이는 특수사모동지유임후승장特授思茅同知留任候升长 백성빈白成斌입니다. 다음은 다리를 건설하는 비용을 감당한 분들입니다. 관인으로는 사모무이부 정당성思茅撫夷府正堂成이 은 40냥, 세습차리선위사도世发车里宣慰使刀가 은 30냥, 사모공사思茅貢士 조양상趙良相이 은 100냥, 세습의방군공사청世襲倚邦军功司厅 조명曹名이 은 30냥, 협판의방군공사청协办倚邦军功司厅 조휘정曹拌廷이 은 20냥, 의방통산수목倚邦通山首目이 은 10냥을 내었습니다. 차상들도 큰 부담을 기꺼이 안았는데 모두가 석병인입니다. 왕내강王乃强이 은 100냥, 하책원何策遠이 은 100냥, 하용안何铺安이 은 60냥, 하초지何超地가 은 15냥을 내었습니다. 이때가 도광道光 10년(경인년) 2월이니, 서기로는 1830년입니다. 아편전쟁으로 영국과 남경조약南京條約을 체결하고 연이어 미국과는 망하조약望厦條約을, 프랑스와는 황포조약黃埔條約을 체결해야 했던 그 어간의 일입니다.

차마고도의 보이차 공물 운송과 관련해 영안교 건설의 앞뒤 이야기가 소개된 김에 원공교圓功桥 또한 짚고 넘어가는 것이 좋을 듯합니다. 영안교가 도광 16년에 마자하에 건설된 반면 원공교는 9년 뒤인 도광 25년에 염정하盐井河에 건설되었습니다. 남전요채濫田瑤寨 산자락의 밭 주변에 다리가 놓인 곳입니다. 이로 인해 사모에서 차산 안까지 청석길이 만들어졌으며 그 비용은 줄잡아도 만여 금이나 됩니다. 원공교 역시 건설을 위해 해당 관청과 함께 석병 차상들의 헌신이 요구되었다고 할 수 있습니다. 비문은 다리가 건설된 지 다섯 해가 흐른 도광 30년(경술) 정월에 세워졌습니다. 태평천국의 난 또한 이때로부터 흥기하니 보이차 한 잔에도 시대의 부침과 영욕이 얽히고설켜 녹아들었다고 하겠습니다.

영안교는 지방정부와 민간의 자본으로 건립하기엔 어려움이 많았다.
그래서 추진된 것이 바로 통행세. 보이차가 공물로 나갈 때 상인들로 하여금
꾸러미당 은 5푼을 징수해 공사비로 조달했다. 통행세는 다 리공사가 끝날 때 까지
한시적으로 운영했다. 왼)사진은 영안교 비문.

chapter 3. 청대 비문에 새겨진 보이차

An old future, puer tea

차마고도 마방馬幫의 보상처리 기준
《공가절지비工价截止碑》

설산의 준마駿馬와 황금 잎사귀를 맞바꾸던 차마고도茶馬古道. 굽이굽이에 땀과 눈물과 피는 몇 말이나 흩뿌려져 있는 것일까요? 산지의 찻잎만큼 자본의 특성이 잘 드러난 분야도 드물 것입니다. 보이차 운송에 나선 마방의 죽음을 둘러싸고 의방에 세워진 『공가절지비工价截止碑』에 새겨진 자본가와 행정관서와 고용노동자 간의 보상을 둘러싼 산재약정을 살펴보노라면 때때로 눈물이 솟습니다. 내가 마시는 보이차 한 잔에 얼마나 많은 계층간 민족간 갈등이 얽혀 있는지요? 이권을 둘러싼 로비는 관청 안팎에 어떠한 두께로 녹아져 있는지요? 자본과 권력의 압박을 받는 노동자의 체념은 차맛을 더 쓰게 만들지는 않았는지요?

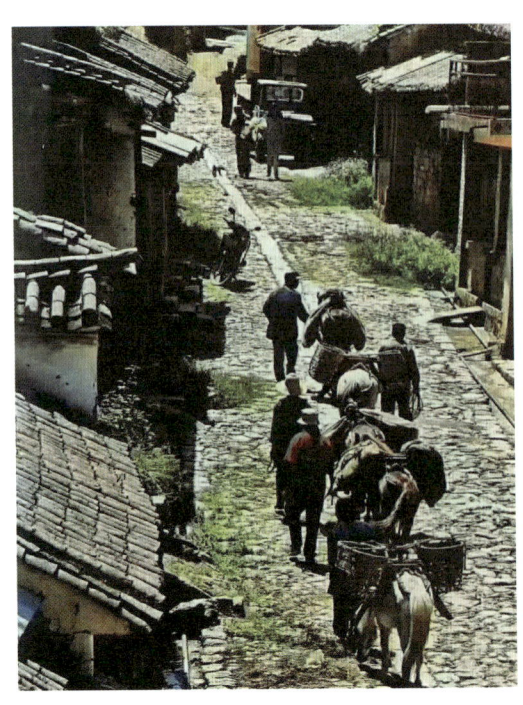

운남의 마방은 차마고도의 고개를 넘고, 계곡을 건너고, 도적과 산짐승을 피해야 하고, 전염병과 과로와 설산의 추위를 견뎌내야 한다. 『공가절지비工价截止碑』에는 이 모든 과정을 둘러싼 보이차 산업의 이면이 적나라하게 새겨져 있다.

예나 지금이나 차산에서 만들어진 차는 최종 소비자의 손에까지 전해주어야 그 한해살이가 마무리됩니다. 그러자면 운남의 마방은 차마고도의 고개를 넘고, 계곡을 건너고, 도적과 산짐승을 피해야 하고, 전염병과 과로와 설산의 추위를 견뎌내야 합니다.『공가절지비工价截止碑』에는 이 모든 과정을 둘러싼 보이차 산업의 이면이 적나라하게 새겨져 있습니다.

『공가절지비工价截止碑』를 구성하는 두 캐릭터는 상인과 주민 혹은 한족과 오랑캐입니다. 전자는 보이차 운송업에 있어서의 사용자이고, 후자는 피고용자 혹은 근로자입니다. 사용자는 근로를 제공하는 자에게 일정 보수를 주기로 하고 근로자는 보수를 받기로 하고 자신의 노동력을 제공하게 됩니다.

광서년간 의방 보이차 운송업의 큰손은 신사상인紳商으로 불리는 허금방許金芳, 유석광逾錫光, 고상규高上葵, 뇌응승雷应升 등입니다. 이들은 사용자의 대표적 당사자요, 보이차 유통을 담당한 자본가 혹은 사업가라고 할 수 있습니다. 이들에게 고용되어 일정 보수를 받는 고용 인부는 원주민인 오랑캐입니다. 고용 인부 즉 노동자는 일이 있을 때 노동력을 제공해야 합니다. 주요한 일은 소나 말을 몰아 화물을 운송하거나 또는 등에 지고 어깨에 메고 운송해야 합니다. 운송 지역은 산이나 제방을 통해 오랑캐 지역을 드나들거나, 경내를 왕래하거나, 다른 지역으로 가야만 합니다. 운송 시기는 보이차를 출하할 때입니다.

그러나 여기엔 대전제가 있습니다. 운명이랄까, 숙명이랄까? 누구나가 걸어야 할 길이면서도 내게는 오지 않을 길이라고 믿는 바로 그 죽음의 운송길에 대한 직면입니다. 비문에서는 "사람의 수명은 각기 다르고, 삶과 죽음은 예측하기 어렵다(人之寿夭不一, 死生莫测)"고 어렵사리 말문을 열고 있습니다. 모두를 먹먹하게 하는 문구의 배경은 무엇인가요? 당시 사모 관할 지역 및 인근 지역이 모두 전염병 빈발 지역이었기 때문입니다. 자신과 가족을 위해서 일을 나서는 가장의 심정은 어떠했을까요? 동틀 녘에 길 떠나는 가장을 배웅하는 가족들의 심정은 어떠했을까요? "고용되어 임금을 받다가 불행하게도 사망할 수 있으니 운명을 하늘에 맡길 수밖에 없다(既甘愿受雇得资, 苟或不幸身亡, 只能听天由命)"는 차마고도의 보이차 운송은 사신死神의 길이 아닌가요?

죽은 자는 죽은 자의 길이 있고, 산자는 산자의 길이 있다고 했던가요? 가장이 불귀不歸의 객이 되고 남은 뒤에는 냉혹한 현실이 가장의 길을 대신하게 마련입니다. 물론 당시에도 산재사고에 대한 보상이 진행되었을 것입니다. 그러나 보상과 관련해서 사용자와 근로자 간에 이견이 발생하는 것은 요즘에도 드문 일이 아닙니다. 특히 산재 처리 기준, 보상 금액, 보상 시점을 놓고 양자 간에 분쟁이 빚어지고는 했습니다. 비문에서는 다음과 같이 그 갈등을 전하고 있습니다. 우선 기존의 보상처리에 관한 기술입니다.

> "사모에서는 여태까지 고용 인부가 사망하면 거리가 멀든 가깝든, 타지에 있든 집에 있든 모두 사고 소식을 인부의 가족에게 전하는 날에 임금 지급을 완료했다. 줄곧 이와 같이 했다.(向来思茅而规, 凡雇工故亡, 无论程途远近及出外在家, 均以凶信报到该工家属之日截止工银, 历久无异)"

반면 이러한 처리에 대한 유족 측의 대응이 변하고 있음이 비문에 나타납니다. 이것을 바라보는 사용자의 시선은 다음과 같습니다.

변화된 반응에 사용자들이 얼마나 당황했는지가 느껴집니다. 자칫하면 새로운 요구가 관례가 될 수 있을 것입니다. 경우에 따라서는 화근이 될 수도 있을 것입니다. 이러한 판단하에 사용자들은 공동명의로 청원하여 해결방안을 제시하고 있습니다.

> "최근엔 풍습이 사나워졌다. 인부가 사망하면 가족들이 종종 이것을 빌미로 공갈을 친다. 걸핏하면 고용주에게 사람과 시체를 내놓으라고 요구하고, 사기를 친다. 심한 경우 사실을 날조해 고소하고, 사람을 죽였다고 모함한다. 자신의 욕심을 채울 때까지 멈추지 않는다. 최근 속임을 당한 사람이 이미 적지 않다.
> (近来世风习劣, 遇有工人亡放, 其家亲眷往往藉作帮值之端, 动则向雇主索人要尸, 大肆蒙骗, 甚而设词捏控情, 发称人命, 必遂其欲而后止, 历年来被值受编之人已属不少)"

> "고용 인부가 사망할 경우 사고 소식을 전하는 날까지 임금을 계산한다.
> (嗣后遇有雇工身亡, 照旧以凶信报到该工家属之日截止工价)"

비문에서는 위의 결론을 제외한 모든 이의제기를 금지합니다. 유족 측의 이의제기를 사용자들은 '공갈'이라고 프레임을 씌웁니다. 비문에서는 사용자들의 권익 보호를 위해 관청이 보증하고 있음을 봅니다. 즉 관청에서 이 내용을 입안하고, 비준하며, 아울러 고시하고 있습니다. 당연히 위의 고시를 엄격히 실시할 경우 사용자와 노동자 사이에 갈등이 줄어들 것이라고 본 것이지요. 그러나 경험상 모든 일이 하나의 규정만으로 해소되지는 않습니다. 일률적으로 처리할 수 없는 별도의 사정이 있을 수도 있습니다. 예외적인 경우입니다. 그럴 경우를 대비해 비문에서는 재조사에 나설 수도 있다고 여지를 둡니다.

> "단, 증거를 가지고 확실하게 감정해서 증명해야 한다
> (但须证据确鉴定则坐证)."

그러나 을의 입장에 서 있는 오랑캐 고용인의 유족이 얼마나 권리를 주장할 수 있었을까요?

민주주의와 자본주의가 꽃핀 오늘의 한국에 있어서도 사용자와 노동자 간에는 수평관계가 성립되어 있다고 말하기 어려운 측면이 있습니다. 노동자는 생산 수단을 갖지 못하였기 때문에 노동력을 제공하지 못하면 생계유지 자체가 어렵기 마련입니다. 따라서 노동력과 보수를 교환하는 갑을의 계약에서도 계약서의 약정이 기울어질 수밖에 없습니다. 이러한 불균형을 해결하기 위하여 우리나라를 비롯한 현대국가에서는 단결권, 단체교섭권, 단체행동권 등이 보장되도록 근로기준법으로 정하고 있습니다. 그러나 청의 광서 연간만 하여도 오랑캐 고용인은 생명의 위협에 몰려 불귀의 객이 되더라도 적정한 보상을 받기가 쉽지 않았음을 확인할 수 있습니다. 우리가 즐겨 마시고 있는 보이차의 운송을 둘러싸고 일어난 일입니다.

아무튼 이 모든 내용을 입안하고 비준하고 고시한 『공가절지비工价截止碑』는 상인과 주민 및 한족과 오랑캐 등이 모두 보도록 석비에 새겨져 의방에 세워졌습니다. 고시일자는 광서 13년(1887) 7월 7일, 비문에 새긴 날은 광서 14년(1888) 2월 6일입니다.

예공진사例貢進士를 통한
보이차의 진공進貢

chapter 3. 청대 비문에 새겨진 보이차   An old future, puer tea

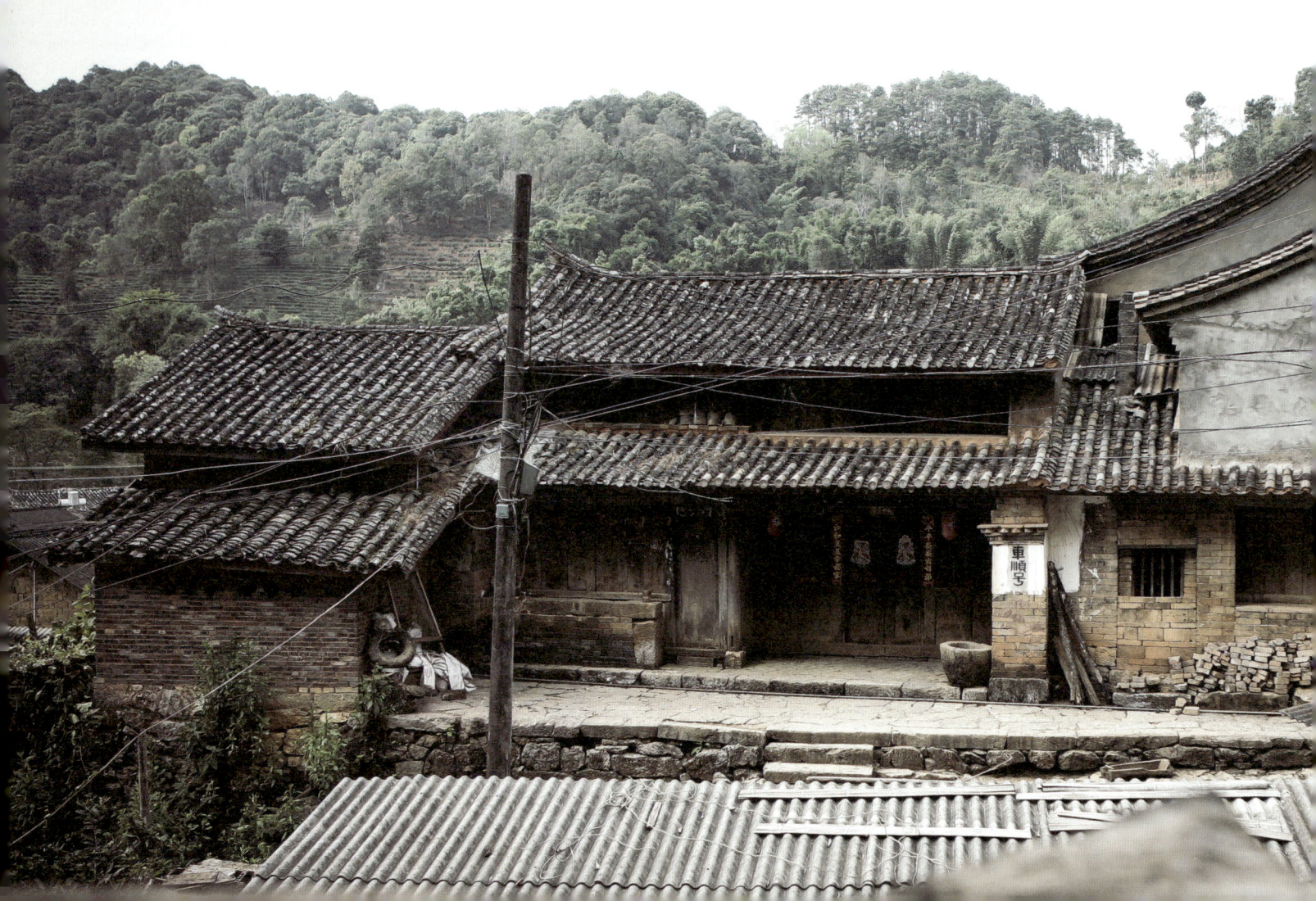

해마다 돌아나는 황금잎사귀. 청나라 시기 보이차의 황금시대는 어떻게 도래한 것인가요? 아마도 하늘의 가피는 아닐까요? 굳이 몇 가지 합리적 원인을 찾으려면 개토귀류改土归流로 인한 인적 교류와 가공 기술의 발전을 들지 않을 수 없습니다.

개토귀류改土归流란 명·청明清 시기에 중앙 집권 체제를 강화하고 변방지역을 통일적으로 관리하기 위한 정책입니다. 명明때 시작되었으나 청조清朝에서도 일관하여 지속한 조치 중 하나입니다. 명明은 운남을 통일한 후 사천 등의 한족을 운남으로 이주시켜 황무지를 개간합니다. 이때의 주요 거점이 석병입니다. 석병은 몰려드는 인구로 몸살을 앓게 되는데 지역이 좁아 새로운 탈출구를 찾게 됩니다. 서쌍판납의 6대 차산이 그 대안으로 떠오릅니다. 6대 차산은 기후가 습하고 토지가 비옥하여 사천과 석병의 한인들이 많이 이주하게 됩니다. 청조 전기에 중앙정권이 차리일대로 통치권을 넓히며 이 흐름은 더욱 가속화됩니다. 6대 차산의 이곳저곳에 한족이 더욱 증가합니다. 건륭 연간에 오면 보이, 묵강, 경곡까지도 이주 한족이 본토의 소수민족을 넘어서게 됩니다.

청대 이무 출신으로 최초로 진사가 된 사람은 이개기다. 이개기는 북경으로 가던 중 와병으로 과거를 볼 수 없었다. 그의 재주를 아까워한 황제가 이개기를 예공진사로 책봉하고 수직좌랑修職佐郎에 임명했다. 이개기는 감사의 뜻으로 함풍咸豊5년(1819) 황제에게 보이차를 진상했다. 황제가 서공천조瑞贡天朝란 편액을 하사했다. 이개기 가문은 광서년간 안락호차창을 설립했다. 1837년 이무의 차순례가 향시와 회시를 치르고 고생이 된 후 황제에게 보이차를 진상했다. 황제는 차순례에게 예공진사를 하사하고 서공천조의 편액을 하사했다.
차순례는 차순호차창을 설립 운영했다. 사진은 현재 차순호차창의 전경.

chapter 3. 청대 비문에 새겨진 보이차   An old future, puer tea

이개기와 차순례가 문과진사였다면 황석진과 향봉춘은 무진사武进士 곧 무과 출신의 진사다. 황석진黃席珍 역시 이개기와 차순례처럼 황제로부터 편액을 받았다. 황씨 가문 역시 보이차 명가로 그의 형인 황금당黃錦堂이 바로 동창호의 설립자다. 동창호는 후에 홍창호로 개명한다. 동흥호同興號 가문에서도 무진사武进士를 배출했는데, 향봉춘이다. 동흥호 역시 동경호同慶號, 복원창호福元昌號, 건리정송빙호乾利貞宋聘와 더불어 이무의 4대 차창 중 하나가 된다. 사진은 동흥호차창의 나이테를 보여주는 옛 문.

당연히 보이차의 재배, 가공, 판매도 사천과 석병 출신의 한인들이 장악하게 됩니다. 이런 현상은 청조 말까지도 유지됩니다. 의방의 석병회관은 옹정 연간에, 만전의 석병회관은 건륭 연간에 세워집니다. 석병인들의 이주로 이무의 인구도 크게 늘어 광서 연간에는 10만 명을 넘어섭니다. 이무의 63촌락 중 보이차를 재배하는 촌락이 56곳이 됩니다. 예컨대 이무 마흑에는 63가족이 있는데 모두가 석병인입니다. 마을 명칭도 원래 이름은 마흑麻黑인데 석병 사람들이 고향을 그리워하여 석병의 석石자를 넣어 마흑磨黑으로 바꾸었다고 합니다.

이무로가易武路街도 그렇습니다. 지금의 이무 보이차 박물관은 예전의 관제묘입니다. 미륵불과 제갈량과 관우와 육우를 모셨습니다. 역시 석병인들의 회관이었습니다. 사당 안에는 오래된 비문이 보관되어 있는데 이무차안비易武茶安碑 혹은 단안비斷案碑라고 불립니다. 이 비문은 이무 토사와 석병에서 이주한 한족 지주 사이의 분쟁을 어떻게 마무리되었는지를 보여줍니다. 차를 따는 것부터 판매에 이르기까지 그간의 규제를 완화하고 백성들의 편의를 도모할 것과 세금은 내리고 찻값은 올리라는 겁니다. 석병인들은 판결문을 돌에 새겨 비문으로 만들었는데 도광 18년(1838)의 일입니다. 비문을 세운 이는 장응조張應兆와 여문채呂文彩. 이주 역사 100년만의 쾌거입니다. 전문차창도 앞다퉈 설립되어 20여 개의 차창이 활동합니다. 연간 생산량도 당연히 늘어납니다. 사천과 석병인들의 이주는 노동인구의 증가만이 아니라 차를 만드는 기술과 가공 기술의 향상을 의미하기도 합니다. 건륭제乾隆帝에 이어 가경제嘉慶帝가 왕위에 오르면서 보이차의 심장부 이무에 지성의 봄바람이 불기 시작합니다. 사숙私塾이 생긴 겁니다. 이무에도 글 읽는 소리가 들리기 시작합니다. 그로부터 이무 출신 진사가 배출되어 중앙 관부에 진출하기 시작합니다. 문과뿐만이 아니라 무과출신의 진사도 배출됩니다. 이개기, 차순래 두 사람이 예공진사가 되고 황석진과 향봉춘은 무진사가 됩니다.

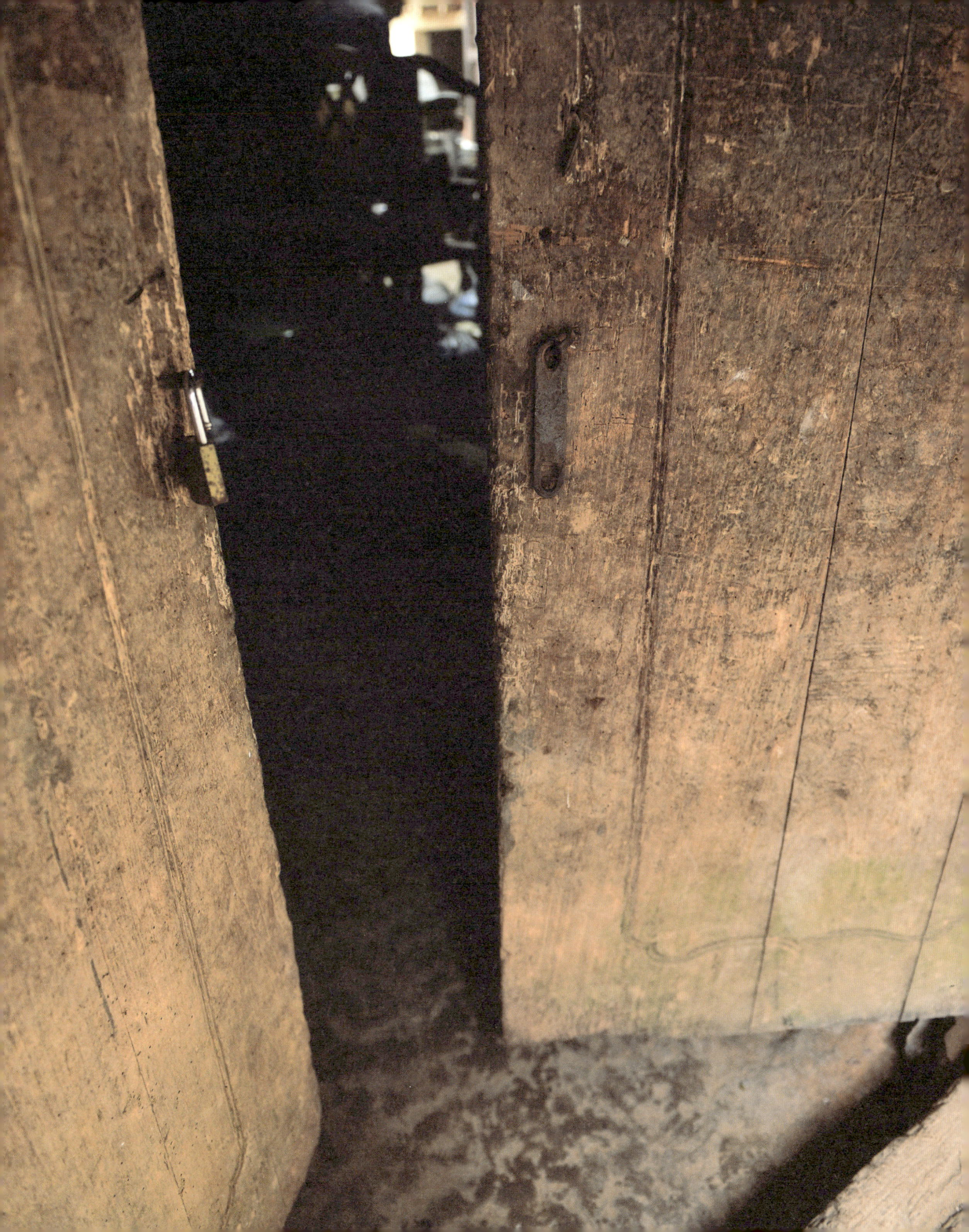

이무 출신으로 최초로 진사가 된 사람은 이개기입니다. 그는 아버지를 따라 이무로 이주해온 석병 사람입니다. 그의 집안은 다원을 개발했고, 이개기는 사숙私塾을 통해 과거에 응시합니다. 공생까지 됩니다. 마지막으로 어전에서 치루는 전시를 통과해야 용이 되어 날아오를 수 있습니다. 그런데 과거에 응시하러 북경으로 가던 중 그만 병이 납니다. 과거는 물거품이 됩니다. 그의 재주가 아까워 황제가 은혜를 베풉니다. 이개기를 예공진사로 책봉하고 수직좌랑修職佐郎에 임명해줍니다. 이개기는 감사의 뜻으로 황제에게 보이차를 진상합니다. 함풍咸豊5년(1819)의 일입니다. 고맙게 여긴 황제가 편액을 하사합니다. 편액에 쓰인 내용은 서공천조瑞贡天朝. 이 편액은 현재 전하고 있지 않습니다. 이개기는 보이차의 공차 감독관이 됩니다. 뒤에 이개기 가문은 광서년간에 안락호安樂號 차창을 설립합니다. 그로부터 여러 해가 지나 이무의 차순래가 또다시

향시乡试와 회시会试를 치르고 공생贡生이 됩니다. 1837년의 일입니다. 역시 보이차를 진상합니다. 황제의 찬사가 이어집니다.

"탕색이 맑고, 맛은 깊고 진하며, 뒷맛이 오래도록 달고, 심폐를 맑게 해주니 명차 중의 으뜸이로다(汤清醇 , 味厚酽 , 回甘久 , 清心脾 , 乃铭中之瑞品也)."

예공진사를 내려 줍니다. 이개기와 같은 내용의 편액도 하사합니다. 도광 18년(1839년)의 일입니다. 이후 차순래는 매년 보이차를 진공합니다. 차순래가 받은 서공천조瑞贡天朝 편액은 현재까지 전합니다. 금색의 큰 글자로 새겨진 편액을 하사받고 차순래의 일문은 7일 밤낮을 경축합니다. 차순래는 후에 차순호 차창을 설립합니다. 대엽종의 우수한 생태 찻잎으로 다양한 차를 만들어 티벳, 신장, 홍콩 마카오 등으로 판매합니다. 생산하였던 차도 다양하여 여아차女儿茶, 사람 머리 모양의 호박차人头金瓜茶, 비단 스카프를 두른 단단하게 압축된 주먹 모양의 차사건紧拧拳茶, 반달 모양의 타차半月形沱茶, 7편들이 떡차七子圓餠茶 등 오늘날 볼 수 있는 모든 차들이 망라되었습니다. 그 외 향죽에 넣어 만든 죽통차香竹紧压茶도 제작했습니다.

이개기와 차순례가 문과 진사였다면 황석진과 항봉춘은 무진사武進士 곧 무과 출신의 진사입니다. 무과는 실기와 이론의 두 가지 시험을 통과해야만 합니다. 실기로는 활쏘기, 움직이며 활쏘기, 개인기와 용감성 등을 봅니다. 이론으로는 무경武經의 내용을 가지고 봅니다. 향시를 통과한 거인擧人만이 회시會試를 볼 수 있습니다. 회시에 합격하면 공사貢士가 됩니다. 공사가 되어야 비로서 전시殿試에 참가할 자격을 얻습니다. 전시는 사흘에 걸쳐 그 기량을 겨룹니다. 첫째 날은 말을 달리면서 하는 활쏘기, 둘째 날은 활과 칼과 돌 등 병장기, 사흘째는 군사의 통솔 즉 리더십을 봅니다. 황제가 직접 장원을 선발합니다. 황석진黃席珍은 이 과정을 통해 진사가 되었습니다. 이분 역시 이개기와 차순례처럼 황제로부터 편액을 받았습니다. 이 편액은 불행히도 문화혁명 때 두 조각이 났는데, 한쪽은 없어져 버렸고, 남은 반쪽만이 이무 보이차 박물관에 남아 있습니다. 황씨 가문 역시 보이차 명가입니다. 그의 형인 황금당黃錦堂이 바로 동창호의 설립자입니다. 동창호는 후에 홍창호로 개명합니다. 동흥호同興號 가문에서도 무진사武進士를 배출했는데 항봉춘이 바로 그이입니다. 아시다시피 동흥호 역시 동경호同慶號, 복원창호福元昌號, 건리정송빙호乾利貞宋聘와 더불어 이무의 4대 차창 중 하나가 됩니다.

사모로 차를 운반해온 차농들은 이 모든 폐단에 속수무책입니다.
가지고 온 차는 제때, 제값을 받아야 하는데 야만족 취급을 받는 차농
으로서는 할 수 있는 힘이 없습니다. 그러니 차 농사를 지어서 수매하고
나면 빈손, 빈털터리가 됩니다. 유일한 생계 수단이 오직 차인데
계속할 수도 없고 그만둘 수도 없습니다.

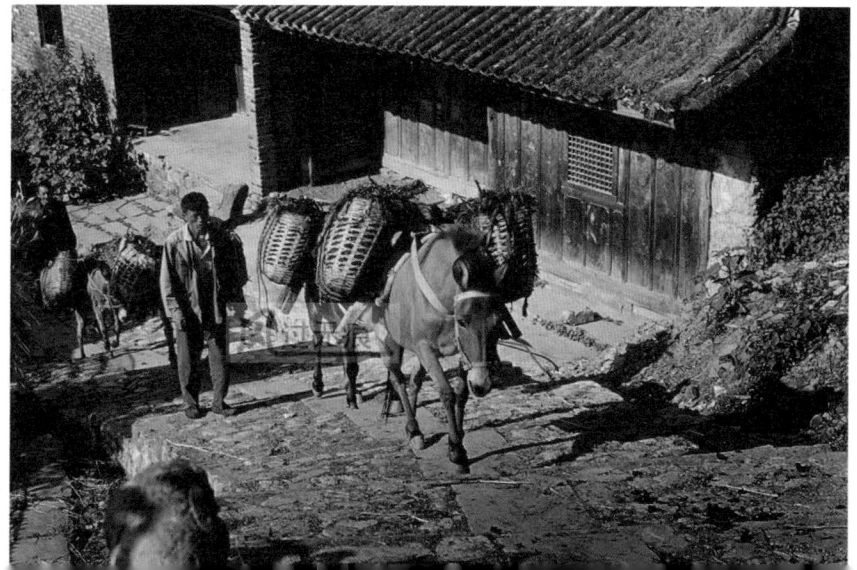

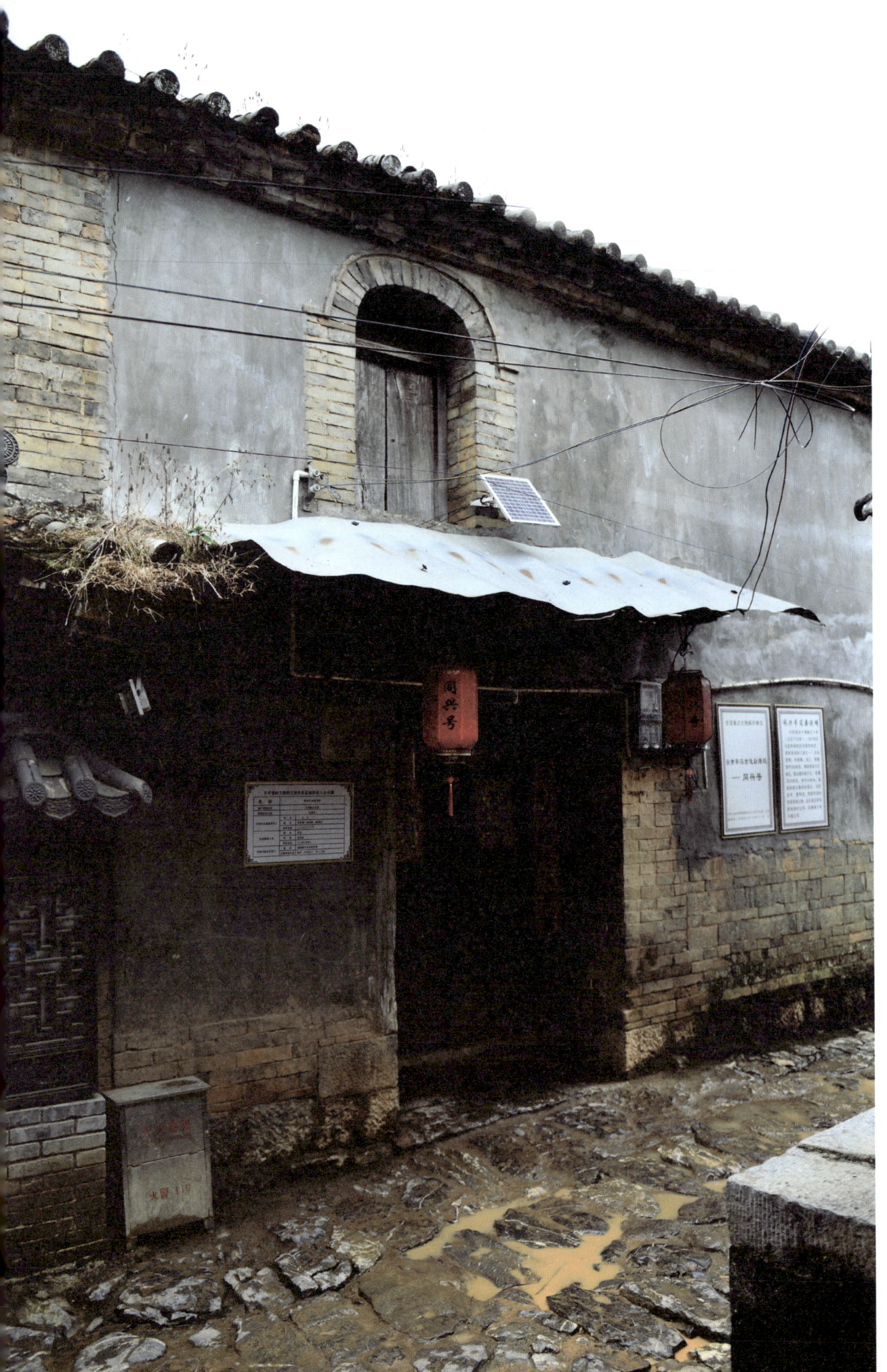

보이차의 황금기에 운남의 한족인들이 중원 절개에 영향을 받아서 된 것은 여러 사지점을 준다. 보이차를 가공하고 제작하는 기술이 향상되었고, 조작화된 차상이 국내외를 활발히 활동할 전개할 수 있었으며, 중앙정부와의 이해관계와도 맞았기 때문이다. 예공차사를 통한 보이차의 진공은 황가의 사치 풍조를 만족시키고, 황가의 치력을 과시하는데도 적격이었기 때문이다. 사진은 옛 동흥호 차장의 외관.

그런데 운남의 보이차 진사가 이무에서만 나온 것은 아닙니다. 운남의 보이차를 부흥시킨 또 한 분의 진사 차인이 있습니다. 함풍 연간에 태어나 민국 때 원난성 교육부 장관 및 교통부 장관을 지낸 분입니다. 이분은 차산지로 유명한 경곡景谷의 기가촌紀家村 사람입니다. 빈한한 가정에 태어났으나 학문에 힘써 진사至岁进士가 되었습니다. 개천에서 용이 난 격입니다. 이름은 기양정紀襄廷입니다. 기양정은 관직에 있다가 귀향하며 몸과 마음을 쏟아부어 차의 보급과 재배에 힘씁니다. 산이 험하고 농토가 박한 경곡지역을 부흥시키기 위한 고뇌의 결단입니다. 도가원陶家園과 당방산塘坊山에 몇 만 그루의 차나무를 식재합니다. 소경곡小景谷에 항풍원恒豊源 차창을 만듭니다. 그 영향으로 소경곡은 차의 메카 중 하나로 변신하게 되고, 곤명, 대리, 사천, 보이, 경동의 차상들이 이곳에 30여 개에 달하는 차창을 설립합니다. 차마고도의 중요 거점 중 하나가 됩니다. 오늘날 보이차의 명산지 가운데 하나인 고죽산苦竹山의 고수차들도 기양정紀襄廷의 우산 아래 심기워진 은총입니다. 그의 공헌으로 경곡은 오늘날까지 먹고 입는 문제를 해결하고 있습니다(景谷之茶衣食万姓, 庄蹻而后见公一人).

보이차의 황금기가 위에서 밝힌 진사들의 출현으로만 가능했던 것은 물론 아닐 것입니다. 그러나 운남의 현지인들이 중앙 정계에 영향력을 행사하게 된 것은 여러 시사점을 줍니다. 보이차를 가공하고 제작하는 기술이 향상되었고, 조직화된 차상이 국내외로 활발한 활동을 전개했으며, 중앙정부와의 이해관계와도 맞았기 때문입니다. 예공진사를 통한 보이차의 진공은 황가의 사치 풍조를 만족시키고, 황가의 지위를 과시하는데도 적격입니다. 그러나 황가에로의 공품은 내무부서 조차도 알 수가 없었으며 시장경제가 무시된 결과이기도 합니다.

많은 세월이 흐르고 이제는 모두 전생의 일이 되었습니다. 더 이상 전제왕권의 시대도 아니고 진사가 꿈의 등용문지도 않습니다. 그러나 여전히 상서로움의 상징 보이차는 운남의 곳곳에서 황금 잎사귀를 피워냅니다. '서공천조瑞贡天朝'. 가장 좋은 찻잎으로 만든 극품의 보이차. 이제 이 차는 새 하늘 새 땅으로 공납됩니다. 바로 우리들입니다. 천, 만리 떨어진 곳에서도 우리는 최상품의 보이차 정보를 실시간으로 확인합니다. 지갑을 조금만 열어도 기꺼이 품차를 할 수 있습니다. 그런 세상입니다. 그러니 바로 오늘, 황제에게 공납된 그 보이차 한 잔, 어떠실런지요.

Puer tea in sight of Joseon dynasty's Yeonhangsajul

_ Puer tea that Hongdaeyong the head of Bukhakpa learnt by rumor.
  Gunlung emperor Mansugeol's Puer tea.
  Namgongcheol's Yongdan puer tea commentation.
  Studying 19 century Qing dynasty's tea culture through Gaesangijung.
  Hongsukju, whom presented 20 dan of Puer tea by Gusungjin from Unnam.
  Honghyunju, boiling puer tea with with snow water.
  Simyang and Yeonkyung's puer tea that tea lover Lee you won drank.

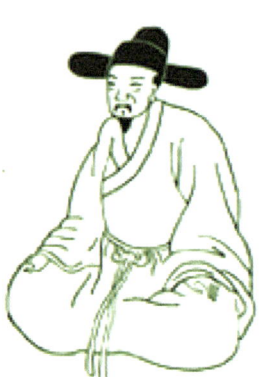

4

chapter 4. 조선의 연행사절이 본 보이차

An old future, puer tea

조선의 연행사절이 본 보이차

chapter 4. 조선의 연행사절이 본 보이차

An old future, puer tea

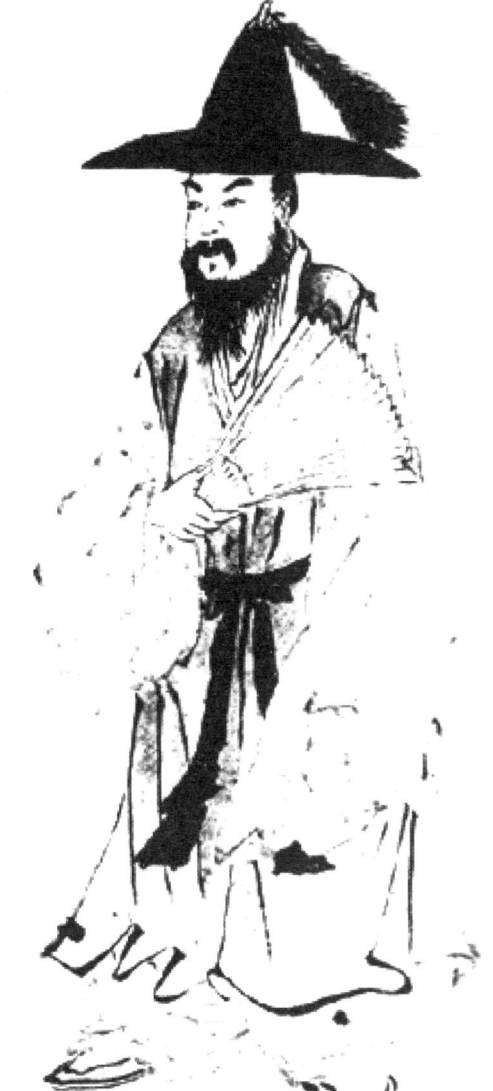

풍문으로 접한 보이차
북학파의 큰 어른 홍대용이

조선시대 북학파의 시조로 불리는 홍대용은 1765년 연행사절로 북경에 머물며 보이차에 관한 최신 지식을 접할 수 있었다. 당시 홍대용은 차의 품질들이 다양함을 잘 알고 있었는데 그의 시견에 의하면 '최하 품질의 차는 청차(靑茶最下品)'이며, 가장 귀한 차는 보이차(普珥茶却下扇形茶)'라고 적고있다. 그는 또한 '보이차는 가짜(假品)가 많다'는 지적까지 덧붙였다. 사전은 홍대용.

당신은 이분을 누구라고 생각합니까? 여러 세대에 걸쳐 권력과 부와 명예를 가진 집안에서 금수저로 태어남. 과거시험을 통하지 않고도 벼슬길에 나서자마자 세손익위사 시직世孫翊衛司侍直으로 훗날의 정조가 된 세손에게 직접적인 영향력을 행사함. 연행사의 서장관인 숙부의 자제군관으로 두 달 가량 북경에 머뭄. 엄성嚴誠, 반정균潘庭筠, 육비陸飛 등 중국의 선비들과 국경을 넘어선 우정을 나눔. 독일계 예수회 선교사인 할레슈타인August von Hallerstein, 고가이즐 Anton Gogeisl과 카톨릭 및 천문학에 관해 교류를 함. 수학과 천문학적 지식이 기술된 수학서 『주해수용籌解需用』의 저자. 월식을 통해 지구가 둥글다는 지원설地圓說과 지구가 하루에 한 번 자전함을 주장함. 은하계가 중층 구조로 이루어져 있으며, 은하계 자체도 무한히 많다고 주장. 이때가 영·정조 시절의 조선임을 상기할 것. 연암 박지원의 『열하일기』와 김창업의 『노가재연행일기』와 함께 3대 중국 견문록의 저자. 거문고의 달인. 보이명차에 대해 호감을 갖고 있었으며, 정조와 더불어 보이차에 관해 대화를 나누기도 한 분. 그분은 바로 북학파의 시조라 할 수 있는 홍대용입니다.

여기서 우리는 홍대용이 듣고 본 보이차에 관해 조금 더 살펴보고자 합니다. 조선의 선비들이 보이차에 대해 어떻게 알 수 있었을까요? 보이차라는 명칭 자체가 명말에 불리기 시작했으며, 공납되어 북경에 소개된 시초가 강희제 때이니 당시에 보이차에 관해 안다는 것은 최신 정보가 아닐 수 없었을 겁니다. 보이차에 관해 가장 먼저 듣고 접할 수 있었다면 연행사절이 경험했을 가능성이 가장 컸을 것입니다. 연행사절에 나선 홍대용의 중국차 견문부터 살펴보십시다.

때는 바야흐로 1765년. 홍대용이 북경을 향해 가는 길에서도 '차 마시기'는 중국인의 일상이었을 것입니다. 더욱이 손님을 맞이하는데 차가 빠질 수가 있겠습니까? 차를 내려면 다완에 찻잎을 조금 넣고 구리 주전자에 물을 끓여 붓습니다. 조금 기다리면 다완 안에 들어 있는 찻잎이 피어나며, 탕색은 황갈색으로 변하고, 맑은 향기가 코끝에 스미게 됩니다. 마시고 이야기하기를 쉼 없이 합니다. 이러한 풍정은 부잣집이나 시중 상점을 가리지 않고 보입니다. 집집마다 찻물 끓이는 구리 주전자가 화로나 아궁이에서 달아오르게 마련입니다. 솔바람과 전나무에 돋는 빗소리를 연상케 하는데 하루 종일 끊이지 않습니다(松風檜雨°終日不絶聲).

북경으로 오고 가는 길에, 북경에 머무르면서 경험한 차는 물론 한 두 가지가 아니었을 것입니다. 당시 홍대용은 차의 품질들이 다양함을 잘 알고 있었는데 그의 식견에 의하면 '최하 품질의 차는 청차(青茶爲最下常品)'이며, '가장 귀한 차는 보이차(普洱茶都下最所珍賞)'라고 증언하고 있습니다. 더군다나 그는 '보이차는 가짜假品가 많다'는 지적까지 덧붙입니다. 물론 가짜 보이차가 무엇인지는 더 이상 언급하고 있지는 않습니다. 대용차로는 절강국화차浙江菊茶가 '향기도 맑고 마실 만하다(清香甚可口)'고 언급합니다. 시장 점포나 가정에서 폭넓게 대접받았다고 합니다.

북경에서 돌아온 홍대용은 다시 직장에 복귀합니다. 그의 직장은 동궁 즉 세자궁, 그의 상사는 세손 시절의 정조입니다. 당시도 홍대용은 날마다 자세한 내용의 일기를 적었는데, 보이차를 비롯한 차담에 관해 대화를 나눈 1775년 4월 9일의 동궁으로 가보십시다.

이때에 전일의 과목을 읽을 적부터 가끔 씹는 소리가 들리더니 차주茶珠 두어 알이 자리에 흘러 떨어졌다. 홍국영이 주워서 맛보고 아뢰기를, "이것은 차주입니다. 진어進御를 너무 많이 함은 무슨 까닭입니까?" 하니, 동궁이 이르기를, "식체食滯가 있기 때문이고 또 그 맛이 달고 향기로워 좋기 때문이오." 하고, 또 나에게 이르기를, "북경에서는 차茶를 어떤 것으로 상품上品을 삼던가요?"

"보이차를 상품으로 삼는데, 보이는 운남 지방에서 나는 까닭에 얻기가 힘들다고 하며, 신도 또한 보지 못했습니다. 차주茶珠는 용뇌龍腦 기운인데 약성이 차서 기氣를 조화시키는 데는 알맞지 않습니다. 또 차란 쓴 것을 귀하게 여기므로, 단것은 비록 입에는 알맞다 하더라도 뒷맛이 쓴 것만 못합니다. 계화차桂花茶는 달고 향기로움이 차주의 맹렬함만 조금 못하나 기운을 내리게 함에는 알맞습니다. 식적食積으로 고통을 겪는 자가 흔히 먹고 효력을 보지마는 차주는 반드시 과하게 진어할 것이 못됩니다."

chapter 4. 조선의 연행사절이 본 보이차

위 대화에 등장하는 주요 인물은 세 사람입니다. 우선 동궁. 세손 시절의 정조인데, 바로 이듬해인 1776년에 왕위에 오르게 됩니다. 당시 우리 나이로 24세. 다음은 홍국영(洪國榮, 1748~1781). 동궁이 세손 시절부터 여러 정치적 어려움을 겪을 때 도움을 준 이입니다. 정조가 즉위한 이후에도 정조의 총애를 받아 여러 권좌에 올랐으나 지나친 세도정치로 인해 결국 배척받게 된 바로 그분입니다. 세 번째가 홍대용. 북경에서 돌아온 지 10년쯤 된 때입니다.

당시 언급된 차는 세 가지입니다. 차주, 보이차, 계화차입니다. 전강 중에 동궁이 차주를 씹어 먹음에 대해 홍국영이 연유를 묻는 것으로 차에 관한 대화가 시작됩니다. 차주는 몸이 약해 식체食滯, 식적食積이 있는 동궁이 그 처방으로 먹었다는 것을 알 수 있습니다. 음용 방식은 씹어 먹는 형태였는데, 지나쳐서는 안 된다고 홍대용이 조언을 하고 있는데 그는 그 이유를 다음과 같이 설파합니다. 첫째, 차주茶珠는 용뇌龍腦 기운이다. 둘째, 약성이 차서 기氣를 조화시키는 데는 알맞지 않다. 셋째, 차는 단 것이 비록 입에는 알맞다 하더라도, 뒷맛이 쓴 것만 못하다. 넷째, 차주는 식적食積에 효력이 있지만 지나쳐서는 안 된다. 그리고 홍대용은 차주의 독성에 대한 대안으로 계화차桂花茶를 추천하는데, 그 이유는 '달고 향기로움이 차주의 맹렬함만 조금 못하나 기운을 내리게 함에는 알맞기 때문(不如茶珠之烈而頗宜於下氣, 苦癖積者多喫而有效)'이라는 것입니다.

An old future, puer tea

chapter 4. 조선의 연행사절이 본 보이차   An old future, puer tea

차주가 계기가 되어 차에 관한 이야기가 자연스럽게 나왔는데, 동궁은 다짜고짜 북경의 차 가운데 상품이 무엇인가를 묻습니다. 홍대용은 물론 보이차가 상품이라고 대답하는데 따라 나오는 부연 설명이 다소 생소하게 느껴집니다. '보이차가 운남 지방에서 나는 까닭에 얻기가 힘들며(普洱在雲南地, 得之頗貴), 홍대용 자신도 또한 보지 못했다(臣亦未之見也)고 고백하고 있기 때문입니다. 세 사람 간에 보이차에 관한 대화가 더 진전되지 않은 것으로 보아 동궁이나 홍국영도 보이차에 관하여는 알고는 있으나 마셔보지는 못한 것으로 보입니다. 당시 보이차의 위명이 북경에 그렇게 높았음에도 불구하고, 연경사절이나 조선의 사대부 혹은 왕실에서도 보이차를 마시는 것은 쉬운 일이 아니었음을 알 수 있는 대목입니다. 하나 더 짚고 넘어갈 것이 있습니다. 그 후에 홍대용이 보이차를 접해서 마셔보았는지 아닌지를 확인할 수는 없으나, 보이차가 홍대용에게 어떤 인상으로 각인되었는가 하는 부분을 확인할 수 있는 기록은 남아 있습니다. 홍대용이 꿈꾸던 이상향이 묘사된 그의 시편 '차우인운각기이국옹次友人韻却寄李麴翁'에 다음과 같은 구절이 있기 때문입니다.

"세상만사가 원래 하늘의 정함은 피할 수 없나니,
내 집에 있는 거문고 묘한 소리 터질 땐 마음이
편안하노라. 보이普洱의 이름난 차 와관瓦罐에
따르고, 용연龍涎의 옛 향을 금로金爐에 태우노라.
뜬세상의 영욕을 모두 잊노라니,
이 즐거움을 뉘와 함께 할거나?"

머나먼 운남땅에서 나는 귀하디 귀한 차, 홍대용조차도 마셔보지 못하여 그 품음品飮을 꿈꾸던 차. 바로 그 '보이명차普洱名茶'를 이제는 이 먼 이역의 하늘에서조차 마음껏 즐길 수 있으니, 오늘은 차벗님네 한 잔 보이차를 우려 선배 차인들에게 올려보심 어떠실런지요?

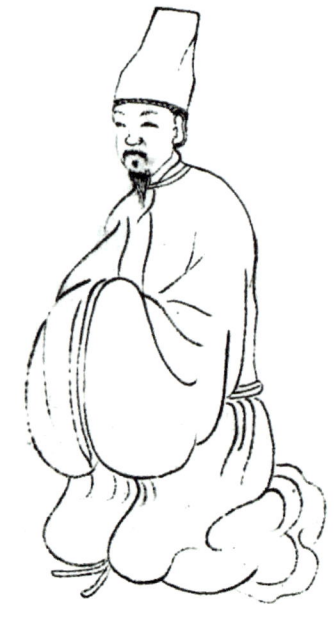

건륭황제 만수절의 보이차

눈이 시리도록 붉은 꽃바람의 한복판에서는 무슨 용암이 끓고 있을까요? 한 점도 이지러지지 않은 보름달의 그림자에서는 어떤 내음이 나는 걸까요? 때는 지금으로부터 꼭 230년 전인 1790년 8월 13일, 장소는 자금성. 하늘로 날아오를 절정에 이른 건륭황제의 여든 번째 생일, 이른바 만수절입니다. 이날의 잔치는 태화전 뜰에서 거행됩니다. 종실宗室과 각라覺羅와 몽蒙과 회回의 여러 왕공王公과 문무백관文武百官이 다 조복 차림으로 도열해 있습니다. 이 자리에는 여러 각국의 외교사절도 함께 했는데, 우리나라의 사신들도 베트남, 라오스, 미얀마, 대만의 대표들과 함께 자리합니다.

이날의 행사가 얼마나 복된 것인지, 우리나라에서도 정조 임금이 이 만수절 행사를 축하하고자 사 년 전부터 준비를 해왔으니, 중국 측의 준비는 또 어떠했을까요? 건륭황제의 만수절은 그 과정 모두가 세밀히 기록되어 있는데, 우리 사신이 남긴 기록만도 여럿입니다. 이 사행의 정사였던 황인점이 남긴 『승사록乘槎錄』이 있고, 부사인 서호수가 남긴 『연행기燕行紀』가 있으며, 유득공이 남긴 『난양록灤陽錄』과 한글로 쓰여진 『연행록』이 있습니다.

그중 우리는 서호수의 『연행기』를 살펴볼까 합니다. 팩트 위주의 객관적 기술이 단연 돋보이는 명저입니다. 4권 2책으로 되어 있는데, 연행을 다녀온 바로 그해에 만들어진 책입니다. 서울 출발일은 5월 27일, 다시 서울로 되돌아온 날이 10월 22일이니 5개월여에 걸친 일정이 꼼꼼하게 기록되어 있습니다.

『연행기』 제3권은 원명원圓明園에서 연경燕京까지의 여정과 이러저러한 경험을 적은 일기입니다. 그해 팔월 초하루로 가보십시다. 그날의 일기는 맑았습니다. 사신 일행은 숙소로 쓰던 원명원에서 배를 타고 잔치가 베풀어지는 연경 곧 오늘의 북경으로 향합니다. 당시의 원명원은 건륭이 친히 거주하며 정무를 보던 곳입니다. 이날의 행사는 자금성에서 묘시 즉 아침 여섯 시에 열렸으니 아마도 동트기 전부터 일어났으리라 생각됩니다. 두 척의 배가 떴는데, 한 척에는 몽蒙, 회回 제왕諸王과 패륵, 안남왕과 군기 제대신軍機諸大臣이 또 한 척에는 조선, 남장, 면전의 사신들과 회자回子, 안남의 종신從臣들이 타고 갑니다.

chapter 4. 조선의 연행사절이 본 보이차

잔칫날이라 음악 연주도, 춤도, 경극공연도 같이 베풀어졌는데, 이른 아침부터 오후 세 시까지 진행되었습니다. 공연은 삼장법사의 〈서유기〉가 연출되었는데, 우리의 관심사는 그날 사신들에게 주어진 음식과 선물 목록입니다.

자금성 안에서 베풀어지는 건륭황제의 팔순 잔치. 황실과 고관대작과 각국의 외교사절에게 베풀어지는 맛의 향연. 그야말로 황제의 먹방입니다. 잔치가 시작되고 모두 세 번의 음식물이 주어집니다. 아침 여섯 시에 잔치가 시작되어 오후까지 이어졌으니 조반과 중식과 이른 저녁이 차려졌다고 보아야 하겠지요. 이중 처음과 마지막 상은 황제의 상에 차려진 것을 나누어준 것이요, 중식은 따로 상차림을 해서 내 온 것입니다. 식사를 마치게 되면 모두에게 낙차酪茶를 줍니다. 낙차란 수유차 혹은 밀크티 정도로 보면 됩니다.

잔치가 끝나갈 무렵 선물도 줍니다. 선물을 나누어 주는 이는 군기대신 화신和珅. 건륭황제의 분신과도 같은 분입니다. 책사이자 비서실장이자 일인지하 만인지상의 실력자이지만 만고의 간신입니다. 우리네 사신들도 화신에게서 선물 보따리를 받습니다. 정사인 창성위 황인점과 부사인 예조판서 서호수는 사과 한 접과 보이차 한 병과 차고 한 갑을 받습니다. 서장관인 홍문관 교리 이백형은 사과 한 접과 보이차 한 병을 받습니다.

낮의 더위가 심했던 관계로 황제가 일어서는 객들에게 마지막 배려를 베풉니다. 혹 목이 마른 이가 있다면 수박이든 청차清茶든 원하는 대로 먹고 마시라는 겁니다. 연행기의 저자는 수박을 청해 갈증을 달랩니다. 숙소로 돌아오니 이러저러한 과일과 주전부리가 배달됩니다.

그다음 날인 팔월 초이튿 날에도 전날처럼 하루 종일 잔치가 계속됩니다. 레퍼토리 역시 대동소이하구요. 잔치가 끝날 땐 역시 또 선물을 주었는데, 전날과 꼭 같은 것을 주었습니다. 즉 정사와 부사에게는 사과 한 접과 보이차 한 병, 차고 한 갑을 주었고, 서장관에게는 사과 한 접과 보이차 한 병만을 줍니다.

여기서 퀴즈를 냅니다. 이때 받은 보이차 한 병이란 357g짜리 보이차 떡차 한 덩이를 말하는 것일까요? 아닙니다. 이때 하사받은 보이차 한 병一壺이란 보이차가 가득 든 도자기 병 한 개를 받았다는 뜻입니다. 병차餠茶 곧 떡차가 아닙니다. 병차甁茶 즉 도자기병 하나一壺입니다.

그럼 두 번째 퀴즈를 냅니다. 건륭황제가 하사하신 도자기 병 안에 가득 든 보이차는 덩어리차일까요, 아님 모차 혹은 산차 형태의 보이차일까요? 답은 후자입니다. 산차인 보이차가 도자기 안에 가득 들어 있었던 것입니다.

이제 마지막 퀴즈입니다. 도자기 안의 보이차는 수십 년 이상 숙성된 노차일까요, 잘 발효된 숙차일까요, 아님 갓 만든 신차일까요? 정답은 신차입니다. 정리하자면 건륭황제가 궁궐에서 드시고 각국의 외교사절에게 특별히 하사하신 차는 갓 만든 산차 형태의 보이차로서 도자기병에 한가득 넣어 선물한 것입니다.

추가 퀴즈를 하나 더 냅니다. 건륭황제가 다시없는 규모로 베푼 팔순 잔치 곧 만수절에 황실종친이나 고관대작이나 각국의 외교사절에게 하사한 보이차는 집에 가는 대로 맛있게 우려내어 마시라는 뜻이었을까요, 아님, 십 년이든 이십 년이든 묵혔다가 마시라는 뜻이었을까요? 이 퀴즈의 정답은 숙제로 남겨둡니다.

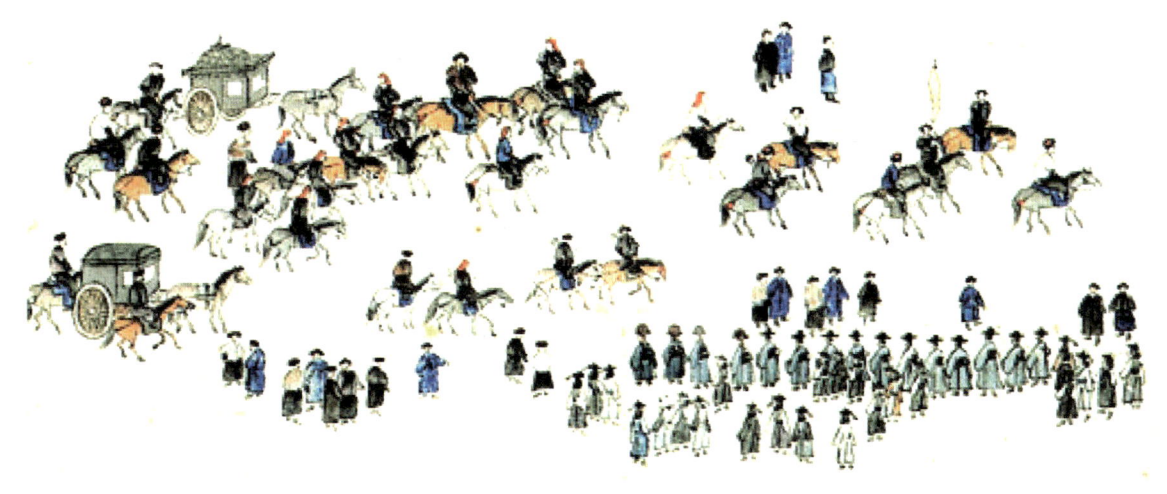

chapter 4. 조선의 연행사절이 본 보이차   An old future, puer tea

선물 목록의 하나인 차고도 잠시 짚어봅니다. 만수절에 건륭황제가 하사하신 차고는 황궁의 어차방에서 직접 가공한 차로 운남 6대 차산의 찻잎이 주원료입니다. 186번의 공정을 거쳐야 하고, 72일을 숙성해야 하는 특별한 형태의 가공차입니다. 이 시기를 전후하여 국가 예품으로 영국, 네덜란드 등의 사절단에게도 보내졌는데, 바로 그 건륭 때의 차고 하나가 대영박물관에 보관되어 있습니다. 『본초강목습유本草綱目拾遺』에 의하면 술을 깨게 하며, 소화를 돕고, 가래를 삭이며, 위를 깨끗하게 하고, 침이나 내분비물을 촉진시키고, 공력을 키워준다고 합니다. 아쉬운 점은 청나라가 역사의 뒤안길로 사라져가면서, 차고의 제작방식도 재가 되어 버렸다는 것입니다. 오늘날 우리가 보는 차고는 근자에 민간에서 복원된 차로 이전의 차고가 결코 아닙니다. 순리란 역시 한 치의 어긋남이 없습니다. 열흘 붉은 꽃 없다더니 기세 좋던 십전노인十全老人도 수명을 다하고, 영원할 것 같은 청왕조도 스러져가고, 보이차와 차고 역시도 역사의 뒤안길에서 오르락내리락 세월을 희롱합니다. 뜨거운 차 한 잔에 누 세월이 아스라합니다.

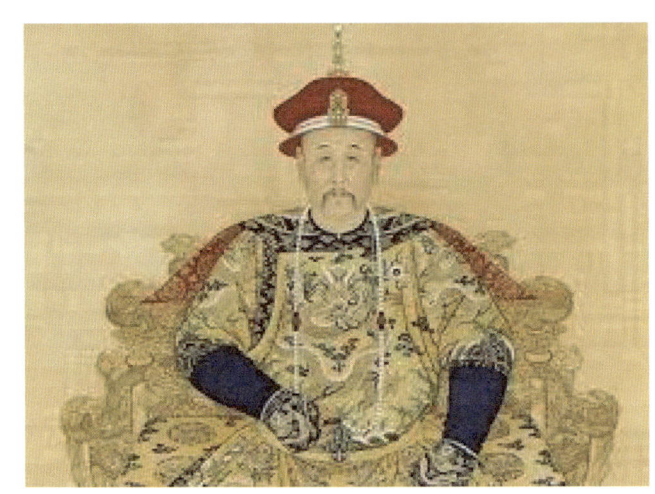

1790년 청나라 건륭황제 만수절이 북경 자금성 태화전에서 열렸다. 우리나라에서도 만수절 행사를 축하하기 위해 사신단을 파견했다. 부사인 서호수가 남긴 『연행기』제3권은 원명원圓明園에서 연경燕京까지의 여정과 이러저러한 경험을 적은 일기다. 『연행기』에서는 정사인 창성위 황인점과 부사인 예조판서 서호수는 사과 한 접과 보이차 한 병과 차고 한 갑을, 서장관인 홍문관 교리 이백형은 사과 한 접과 보이차 한 병을 받았다고 적고 있다.
위의 사진은 건륭황제. 아래 사진은 서호수의 연행일기.

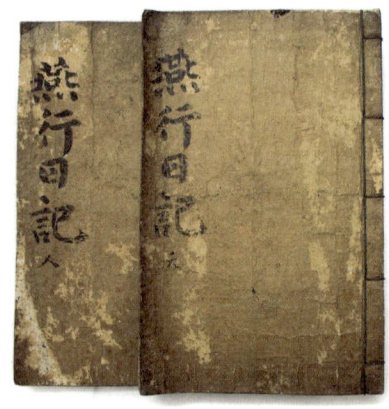

남공철의 용단보이차 품감

조선 차인 중의 한 분입니다. 그분의 몇몇 일화를 소개해 드릴 터인데, 이런 분이 차인으로 어울릴지 보아주시기 바랍니다. 어머니가 옥황상제에게 절을 드리는 꿈을 태몽으로 꾸고 태어남. 열세 살에 혼인한 후 아이가 없음에도 불구하고 부부가 평생 해로함. 성품이 편안하고, 간결하며, 차분하고, 조용함. 조정에서 퇴청하면 곧장 집으로 돌아와서 향香을 피우고, 책을 찾아서 읽음. 가끔 명사名士들과 만나서 글을 지으며 담소하였는데, 풍류와 운치가 그윽하게 풍김. 환갑 때 스스로 청계산에 묻힐 자리를 정하고, 묘비명도 직접 작성함.

위에서 묘사된 분위기로 보아서 차인으로의 품격과 향이 풍기는 분이라고 느끼시나요? 정조의 지극한 신임을 받았던 남공철南公轍(1760-1840)이 바로 그 분입니다. 그는 당대의 문형이라고 할 만한 문장가이며, 정치가, 행정가입니다. 순조 때는 9번이나 연속하여 이조판서를 맡아 모든 문인의 인사를 담당했으며, 말년에 이르기까지 국사의 큰일을 놓지 않았던 나라의 동량입니다.

남공철의 저작 중 하나로 『금릉집(金陵集)』이 있습니다. 24권 중 첫 4권에는 부賦 3편과 시 374수가 실려 있는데, 시의 대부분은 금강산을 읊었거나 연경의 경치나 풍물을 노래한 기행시입니다. 물론 우리의 관심은 연경시에 있습니다. 남공철이 동지사冬至使에 임명되어 연경을 방문한 때는 1807년 10월입니다. 그의 시문은 높은 평가를 받고 있었음으로 자연히 청의 시인 문사와 깊은 교제를 나누게 됩니다.

조강曹江(1781~1837), 진희조陳希祖(1767~1820, 혹은 (1765~1820), 이림송李林松(1770~1827) 등이 그들입니다. 이들은 모두 조선 선비들과 교우가 깊었는데, 조강만 해도 남공철 외에 유득공柳得恭이나 박제가朴齊家, 추사 김정희金正喜 형제 등과 특별한 관계를 나누었습니다. 추사 김정희가 옹방강翁方綱을 만나게 되는 것도 이분의 추천에 의한 것이니 그 인연이 적지는 않을 것입니다.

차와 관련해서도 우리는 앞서 유득공이 북경에서 보이차를 즐기던 모습을 감상하였거니와 김정희의 경우도 완원의 아들 완복이 운남에서 직접 보이차고를 만들어 옹방강의 비서인 섭지선을 통해 전달한 것을 알고 있습니다. 오늘은 남공철이 용단 보이차를 품감하며 부른 노래 한 편을 감상해 보고자 합니다. 남공철은 시를 읊기에 앞서 시제 겸 보이차를 접하게된 상황을 간략히 묘사하고 있습니다.

남공철이 연경에 사행으로 간 해가 가경嘉慶 연간이니, 북경에서의 보이차 신드롬은 이미 절정에 이르렀다고 보아야 합니다. 이때 남공철은 북경에서 보이차를 구매했다고 하니 유리창의 어느 차점이 아닐까 합니다. 크기가 열 근이라고 하니 단차團茶일 것입니다. 장홍의《전남신어》에 의하면 이 차는 여아차女儿之号임에 틀림이 없습니다. 왜냐하면 장홍은 보이차 진품은 '모첨毛尖', '아차芽茶', 또는 '여아차女儿之号'라고 불렀는데, 모첨은 산차로 공납을 했고, 아차와 여아차는 단차이기는 하나 곡우 전에 따는 아차는 2냥과 4냥으로 만들었고, 곡우 후에 따는 여아차는 1근에서 10근까지의 크기로 만들었기 때문입니다. 여아차라는 명칭은 물론 오랑캐 여인들이 채취해 만들었기 때문에 붙여진 것입니다.

"북경에서 보이차를 샀다.
오늘 마침 들여놓았다. 열 근觔을 받았다
(北京貿出普洱茶, 是日適入對, 受賜十觔)."

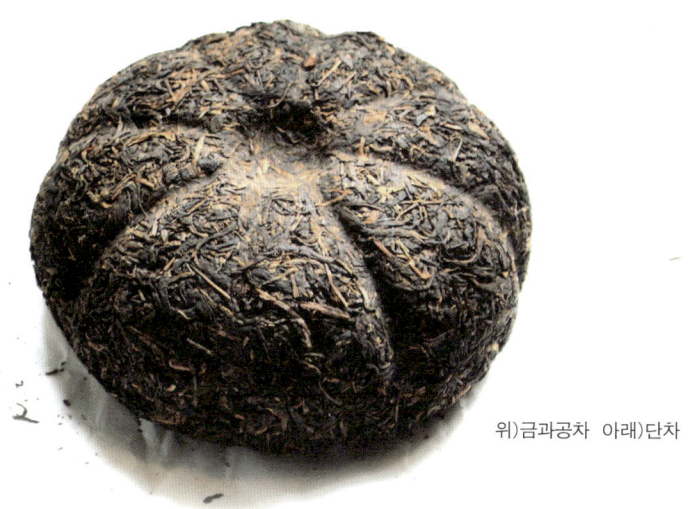

위)금과공차 아래)단차

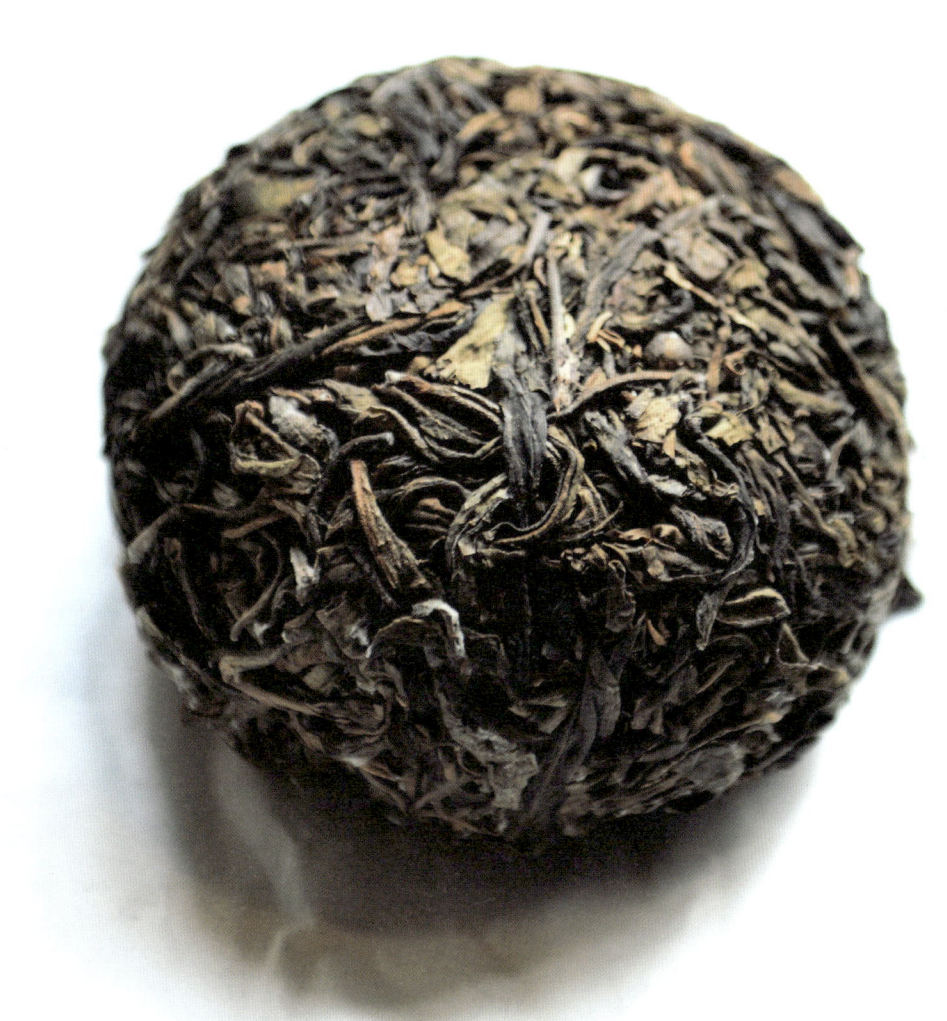

보이차를 용단龍團으로 부르고 있음을 보게 된다. 용단은 둥근 송나라 때의 용봉단차龍鳳團茶를 말하지만 여기서는 둥글게 긴압된 보이차를 의미한다. 상자를 열어 보이차를 꺼내고, 조심스레 포장지를 해치고, 덩어리차에서 잎부분을 뜯어낸다. 차를 가져올 때 이미 차향이 그윽해 받이드는 옷소매에서도 향이 흘러나는 듯하다.

남공철이 쓴 '보이차普餌茶'라는 명칭도 살펴볼 필요가 있습니다. 보통은 '보이차普洱茶'라고 하지 않습니까? 그러나 당시의 기록을 보면 '보차普茶', '보이차普耳茶', '보우차普雨茶' 등 다양하게 표기된 것을 볼 수 있습니다. 이것은 보이차가 소수민족의 발음을 한어로 표현한 데서 오는 편차이기 때문입니다.

보이차를 맞아들였으니, 다음 단계는 맛을 보아야지요. 남공철은 열 근짜리 단차를 꺼내어 화로에 불을 지피고, 찻물을 가득 담은 주전자를 올리고, 둥글게 긴압된 보이차를 해궤(解塊)하고, 그 맛과 향을 음미하고, 한 편의 시를 지어 노래하고, 숙달되지 못한 자신을 부끄러워 하며, 신선의 풍류를 즐깁니다. 이제 오언율시伍言律詩로 지어진 남공철의 보이차 품차시를 같이 감상해 보십시다.

옷소매가 하늘에 향기로우니
용단의 빛깔 고운 종이를 뜯어내누나
산들바람이 쌓인 눈을 사라지게 하니
추운 계절에 새로이 연기를 지피노라
상쾌한 맛이 맑은 봉황과 같음을 알게 되니
뛰어난 문장으로 아름다움을 밝히노라
솥을 다루는 솜씨가 길들여지지 않아 부끄러워하니
단약을 만드는 신선을 배우고자 하노라

보이차를 용단龍團으로 부르고 있음을 보게 됩니다. 용단은 물론 송나라 때의 용봉단차龍鳳團茶를 말하지만 여기서는 둥글게 긴압된 보이차를 의미합니다. 상자를 열어 보이차를 꺼내고, 조심스레 포장지를 헤치고, 덩어리차에서 일부분을 뜯어냅니다. 차를 가져올 때 이미 차향이 그윽해 받아드는 옷소매에서도 향이 흩날리는 듯합니다. 찻물로는 눈 녹인 물이 으뜸이라 하니, 차솥에는 눈을 수북이 넣고 끓입니다. 화로에서는 연기가 피어오르고, 솥에서는 김이 오릅니다. 차맛이 상쾌하기가 비교할 데가 없습니다. 봉황에나 비할까? 신비로웁기만 합니다. 그러니 서툰 문장으로라도 노래를 부를 판인데, 남공철은 당대의 시인이니 어찌 아름다운 문장이 나오지 않겠습니까? 다만 차도구 사용이 아직 익지 않은가 봅니다. 당시 북경에서 흔히 쓰는 개완배나 자사호의 사용이 낯설지나 않았는지, 물 온도를 맞추는 것이 설었는지는 모르겠습니다. 뭔가 2% 부족한 느낌을 받았겠지요. 귀하디 귀한 보이차를 자셨으니, 이보다 나은 단약을 구하기도 어렵겠지요. 보이차를 즐기는 심성, 보이차를 즐기는 여유는 그대로 선인仙人의 풍모입니다.

『계산기정』을 통해본 19세기 벽두의 청대 차문화

대국자보다는 훈수꾼이 국면을 잘 읽을 때가 있습니다. 18세기에서 19세기로 넘어가던 그 어간의 중국 풍정을 관찰자의 입장에서 기록한 연행록도 그러한 흔적의 하나일 수 있습니다. 연행록 자체가 견문록, 여행기인데 그중에서도 정사, 부사, 서장관 등 주요 직책을 맡은 관리보다는 특별한 직무, 직책이 없는 자제군관이나 수행원이 훨씬 더 북경의 이모저모를 읽어내고, 음미 감상하고, 깊은 교제도 나누고 한 잔 술과 차도 경험한 예가 있습니다. 19세기를 밝히는 여명이 아직도 어스름한 1803년 중국인이 아닌 조선인이, 외교사절이 아닌 수행원이, 관찰자의 입장에서 기록한 당시의 중국 차문화는 어떤 것이었을까요?

1803년은 청나라의 가경 8년이 되는 해이며, 조선에서는 순조가 재위에 올라 3년 된 해입니다. 이해 동지사의 정사는 민태혁閔台赫(1746~1806)이었으며, 부사는 권상신權常愼(1759~1824), 서장관은 서장보徐長輔(1767~1830)였습니다. 서장보는 우리가 앞에서 살펴본 건륭황제 만수절의 부사였던 서호수徐好修의 손자이기도 합니다. 그러면 우리의 친애하는 관찰자는 누구일까요? 바로 서장관인 서장보의 친구인 이해응李海應(1775~1825)입니다. 그는 친구 따라 북경에 가서 볼거리, 먹을거리, 놀거리를 찾아 자세하고 친절하게 묘사해 놓았습니다. 그의 나이 29세 때입니다. 절친한 친구들로는 서장보 외에도 조인영趙寅永, 조만영趙萬永, 한치윤韓致奫 등이 있습니다. 지나가는 이야기지만 한치윤은 그의 주저『해동역사海東歷史』에서 신라 흥덕왕 때인 828년에 차씨를 가져온 이가 김대렴이라고 밝힌 바도 있습니다. 역시 여분의 이야기이지만 이해응은 벼슬 운이 없었는가 봅니다. 연경에 다녀오고도 23년이 더 흘러 그의 나이 51세가 되어서야 사마시司馬試에 생원 3등으로 합격하였는데, 그만 그해 5월에 유명을 달리하게 되니 말입니다.

각설하고 이제 그의 연행기록인 『계산기정薊山紀程』을 들여다보십시다. 이 책은 5권으로 편찬된 일기체의 견문록입니다. 앞의 4권에는 오고 간 길에 관한 내용이 적혔고, 마지막 권에 각종 주제의 글을 항목을 나누어 묘사해 놓았습니다. 우리는 그중에 차에 관하여 적어 놓은 '음식' 부분을 들여다볼 예정입니다.

먼저 살펴볼 것은 연행사절에게 날마다 공급된 물품의 목록입니다. 사행에 나선 사절들에게는 날마다 필요로 하는 물품을 공급하는데, 공급 관청은 광록시光祿寺입니다. (혹 '시寺'를 '사寺'로 새기는 경우가 종종 있는데 반드시 '시'로 읽어야 합니다. '사寺'로 읽는 경우는 절이나 사찰을 의미하며, 관청이나 관아는 '시寺'로 읽는 것이 맞습니다. 내사복시內司僕寺, 전중시殿中寺, 봉상시奉常寺, 전농시典農寺, 사섬시司贍寺 등이 있음.) 물품 중에는 쌀이며, 고기며, 술 등 다양한 종류가 포함되어 있는데 그 중에는 차도 포함되어 있습니다. 정사, 부사, 서장관에게는 매일 1냥의 찻잎이 공급됩니다. 대통관大通官 3원원과 압물관押物官 24원에게는 찻잎이 5돈씩 주어집니다. 대통관이란 사행에 따른 통역관이며, 압물관이란 세폐歲幣를 비롯한 각종 공물과 예물을 운송하고 관리하는 관리입니다. 이들에게 주는 물품은 날마다 정해진 양만큼 지급이 됩니다. 이것은 예부터의 법식입니다. 그런데 이해응이 기록한 품목에서는 지급된 차의 품질과 종류에 관하여는 기록되어 있지 않습니다. 그렇다고 당시에 연행사절이 마신 차가 무엇인지 영영 힌트가 없는 것은 아닙니다. 다양한 차의 목록을 이해응이 또한 남기고 있기 때문입니다.

그 대표적인 차의 종류로서 용정차龍井茶, 은창차銀鎗茶, 송라松蘿, 벽라춘차, 기창旗鎗, 식이式彝, 대엽, 향편, 상담湘潭, 노군미老君眉, 감람차橄欖茶, 보이차, 백호차, 청차, 황차 등을 언급하고 있습니다. 이들 가운데 대부분은 10대 명차에 들어갈 만큼 명·청시대에 이름은 높은 녹차류들입니다. 보이차, 청차, 황차는 차류를 뜻하는 표현이라고 할 수 있습니다.

이들 차 가운데 이해응이 비중을 갖고 표현한 차가 몇 있습니다. 우선 용정차입니다. '용정차 같은 것이 상품인데, 오직 항주에 1묘畝의 밭이 있어 씨를 받는다(如龍井茶是上品, 只杭州有一畝田取種)'고 묘사합니다. 묘란 중국식 토지 면적의 단위인데 우리나라로 치면 200평에 해당하는 단위입니다. 용정차는 당시에 맛, 향, 탕색, 엽저 모두 일색이어서 가히 차의 4절을 모두 갖추었다는 명품입니다. 강희제가 공차로 인정했고, 건륭제는 직접 용정에서 이차를 맛보았다고 하니 상품이 아닐 수가 없겠지요?

반면 황차와 노미차老味茶는 가장 하급의 차라고 할 수 있습니다. '황차는 연경사람 중에는 마시는 자가 없고 오직 요동과 심양의 시장에서만 판다(黃茶則燕人無吸者, 只賣於遼瀋市上)'고 하니 이른바 서민 대중을 위한 차임을 알 수 있습니다. 노미차는 아예 차를 구할 수 없는 곳에서 먹는 대용차로 볼 수 있습니다. '동팔참은 차가 귀한 곳이라, 혹 쌀을 볶아 차를 대신하니, 그것을 노미차老味茶라 한다(東八站茶貴處, 或以炒米代之, 謂之老味茶)'고 이해응은 부연합니다. 동팔참은 조선에서 연경으로 가는 길의 주요 역참입니다. 일반적으로 구연성九連城에서부터 요동이나 심양까지를 포함하며, 구체적인 지명과 경로는 다소 차이가 있습니다. 중국으로 향하는 주요 사행로이지만 외진 곳에 위치해 있고, 때로 산적의 습격을 당하기도 하여 민감한 곳이기도 했습니다. 그러니 이러한 척박한 곳의 사정상 차는 사치품일 수 있을 것입니다. 이런 곳에서는 누룽지로 만든 숭늉만 해도 감지덕지한 일입니다. 한 가지 궁금한 점이 눈에 띕니다.

이해응의 시야에 들어온 차 중에 하나가 보이차인데 특별한 언급도 없거니와, 서열에 있어서도 평범하게 나열되어 있음을 볼 수 있습니다. 또한 보이차에 앞서서 언급되고 있는 용정차, 은창차, 송라, 벽라춘차, 기창, 식이, 대엽, 향편, 상담, 노군미, 감람차 등 명차들을 살펴볼 때 아마 이들 차류 목록은 사행길에 접하거나 대접받은 차라기보다는 북경 유리창의 차점에서 만나본 차류가 아닌가 싶습니다. 기왕 차 마시는 이야기가 나왔으니, 이해응의 눈에 띄인 찻자리 풍정을 옮겨볼까 합니다. 오늘날 우리가 중국에 가서 찻자리에 초대받았을 경우와 비교해서 보시기 바랍니다.

"손님 접대에는 반드시 차로 하고 (待客必以茶), 차를 따르는 법 역시 술을 따르는 것처럼(行茶如行酒) 각 사람에게 각각 잔을 놓고 마시는 대로 따른다. 차는 극히 뜨거운 것을 마시므로, 잔에 있는 차가 조금 식으면 곧 찻주전자 안에 도로 붓는다. 차 마시는 것 역시 천천히 마셔서, 한 잔 마시는데 거의 담배 한 대 피는 시간만큼이나 오래 걸린다. 그리고 한가히 있을 때도 무시로 마셔서, 찻주전자를 항상 화로 위에 얹어 놓고, 식사가 끝나면 마시고 손님이 오면 마신다."

chapter 4. 조선의 역행사절이 본 보이차

차를 언제 마시는가가 잘 묘사되어 있지 않습니까? 손님 접대할 때 마십니다. 한가히 있을 때도 마십니다. 식사가 끝나면 마십니다. 손님이 오면 마십니다. 한마디로 무시로 마십니다. 일상다반사日常茶飯事 그대로입니다. 문득 저의 일상은 어떨지 생각해 봅니다. 여러분의 일상은 어떠하신지도 묻게 됩니다. 날이 좋아서 혹은 날이 나빠서, 그대가 있어서 혹은 그대가 없어서, 하도 바빠서 혹은 하릴없어서 차 한잔하시면 어떨런지요?

An old future, puer tea

홍석주, 운남인 구성진에게 보이차 20단을 받다

홍석주洪奭周(1774~1842)는 해거재海居齋 홍현주洪顯周의 맏형입니다. 우리나라의 차인들이 애지중지하는 『동다송(東茶頌)』은 초의草衣선사의 저작인데, 초의선사가 홍현주의 부탁을 받고 쓴 책입니다. 홍석주의 아버지는 홍인모洪仁謨(1755~1812), 어머니는 영수합서씨令壽閤徐氏(1753~1823)입니다. 가족 모두가 서화와 문장에 일가견이 있으며 차를 즐긴 가족애로도 유명합니다.

때는 바야흐로 1831년(순조31), 홍석주가 사은사謝恩使로 연경을 다녀오던 그 어간으로 가봅시다. 당시 사은사의 정사는 홍석주, 부사는 유응환兪應煥, 서장관은 이원익李遠翊으로 조선의 왕세손을 책봉해 준 것에 대해 감사를 표하기 위한 사절입니다. 홍석주는 자제군관으로 사위인 한필교韓弼敎(1807~1878)를 데려갑니다. 당시 통역관은 이상적李尙迪(1804~1865)인데, 홍석주가 선발해 동행했습니다. 이상적은 바로 추사에게서 세한도를 받은 분이며, 홍선대원군에게서 800년 된 용봉단차를 받은 그분입니다.

이 사행에서 한필교가 기록한 연행기가 『수사록隨槎錄』입니다. 한필교의 『수사록』은 다른 연행록과 비교하여 몇 가지 특징들을 갖고 있는데 그중 하나는 일정과 견문에 대해 대단히 세세한 것까지 기록했다는 것이며, 다른 하나는 일정 중에 나눈 필담이 자세히 기록되어 있다는 점입니다. 『수사록』 전 6권 중에서 필담과 서신으로 5권과 6권이 채워진 것을 보면 그 비중을 알 수 있습니다. 이는 한필교의 표현대로 '비록 입으로 말을 통하지는 못하지만, 붓으로 구구절절하게 심회를 모두 풀어놓는 것'이어서 통역이 없어도 가능한 의사소통이었기 때문일 것입니다. 이제 『수사록』의 제6권 「반형총화班荊叢話(下)」를 펼쳐 홍석주와 그의 사위 한필교가 운남 출신의 지현知縣 구성진歐聲振을 만나 서로의 회포를 나눈 9월 16일의 풍윤현豐潤縣으로 가보십시다. 사행의 중요 역참이기도 한 풍윤현은 조선 유민들이 많은 곳이기도 합니다. 병자호란 때 끌려간 사람들의 후손이지요.

당시 구성진은 풍운현의 지현으로서 운남 이문현 사람입니다. 전문 관료로서 조고朝考라고 불리우는 어전시御殿試에서 장원급제한 엘리트입니다. 직례성直隸省에서만 14개 현의 지현을 거쳤습니다. 직례성의 지경은 북경, 천진, 하북, 하남, 산동이며 북경이 수도입니다. 운남 출신으로 직례성에서 직무 경력을 쌓아가는 것을 보면 그의 출중함을 능히 알 수 있습니다.

홍석주 일행은 귀국 일정 중 풍운현에서 구성진과 특별한 만찬을 갖고 다양한 주제의 이야기를 나눕니다. 이날 상에 오른 요리의 가짓수만도 40여 가지가 넘고, 함께 나눈 술잔만도 적지가 않았습니다. 그중에서 우리는 홍석주와 구성진이 나눈 대화 가운데 운남과 관련된 내용이 얼마나 다양한지 놀라게 됩니다. 그중 일부만 살펴보겠습니다. 편의상 '홍'과 '구'로 나누어 문답 형식으로 소개합니다.

홍 _
선생의 고향이 전남滇南이라고 하니, 여기에서 얼마나 떨어져 있습니까?

구 _
8,500여 리입니다.

홍 _
우리들이 사는 곳에 견주어도 5,000여 리나 더 멉니다. 우리 동방은 전남과 1만 2,000여 리 떨어져 있는데, 지금 다행히 우연히 만나 한자리에 앉았으니 실로 삼생의 인연이 있지 않으면 어찌 이에 이를 수가 있겠습니까.

구 _
참으로 그렇습니다.

홍 _
귀하의 고향은 어느 부府 어느 현縣에 있습니까? 어느 해에 조정에 입조하였으며, 어떤 관직을 거쳤습니까?

구 _
저의 마을은 운남부雲南府 이문현易門縣입니다. 발췌과拔萃科로 세속의 관리가 된 지 30년입니다.

홍 _
듣건대, 운남은 지역이 따뜻하여 한 해에 두 번 오곡伍穀을 심고, 또 하루 사이에 기온이 일정하지 않아 낮에는 홑옷을 입고 저녁에는 솜옷을 입는 자가 있으며, 해와 여러 별들이 모두 중국보다 배로 크다고 하였습니다. 모르겠습니다만, 과연 그렇습니까?

구 _
그렇습니다. 지대가 비교적 높기 때문에 해와 달, 별을 보면 비교적 큽니다. 산이 매우 많고, 안개가 매우 짙기 때문에 기온이 일정하지 않습니다. 여름에는 심한 더위가 없고 겨울은 모진 추위가 없어 사시四時의 기운이 바르지 않기 때문에 풍토병이 많습니다. 그러나 수한水旱의 재해가 없는 데다 사람들이 매우 소박하고 꾸밈이 없어 속이는 습속이 없습니다. 또 오곡이 흔하여 사람이 살기 좋으며, 몹시 가난한 이가 없고 또한 큰 부자도 없으니, 실로 낙토樂土입니다.

홍 _
지금 영평 지부永平知府 완공(완상생阮常生)의 존대인尊大人(완원阮元)이 현재 운남 총독이라고 하는데, 문장과 경술經術이 당대에 추중을 받았습니다. 선생께서는 아마 그분과 친숙하게 지내는 사이일 것이니, 그분의 저술을 본 적이 있습니까?

구 _
그렇습니다. 저술이 매우 많아 이미 세상에 유행하였습니다.

홍 _
『연경당집硏經堂集』 및 『십삼경교감기十三經校勘記』가 있다는 말을 들었습니다. 이 밖에 어떤 책이 있습니까? 영평 지부永平知府 완상생의 호가 소운小芸인데, 능히 그 부친 완원의 문학을 계승하였다고 합니다. 과연 그렇습니까?

구 _ 그렇습니다. 그의 시문집은 공께서 영평永平에 도착하여 소운小芸 태수太守에게 구하여 얻는 것도 무방할 것입니다.

홍 _
운남雲南에서 연경으로 오려면 귀주貴州를 경유하는 길을 잡습니까, 사천四川을 경유하는 길을 잡습니까?

구 _
모두 가능합니다. 귀주를 경유하는 길이 가깝고, 사천을 경유하는 길은 멉니다. 검주黔州(귀주)의 길이 개통되지 않았을 때는 사천을 경유하여 다녔는데, 지금은 검주의 길을 경유하는 자가 많습니다.

홍 _
검주를 경유하면 호남, 호북, 하남을 거쳐 연경으로 옵니까?

구 _
그렇습니다.

홍_
한 음식 그릇을 가리키며 말하기를,
"이것은 마치 우리나라의 만두饅頭와 같습니다."

구_
만수饅首라는 이름은 제갈 무후로부터 시작되었습니다. 남만南蠻의 풍속은 신에게 제사 지낼 때 사람의 머리를 사용하였습니다. 제갈 무후가 맹획孟獲을 복종시킨 뒤에 상제嘗祭를 지낼 때 만인蠻人이 사람의 머리를 사용하기를 청하였습니다. 제갈 무후가 말하기를, '이러한 짓을 어찌 차마하겠는가. 밀가루로 사용하여 사람 머리 모양으로 만들어 사용하라.' 하였는데, 이것이 만두의 유래입니다.

홍_
이전 명明나라 때 목서평沐西平은 대대로 운남을 다스리고 살면서 위엄과 덕망을 사람들에게 인정을 받았습니다. 지금도 그 유적이 있으며, 그 후손들 또한 전중滇中 지방에 살고 있습니까?

구_
그 목씨沐氏의 후손은 아직까지 대리부大理府에 많이 살고 있습니다. 목왕沐王의 기공비紀功碑와 생사당生祠堂은 운남성 전역에 두루 퍼져 있습니다.

홍_
면전국緬甸國(미얀마)은 중국 지도 밖에 있습니까?

구_
면전국은 참으로 몇 번이나 통역을 거쳐야 하는 먼 나라입니다.

홍석주가 이미 운남의 지리적 여건, 기후, 풍정, 최근의 인사문제와 그 가족의 동정, 운남에서 북경까지의 물자이동 경로, 만두의 유래, 역사, 인접국과의 관계까지 파악하고 있으며, 이를 구성진에게 확인하고 있음을 알게 됩니다. 시간이 흐르고, 밤이 깊어져 갑니다. 연회를 마치고 후일을 기약합니다. 홍석주 일행은 숙소로 이동합니다. 그러자 지현이 다시 숙소로 석별의 정을 나누러 옵니다. 그렇게 이별을 아쉬워하며 날이 밝고 귀국길에 오릅니다.

이때 홍석주 일행은 정표로 선물을 보냅니다. 인삼 10근, 광모필 25지, 송매묵松煤墨 10홀笏, 접첩선摺疊扇 10파把, 청심淸心 5환, 소합蘇合 50환 등이 그것입니다. 물론 서로 간에 시를 짓고, 글씨를 남기고, 서화를 그리고 쓴 부채를 전한 것은 한, 둘이 아닙니다. 구성진도 선물을 보내 옵니다.

chapter 4. 조선의 연행사절이 본 보이차   An old future, puer tea

"운남雲南의 보이차普洱茶 20단團을 받들어 올립니다. 진귀한 물건은 아니지만 전인滇人의 성의임을 알아주십시오(奉去雲南普洱茶二什團 物 非足珍知是滇人之意耳)."

라고 편지글에 적혔습니다. 헤어지는 날은 눈이 왔습니다. 그러니 이별의 마음은 더욱 애틋합니다. 홍석주는 다시 방문해달라는 구성진의 청에 답을 못합니다. 이미 연배가 높아 후일을 기약하기가 어렵기 때문입니다. 지위가 정승에 이르렀음에도 고요하고 겸손해 평민처럼 처신하였던 인품의 소유자, 마음이 닦아지고 학문이 쌓이면 그것이 덕이 되고, 도가 되고, 말이 되고, 글이 된다고 '심외무문心外無文, 도외무심道外無心'을 말씀하신 그 어른, 홍석주의 그날 모습입니다. 이제 우리도 페이지를 닫아야 합니다. 마지막 장면은 풍윤현의 청사에 홀로 그램처럼 선연한 보이차의 주연 몇 사람을 엔딩 크레딧ending credit으로 올립니다.

완 원 _
추사의 스승. 홍석주가 연행하던 당시의 운남 총독. 보이공차를 제작해 황궁에 올림.

완상생 _
완원의 큰아들. 영평부 지부.
홍석주에게 완원의 저작을 전하여 줌.

완 복 _
완원의 3째 아들. 『보이차기(普洱茶記)』의 저자. 추사에게 보이차고를 보내 줌.

구성진 _
풍윤현 지현. 운남 이문현 사람.
홍석주에게 보이차 20단 선물.

홍석주 _
홍현주의 맏형.
구성진에게 보이차를 선물 받음.

홍현주 _
초의선사에게 『동다송東茶頌』 저술을 부탁함. 보이차에 관한 장시를 남김.

한필교 _
홍석주의 사위. 연행기 『수사록隨槎錄』을 통해 위의 기록을 남김.

이상적 _
추사의 제자. 세한도의 주인. 흥선대원군에게 800년 된 용봉단차를 받음. 당시 통역.

홍현주, 섣달 눈 녹인 물로 보이차를 끓이다

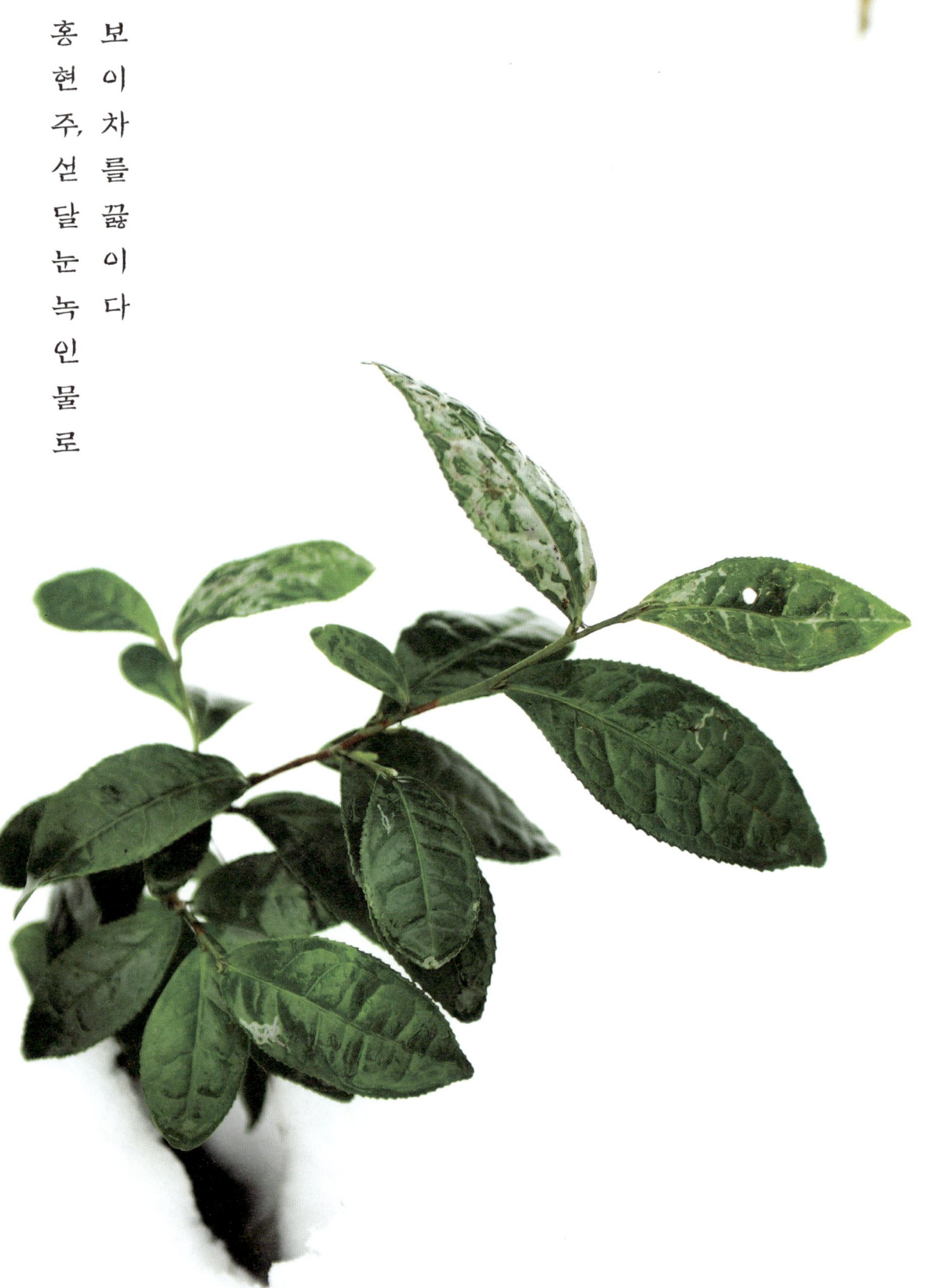

chapter 4. 조선의 연행사절이 본 보이차

An old future, puer tea

"옛사람에게서 전해오는 뜻에 따라
삼가 「동다송東茶頌」 한 편을 지어 올립니다.
말이 분명하지 않은 곳에는 해당 본문을
베껴 보여 하문하시는 뜻에 대답합니다."

초의草衣의 편지 구절 중 한 대목입니다. 「동다송」의 유래를 밝히고 있는 구절입니다. 1837년 해거재가 북산도인北山道人 변지화卞持和를 통해 초의에게 차와 다도에 대해 문은 바가 있는데, 그 결과물이 바로 「동다송東茶頌」이 됩니다. 해거재 홍현주 주변의 차인은 이루 헤아릴 수 없습니다. 대부분이 차의 마니아들입니다. 본가의 아버지, 어머니와 형제자매들, 처가의 어른들, 자하紫霞 신위申緯, 초의선사, 다산 정약용 등 가까이 지낸 동지들이 대부분 그렇습니다. 이분들의 정리와 사연은 이 시대 우리에게도 여전히 교감이 되고 교훈이 됩니다. 차차 살펴볼 여지가 있을 것입니다. 오늘 이 자리에서는 다만 해거재의 보이차 인연만을 살펴보고자 합니다. 우선 『해거재시초海居齋詩鈔』를 먼저 보아주시기 바랍니다. 『해거재시초』는 해거재 홍현주의 시집입니다. 해거재의 시는 윤정진尹正鎭의 표현대로 '따스하고 두터우며 맑아서 막힌 데가 없다'고 평을 받습니다.

3권으로 구성되어 있는데, 그중 2권에 실린 「납설수팽다臘雪水烹茶」 즉 '섣달 눈 녹인 물로 차를 끓이다'라는 한 편의 시를 권합니다. 20연으로 이루어진 장편시입니다. 청나라 하남 지방의 친구가 보내온 보이차고와 월단을 꺼내어 눈 녹인 물로 차를 끓여 마시고 다시 갈무리하는 내용입니다. 보이차 품차의 전과정이 아름답게 묘사되어 있어서 시 전문을 같이 보았으면 합니다.

**"겨울 12월 계미 납일(冬十二月癸未臘),
남창 아래에서 한낮이 되도록 잠을 잤구나
(日高睡足南窓楊)"**

때는 계미년이니 1823년의 일입니다. 이해 해거재의 나이는 31살입니다. 섣달이니 한 겨울입니다. 연중 밤이 가장 깊은 때이기도 합니다. 늦잠을 잡니다. 남쪽 창으로 볕이 듭니다. 온기가 돌았을 것입니다.

chapter 4. 조선의 연행사절이 본 보이차

"구름이 대나무 문에 잠겨
찾아오는 이 없고(雲鎖竹關無剝啄),
눈이 매화나무 집을 둘러 속세와는
떨어졌네(雪擁梅廬絶塵雜)"

대나무 울이며, 사립에 구름이 오가니 세상에 있으나 세상이 아닙니다. 매화나무 등걸엔 흰 눈이 소복한데, 사위가 조용하니 발걸음마저 끊어진 지 오랩니다.

"묵은 상자 뒤져서 흰 깁 봉함 집어 드니
(拈取舊篋白絹封), 보이차고와 월단月團이
들어 있네(普洱茶膏月團搗)"

차함을 찾아듭니다. 세월이 보입니다. 상자 안에는 하얀색 비단에 쌓인 보이차고와 월단이 있습니다. 보이차고는 보이차를 엿처럼 고은 차이고, 월단은 달처럼 둥글게 긴압한 보이차입니다.

"편지를 여니 천리 너머의 그대 얼굴을
본 듯(開緘宛見千里面), 연남 옛 친구의 정은
두텁기만 하구나(燕南故人情周匝)"

차함에는 오랜 벗님의 글월이 함께 담겨 있습니다. 자구마다 행간마다 얼굴을 맞이한 듯 정겹기만 합니다. 벗님은 물론 연남燕南 사람입니다. 연남은 오늘의 하남성을 뜻합니다. 해거재의 교유 관계가 국경을 넘어선지 오래된 징표이기도 합니다.

"방규원벽方珪圓璧을 때맞춰 마시러
(方珪圓璧隨處沃), 마른 솔과 오래된 홰나무를
손에 잡히는 대로 꺾네(枯松老槐信手拉)"

방규원벽方珪圓璧은 송나라 때의 북원차北苑茶를 말합니다. 용봉단차를 말하는 것입니다. '만리를 떨어진 당시의 서울 개봉에서도 그 이름이 높았다(北苑研膏 方圭圓壁 萬里名動京關)'던 차입니다.

"벽돌 화로에는 짐승 모양으로 빚은 석탄에서 불기운이 살아나니(甎爐獸炭火候活), 돌 냄비에는 어안魚眼이 일고 솔바람 소리가 들리네(石銚魚眼松風颯)"

벽돌로 만든 화로에 숯을 넣습니다. 불꽃이 일어납니다. 점점 피어납니다. 화로 위에는 돌 냄비가 얹혀져 있습니다. 그 안에는 눈 녹인 물이 들어 있지요. 물이 끓어 물방울이 물고기 눈만해집니다. 물 끓는 소리도 성해져 솔바람처럼 들립니다. 이때 즈음엔 차향도 올라오게 마련입니다.

"다동에게 못 맡기고 스스로 차 달이니
(自煎不敢付童僕), 머리 위 오사모烏紗帽가
반쯤은 기울었네(頭上半欹烏紗匡)"

차를 끓이는 것은 다동茶童의 몫입니다. 그러나 오늘 해거재는 몸소 팔을 걷고 나섭니다. 화로에 불을 지피고, 차솥을 들여다보느라 머리에 쓴 두건마저 삐딱해졌습니다. 혹 숯 검뎅이가 얼굴 한쪽에 묻었을지도 모르겠습니다.

"꽃무늬 자기 다완에 담아내자 고운 빛 어리어
(花瓷盛來有佳色), 한 잔 차에 돌연
막힌 가슴이 열리네(一椀頓開襟鬲闉)"

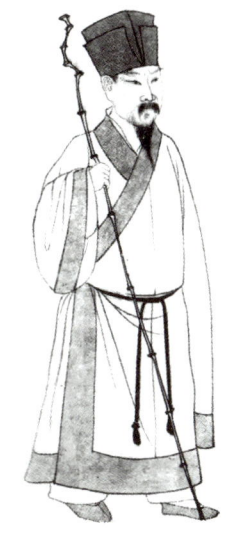

청대 다완이 얼마나 화사한지는 다들 아실 겁니다. 꽃무늬가 얼마나 아름다웠을까요? 다완 안에 담긴 차탕의 색이 무척이나 고왔는가 봅니다. 뜨거워진 다완을 조심스레 입에 댑니다. 차탕이 목울대를 넘기자 가슴이 시원해집니다. 체증이 다 내려갑니다. 숨도 쉬어지고, 몸에 열기도 돌게 됩니다.

"통정桶井과 미천尾泉의 물은 오히려
두 번째라(桶井尾泉猶第二), 한영寒英이
참으로 마른 목에 알맞네(寒英正與渴喉合)"

통정桶井과 미천尾泉은 훈련원 서남쪽과 돈의문 밖에 있는 이름이 높은 샘물입니다. 그러나 해거재는 두 번째로 그 위치를 내립니다. 차를 끓이기에 더욱 좋은 물이 있습니다. 눈꽃 송이를 녹여 만든 물입니다. 눈꽃 송이를 끓여 만든 차는 대번에 갈증을 씻어 냅니다.

"골골한 이에게 필요한 건 다만 차를 마시는 일
(多病所須惟茗飮), 내년을 기약하며 남은 것을
간직하네(留待明年剩貯納)"

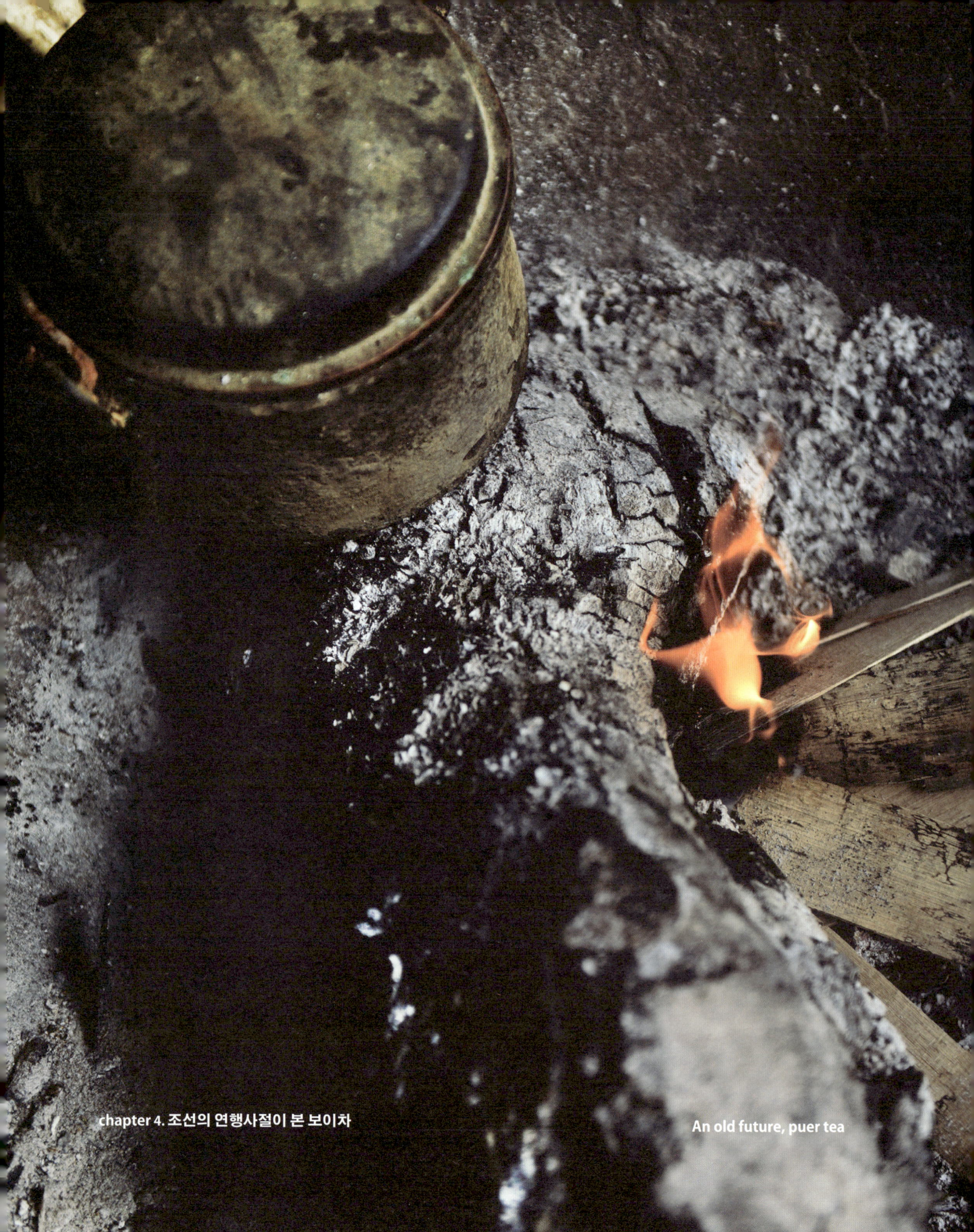

chapter 4. 조선의 연행사절이 본 보이차

An old future, puer tea

의약이 발달하지 못한 옛 시대에 병환이 있으면 얼마나 힘들었을까요? 한 잔의 차는 무척이나 도움이 되었을 것입니다. 이 시를 지었을 때가 31세임을 감안해 보면 해거재가 병중에 있었다기보다는 차의 보건 양생적 효능에 대한 관습적 표현 아닌가 싶습니다. 마지막 구절은 다소 의외입니다. 일국의 부마요, 권세가의 일인임에도 불구하고 남은 차를 아껴 이듬해를 기약하고 있기 때문입니다. 이는 그만큼 보이차가 귀하다는 반증이며, 양도 많지 않아 자주 즐길 수 없었다는 것을 보여줍니다.

이 시를 지은 시기는 초의선사를 만나기 10년 전입니다. 해거재가 일찍부터 차를 접했고, 차에 익숙했으며, 차벗들도 많았고, 차를 잘 알았다는 것을 알 수 있습니다. 사실 해거재 일가는 보이차에 관하여 꽤 인연이 있는 편인 것 같습니다. 맏형인 홍석주와 큰집 조카사위인 한필교가 연경에 사행으로 나가서 돌아올 때 운남 출신의 지현인 구성진에게 보이차 20단을 선물 받아 온 바도 있지 않았습니까? 1831년의 일입니다. 바로 그 연행의 시점으로 되돌아가서 양주 땅 다산의 사랑방으로 가 보십시다. 1831년 가을이 깊은 어느 날 해거재는 수종사를 찾습니다. 그리곤 이어지는 다산과의 다담. 자연스레 사행길에 나선 맏형님 홍석주의 안부가 대화에 오릅니다. 당시 사행의 정사는 홍석주, 부사는 유응환俞應煥, 서장관은 이원익李遠翊이었습니다. 사위인 한필교가 타각군관으로 동행했습니다. 그때 다산은 두 분 형제를 칭송하며 한 편의 시를 짓습니다.

「해거도위와 마주 앉아 홍석주 판서의 연경 사신길을 생각하다對海尉有懷洪判書【奭周】燕槎之行」가 그 시입니다.

"하늘가의 의무려산엔 눈빛이 균일한데(天畔醫巫雪色匀), 관문의 닭이 울어 사신 행차 보내누나(關鷄啼送大行人)" 이 시는 『여유당전서與猶堂全書』 가운데 제6권에 실려 있습니다. 그러니 작시가는 다산입니다. 이미 70줄에 들어 수종사에 같이 소풍하기에도 힘들어하던 시기입니다. '나는야 노쇠한 몸, 누가 이 파리한 꼴을 생각하랴?' 다산의 한숨이 들리시나요? '수종사에 노닐려 해도, 나는 늙어서 따라갈 수가 없다.' 안타까운 탄식입니다. 세월 앞에 장사가 없는 법이지요. 이 시기를 전후하여 해거재는 틈틈이 다산을 찾아뵙곤 합니다. 이날도 해거재를 만난 다산은 맏형인 홍석주의 연행이 순조롭기를 빌고, 또 홍씨 형제의 우애를 높이 칭송해줍니다.

노년에 이른 차인의 품격과 경륜 많은 중후한 장년 차인의 교류가 손에 잡힐 듯하지요? 수종사의 물길은 예나 지금이나 변함이 없지만, 세월 속의 옛님은 추억 저편에 아릿하게 남게 됩니다. 문득 궁금증 하나가 고개를 내밉니다. 해가 바뀌어 맏형 홍석주가 보이차 20단을 가지고 귀국하게 되는데, 막내 아우인 해거재에게 얼만큼이라도 차례가 갔을까요? 해거재 손에 보이차 단차가 보내어졌다면, 해거재는 다시 수종사를 찾아 다산과 함께 보이차를 음미하고 기쁨을 나누었을까요?

차茶 미치광이 이유원이
만난 심양과 연경의 보이차

흥선대원군의 정치적 라이벌, 청나라 북양대신 이홍장李鴻章과 일본을 견제하기 위해 미, 영, 프, 독과 통상수호를 검토한 분, 전권대신으로서 일본변리공사 하나부사花房義質와 제물포조약을 조인한 분, 극도로 단순화한 이유원李裕元(1814~1888)의 정치적 위상입니다. 이유원은 당대의 시인이자 예서에 능한 서예가인 동시에 금석학자이며 작사와 작곡에도 뛰어난 재능의 소유자입니다. 그러나 오늘 우리는 당대의 차인 가운데 한 사람인 이유원의 모습을 바라다볼 예정입니다. 귤산에 지은 그의 차실이나 한, 중, 일의 명차에 박학한 그의 품미안은 지금도 후배 차인에게 찬탄을 금치 못하게 합니다. 이유원이 그의 시가에서 스스로 표현했듯이 그는 지금 생각해 보아도 손색이 없는 차인의 풍모와 처신과 마니아적인 습벽마저도 가졌습니다. 그는 정치 일선을 벗어나기만 하면 '정치에도 뜻을 버리고, 집안일도 심드렁' 했으며, '머리털은 그대로 있으나 스님같이 생활'했으며, '여자도 아닌데 처자 같은 몸가짐'을 가졌습니다.

오로지 힘을 쏟은 것은 '차를 끓이고 학을 사육하는 것'이니 신선의 풍모입니다. 차를 즐기되 '도처에서 차 달이느라 이웃에게 불을 빌리곤 했으며', '차호 속의 차는 덥든 뜨겁든 무엇이나 즐겼고', '수액水厄(차를 끝없이 대접받는 고통, 수재水災)이 없음'을 오히려 아쉬워하던 자칭타칭의 차茶 미치광이입니다. 일상에서 즐겼던 차도 우리 차로는 보림사 죽로차, 초의차, 오팽년차(은첨차), 밀양의 황차 등이 있었고, 중국차로는 보이차, 수유차, 작설차, 오취차, 백과차 등을 들 수 있습니다. 물론 일본차에 관해서도 일가견이 있는데 차차 살펴볼 예정입니다. 오늘은 그저 차인 이유원의 다양한 면모 중에서도 보이차에 관한 그의 견해와 식견만을 살펴보고자 합니다.

이유원이 활동하던 19세기는 이미 연행사절에 의해서 보이차가 조선의 지식인 사이에 알려질 만큼 알려진 시기라고 할 수 있습니다. 이유원 자신도 연경에 두 번이나 사절로 다녀왔으니 보이차는 낯선 차가 아니었을 것입니다. 처음 연경을 찾았을 때는 1845년으로 동지사 서장관 신분이었고, 두 번째는 30년이 더 흐른 1875년에 주청사奏請使의 정사로 북경에 가서 이홍장을 방문하게 됩니다. 이유원이 보이차에 대해 어떻게 평가하고 있었는지는 그의 장편시 '죽로차竹露茶'만 보아도 잘 알 수 있습니다.

'죽로차'는 다산 정약용이 보림사에서 스님들에게 차싹 고르는 것을 가르치는 내용으로 시작합니다. 그런 이 시의 뒷부분에는 보이차의 언급이 나옵니다. 물론 마무리는 '우리나라 보림사의 차가 최고'여서 '국산으로 충분하다'는 해피엔딩입니다. '죽로차'의 보이차 관련 내용은 다음과 같습니다.

"황산곡黃山谷은 시로써 동파노인을 전송했으나
보이차 한 잔으로 보내었단 말 듣지 못했소
홍점鴻漸이 쓴 다경茶經은 차인들이 탐내는 바나
보이차가 나란히 기록되었다는 말 듣지 못했소
심양의 점포에선 보이차의 가격이 무엇보다 높아
한 봉지에 비단 한 필과 바꾸어 갖네"

제자인 산곡山谷(황정견黃庭堅, 1045~1105)이 스승인 동파東坡(소식蘇軾, 1036~1101)를 배웅할 때 보이차로 대접하지 않았다는 지적입니다. 홍점鴻漸(육우陸羽, 727~803)의 『다경』을 모두 살펴보아도 보이차를 언급한 대목이 없습니다. 그러나 동북의 심양만 해도 차점에서 보이차 한 봉지에 비단 한 필에 준할 정도로 비싸다는 것입니다. 이유원이 산곡, 동파, 홍점을 통해 보이차가 유명한 차가 아니라고 말하는 듯한 느낌을 받습니다. 이유원의 이러한 발상은 결국 보림사의 죽로차를 높이기 위한 밑 작업입니다. 그러나 오늘날의 견지에서 보면 억지스런 느낌입니다. 육우는 당나라 사람이요, 황정견과 소식은 송나라 사람인데 이때는 보이차라는 이름조차도 명명되지 않았을 때입니다. 더 심하게는 보이부가 중국의 땅이지도 않았을 때입니다. 그러니 보이차를 이들이 말하지 않은 것은 무시하거나 가볍게 보거나 차의 격이 떨어져서가 아닙니다. 그러나 이유원이 당송의 대표적인 차인과 차서를 꿰고 있다는 점은 인정해야 할 것 같습니다.

chapter 4. 조선의 연행사절이 본 보이차

보이차 가격이 예사롭지 않다는 것은 새삼스러울 게 없습니다. 그러나 놀라운 것은 이러한 고가의 보이차가 북경도 아닌 동북의 심양에서도 버젓이 팔린다는 사실이 놀랍습니다. 연행사절의 눈에도 심양의 보이차 가격이 인상적이었던가 봅니다. 일봉一封이라고 한 것으로 보아 산차가 아닐까 싶기도 합니다. 산차라면 모첨毛尖일 가능성도 높아 보입니다. 그러나 모첨이라면 자기병이나 은병에 담았을 터인데 봉에 들어 있다면 비교적 품질이 떨어지는 조보엽粗普葉일 가능성도 있습니다.

이유원은 「호남4종湖南四種」이란 글에서도 "강진 보림사 대밭의 차는……그 품질이 보이차 못지않으며(康津寶林寺竹田茶…… 其品不下普洱茶)"라고 한 것으로 보아 보이차를 차 품평의 한 기준으로 이용하고 있음을 볼 수 있습니다. 그렇다면 이유원은 보이차에 관해 얼마나 알고 있는 것일까요?

『벽려신지薜荔新志』에는 이유원이 보이차에 관해 해박하게 언급하고 있는 대목이 있습니다. 그 내용은 보이차 생산지, 목방차와 보이차의 차이, 보이차의 진품 - 즉 모첨, 아차, 여아차, 여아차의 명칭 유래, 조보엽粗普葉과 보이차고와 예주차蕊珠茶 등에 이릅니다. 그러나 이 내용은 모두 청나라의 장홍张泓이 『전남신어滇南新语』에서 밝힌 내용입니다. 『전남신어滇南新语』의 출판이 1755년이고, 이유원이 이 내용을 '두 번째 연경에 들어갔을 때 차 가게의 사람에게 자세히 들었다'고 했으니 1875년의 일입니다.

다만 여기서 짚어볼 몇 구절이 있습니다. 이유원이 장홍의 『전남신어』에 나오는 보이차 관련 정보를 전하면서 덧붙인 구절입니다. 이 내용 중 하나는 다음과 같습니다.

이유원은 '산차로 된 보이차'가 괜찮고, '2냥 또는 4냥으로 덩어리를 지은 보이차'는 그 다음이라고 부연한 뒤 "그 밖의 '근 단위의 덩어리 차觔團'나 '고약처럼 고은 차熬膏'는 모두 논할 것이 못 된다."고 못 박습니다. 물론 산차로 된 보이차조차도 용정차만 못하다고 이유원은 파악하고 있습니다. 이것으로 미루어 보아 이유원의 보이차 관련 지식은 상당히 정교하며, 나름대로 품차 감각을 겸비하고 있음을 알 수 있습니다. 다만 아쉬운 것은 '완복阮福이 『보이차기普洱茶记』를 편찬한지도 50년이 흐른 시점인데 왜 그 자료는 섭렵하지 못하였을까?' 하는 점입니다. 완원은 추사의 스승이요, 완복은 완원의 아들인 동시에 추사하고의 교류가 많았고, 이유원은 추사를 존경하고 있었음에도 불구하고 말입니다. 노선배차인 이유원이 남겨주신 말씀을 다시 전합니다. "차 애호가들은 고금古今이 없으니 차가 어찌 속세의 먼지로 인해 누가 되겠는가?"

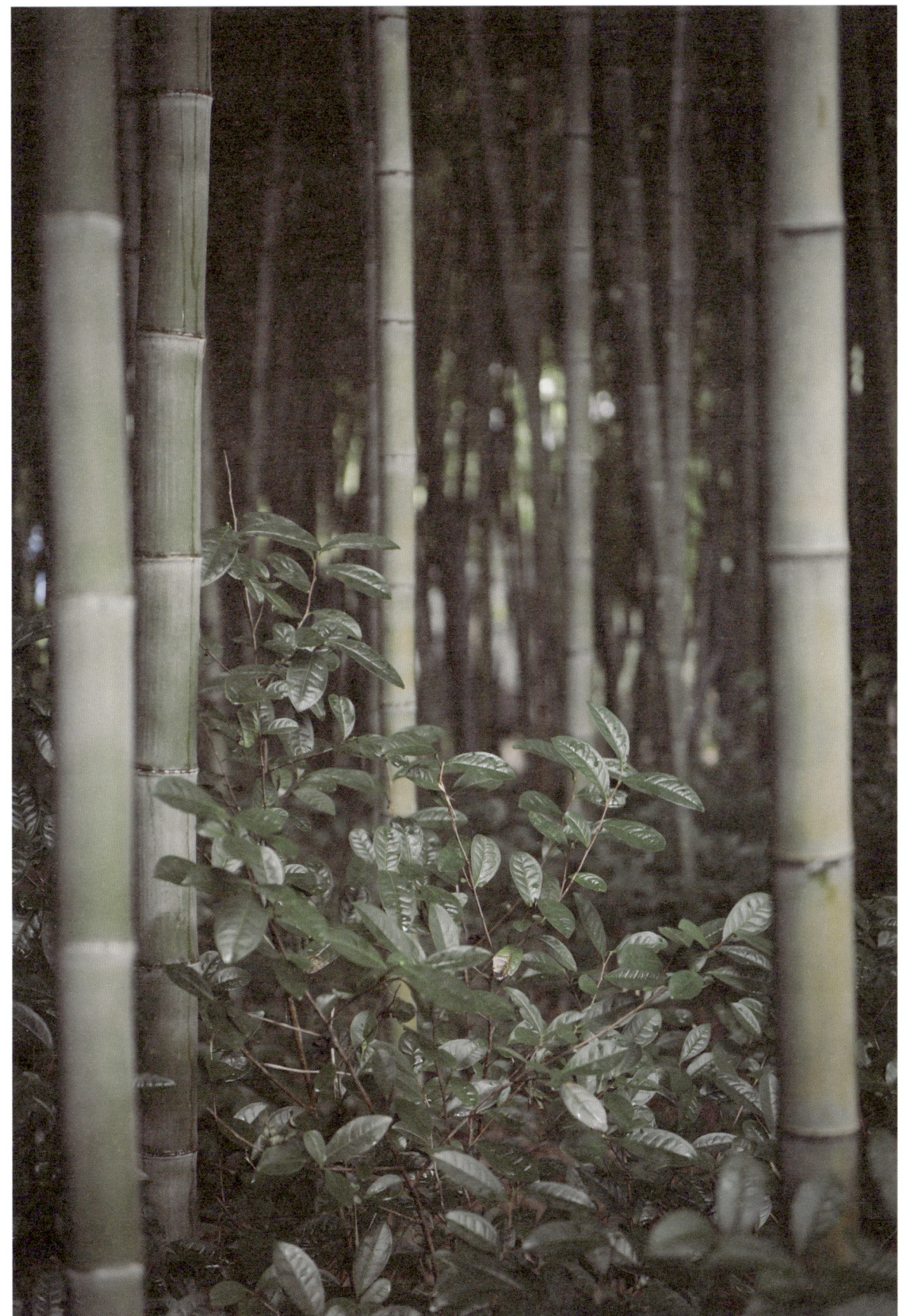

이유인즉 「호남사종湖南四種」이란 글에서도 "징진 보림사 대밭의 차는……. 그 품질이 보이지 못하였으며(康津寶林寺竹田茶……. 其品不普묘茶)"라고 하였다.

Major flow of puer tea in modern times

_ Drinking Unnam's tea with Jugang's water.
From Hongkong to Taiwan, and to Kwangdong and Unnam.
Puer tea's new selling distribution derived from E-commerce.
Old future's Present.

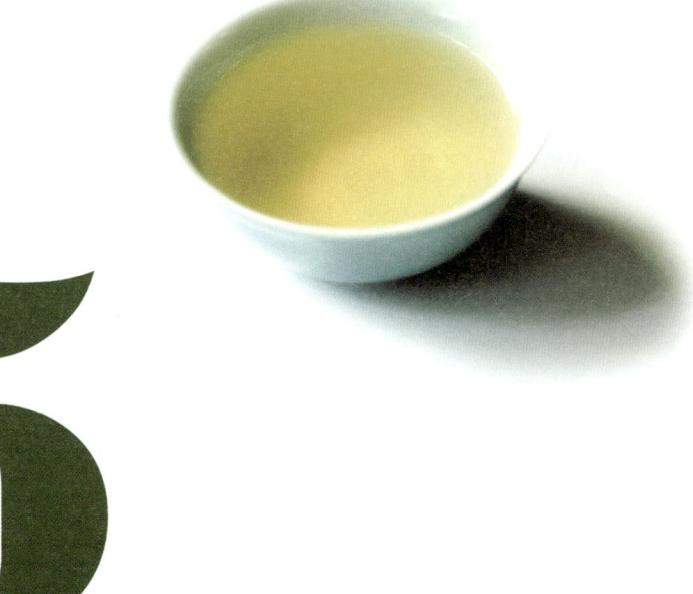

chapter 5. 현대 보이차계의 주요 흐름

현대 보이차계의 주요 흐름

An old future, puer tea

chapter 5. 현대 보이차계의 주요 흐름   An old future, puer tea

주강珠江의 물로, 운남雲南의 차를 마신다

보이차계 역시 하나의 생명활동이라고 할 수 있습니다. 변화에 대한 역동성이 생멸生滅을 거듭하며, 끝없이 나아갑니다. 보이차계의 표면적인 양상도 많이 변화하지만, 그 이면에는 용광로와도 같은 응축된 힘이 있습니다. 문혁文革 이후의 보이차판 역시 강호江湖의 논리에 따라 가능성이 배태되고, 성장 잠재력이 표출되고, 때론 시대의 부름이나 외면에도 직면하고, 새로운 모습으로 탈바꿈하기도 합니다. 보이차판을 이루는 세력들도 여럿으로 나누어져 끝없이 경쟁하고, 변형되며, 서로가 서로에 대하여 작용합니다. 오늘은 현대 보이차계의 주요 흐름을 '말을 달리며. 흘낏 일별一瞥해 보고자 합니다.

우선 현대 보이차계를 이루는 여러 이질적인 세력들을 보십시다. 이것을 보이차판의 가시적可視的 표면이라고 표현할 수도 있습니다. 이러한 세력들은 역사의 어느 한 시점에서 배태되어 오늘날 당당히 한 자리를 차지하고 있습니다. 우선 시대적 흐름을 따라 각 배역들을 등장시켜 보십시다.

먼저 저 멀리 청대淸代의 보이부로 가 보십시다. 아시다시피 서쌍판납을 비롯한 보이부 관할의 여러 곳이 보이차의 메카가 되었습니다. 이곳을 근·현대 보이차 흥기의 1번지로 명명할 수도 있습니다. 이는 순치 연간에 설치한 차리선위사車裏宣慰司와 옹정 연간의 개토귀류改土歸流 정책의 결과물이기도 합니다. 중앙정부의 실질적 힘과 권위가 변방의 차산지까지 영향력을 행사하게 됩니다. 새로운 인력과, 재차 기술과 자본력이 운남으로 집결합니다. 그 결과 보이차가 황실의 진공품으로 등장하게 됩니다.

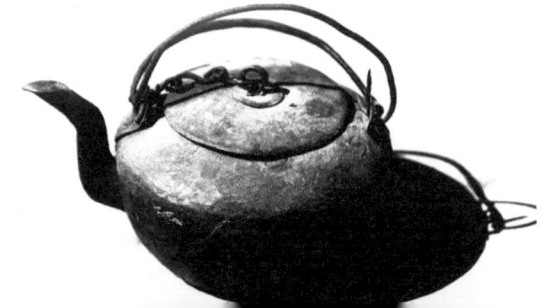

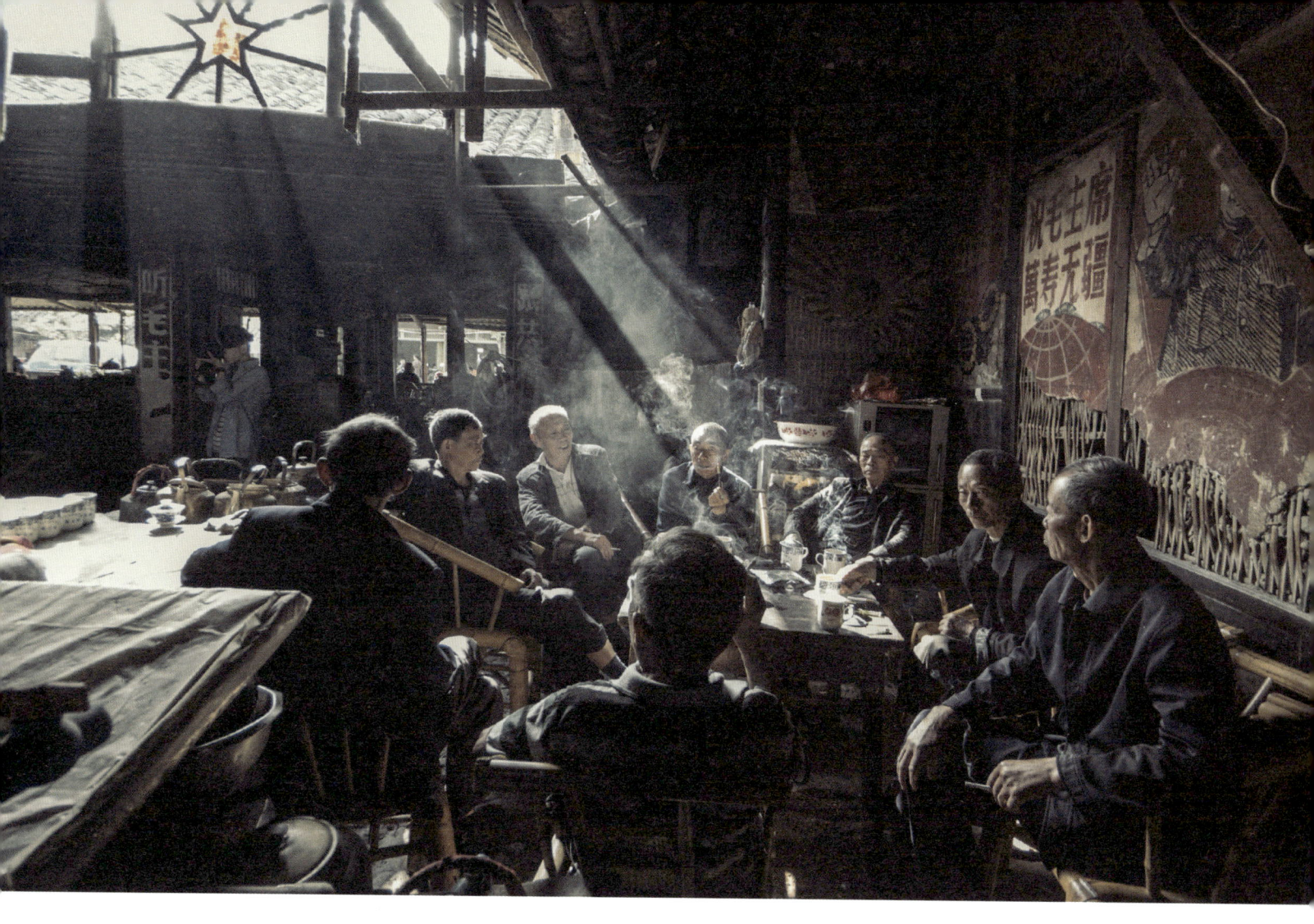

보이차판에도 다양한 역사적 현실적 흐름이 있다. 청대 보이부에서는 서쌍판납을 비롯한 보이부 관할의 여러 곳이 보이차의 메카로 황실의 진공품이었다. 청나라의 몰락으로 혼탁한 시기 미얀마와 경계에 있던 맹해에는 1939년 불해차창이 설립됐고 대단위 자본이 유입되어 차의 도시로 탈바꿈한다. 2차 대전 후 신중국의 계획 경제 시대에는 곤명차창, 맹해차창, 하관차창, 묵강차창에서 생산됐고, 판매는 중차공사 운남 지사가 맡게된다. 이시기 중차공사는 홍콩으로 보이차를 대량 수출했다. 홍콩의 노차 열풍은 1973년 인공숙차를 탄생시켰다.

보이차 흥기의 두 번째 라운드는 맹해에서 일어납니다. 이는 청나라의 몰락과 군부세력의 등장, 혼탁한 권력의 각축과 힘의 공백 상태에서 나타난 새로운 대안입니다. 이 시기, 차마고도는 쇠퇴기에 접어들었고, 새로운 수출의 욕구는 임계점을 지나게 됩니다. 맹해의 가장 큰 이점은 미얀마와의 경계에 위치하고 있었다는 점입니다. 당시 미얀마는 대영제국의 식민지로서 풍요의 젖줄이었습니다. 당연히 맹해는 미얀마를 지렛대로 활용하게 됩니다. 미얀마를 통해서 남양으로, 인도로, 서장으로 무역의 통로를 엽니다. 맹해가 무역 도시로서, 찻잎의 도시로서, 개방의 도시로서 탈바꿈하는 순간입니다. 당연히 중국 내의 대단위 자본이 들어옵니다. 중차공사도 예외가 아닙니다. 1939년에 드디어 중차공사가 맹해에 불해차창을 설립합니다. 불해차창은 바로 오늘날의 맹해차창의 전신입니다. 제국주의적 야욕이 극에 달한 일본이 동남아의 판매로를 전면 차단하기까지 이 흐름은 지속됩니다.

2차 세계대전이 종료되면서 신중국이 건설됩니다. 계획 경제 시대가 시작됩니다. 이 시기의 보이차 역시 '일괄 구입, 일괄 판매'의 기치 아래 묶입니다. 보이차의 생산은 오직 곤명차창, 맹해차창, 하관차창, 묵강차창에서만 가능합니다. 판매는 중차공사 운남지사가 맡게 됩니다. 보이차의 수출 역시 중차공사의 손에 맡겨졌습니다. 중차공사가 보이차를 홍콩으로 보냅니다. 홍콩에서의 보이차의 위치는 '하층민의 차'에 불과했습니다. 보이차를 마시는 가장 큰 이유는 '저가低價'였기 때문입니다. 홍콩으로 보이차가 옮겨지고, 창고에 보관되다가 실수요자의 손에 들어올 때면 보이차의 상당수는 묵혀져 있게 마련이었습니다. 즉 '노차老茶'가 되게 된 것입니다. 이 묵은차는 당연히 묵은내가 납니다. 그래서 차를 끓일 때 소량의 국화를 첨가하게 됩니다. 그것이 홍콩의 '국화 보이차'입니다.

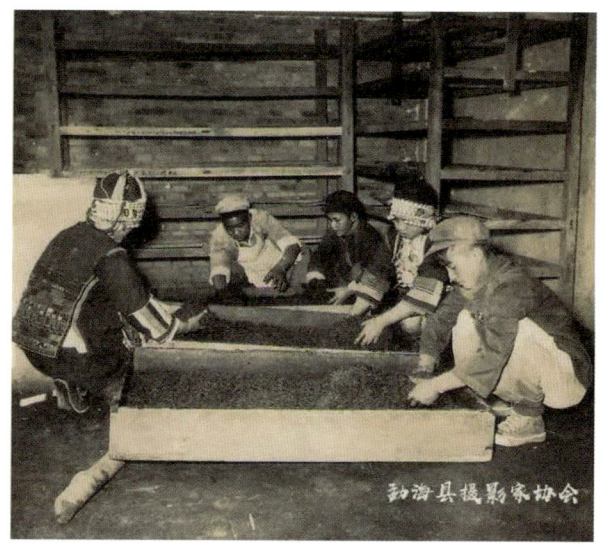

1993년 4월 보이차의 판도에 한 획을 긋는 역사가 일어난다. 보이시에 홍콩, 대만 뿐만이 아니라 한국과 미국의 차인들까지 참여한 제1회 '중국 보이차 축제'와 '보이차 국제 세미나'가 개최된 것이다. 현대적 의미에서 보이차의 국제 교류가 그 문을 연 것이다. 그 '물꼬'를 통해 새로운 발걸음과, 욕구와, 자본, 기술이 점차 운남으로 밀려 들었다.

여기에 하나의 모순점이 보이차의 역사에 등장하게 됩니다. 홍콩 사람들이 '국화 보이차'를 마시는데, 이 원료는 물론 싸구려 노차老茶입니다. 그런데 마시고, 마시고, 마시노라니 노차의 양이 점차 줄어듭니다. 소비되는 것은 노차인데, 구입할 수 있는 것은 신차新茶입니다. 차상들의 머리에 쥐가 납니다. 고민에 고민을 거듭합니다. 하나의 해결책을 마련합니다. 신차를 보관할 때 습도를 높이고 높은 온도에서 저장하는 이른바 '고온가습高溫加濕'이라는 '구명의 동아줄'을 생각해 냅니다. 왈, '인공숙차'가 만들어지는 순간입니다. 광동차엽공사가 이러한 홍콩 차상들의 요구에 화답합니다. 전문화된 기술 인력을 투입합니다. 중차공사 운남지사의 결심으로 곤명차창과 맹해차창에서 실험에 실험을, 연구에 연구를 거듭합니다. 숙차 공예가 탄생합니다.

연구 인력을 파견한 해가 1973년, 시중에 대량의 숙차를 보급하게 되는 해가 1975년입니다. 현대 보이차의 지형을 바꾸게 된 또 다른 파도 하나가 밀려듭니다. 홍콩의 반환입니다. 홍콩 내부의 혼란이 극에 달합니다. 홍콩 차상의 일부는 미국이나 캐나다 등지로 이주하며, 이른바 홍창(또는 항창)의 보이차를 대방출합니다. 노차들이 쏟아져 나옵니다. 상당수는 대만으로 흘러 들어갑니다. 대만의 보이차 열기에 더해 광풍이 됩니다. 가격 상승에 불이 붙습니다. 휘발성을 보다 높이기 위해 보이차에 '높은 모자'도 씌웁니다. '역사와 문화의 옷'을 덧입힙니다. 호급차, 인급차의 족보가 '내로라'하고 세간을 종횡하게 됩니다. 이른바 '마시는 골동품의 시대'가 열리게 된 겁니다. 따라서 이들 차를 알아보는 눈 즉 안목이 요구되기 시작합니다. '노차 품감'의 역사가 시작되게 됩니다. 수익성 있는 투자재로서의 노차가 세간의 지가를 올리기 시작합니다.

chapter 5. 현대 보이차계의 주요 흐름

이 시기, 운남의 현지에서도 보이차의 판도에 한 획을 긋는 역사가 일어납니다. 1993년 4월의 보이시로 가 보십시다. 당시의 지명은 물론 사모思茅입니다. 이 해 보이시에 세계 각국의 차인들이 모였습니다. 홍콩, 대만 뿐만이 아니라 한국과 미국의 차인들까지 포함되었습니다. 제1회 '중국 보이차 축제'와 '보이차 국제 세미나'가 개최된 것입니다. 현대적 의미에서 보이차의 국제 교류가 그 문을 연 것입니다. 생산자와 수요자와의 교류라고 해도 좋습니다. 새로 '물꼬'가 터졌습니다. 그리고 그 '물꼬'를 통해 새로운 발걸음과, 욕구와, 자본과 기술이 점차 운남으로 밀려 들었습니다. 이 흐름을 타고 덩시하이鄧時海가 1995년에 『보이차』를 출간합니다. 보이차에 색조 화장을 시작하게 된 겁니다. 고깔 옷도 입히고 칠보단장도 합니다. 이른바 대만류 보이차의 파고가 내륙으로 쏟아져 들어갑니다. 같은 해 대만의 차문화협회 임원들이 보이차의 메카 이무를 방문합니다. 이무의 원로 향장인 쟝이張毅를 만납니다. '보이차의 현재'를 찾습니다. '보이차의 과거'를 찾습니다. 우여곡절 끝에 '고법古法의 보이차'를 복원합니다. 석모石母로 제작된 고수차병古樹茶餅을 만들게 됩니다. 호급차가 현대적 기법으로 재등장하게 됩니다. 순료 고수차의 시대가 새로 문을 열게 됩니다. 흐름을 타고 1996년에는 진순아호眞醇雅號가 세상에 나옵니다.

1999년에는 이창호易昌號가 고고성을 울립니다. 그렇게 보이차계의 제1막이 시작됩니다. 때로 보이차는 역사의 전면에서 자취를 감춘 것처럼 보이는 때가 있었습니다. 때로는 소수민족들의 갈증을 풀어주는 음료에 불과한 때도 있었습니다. 그러나 보이차가 갈기를 세워 '사자의 울음소리'를 내면, 천하가 눈을 돌리지 않을 수 없었습니다. 이제 새천년이 열리는 21세기에, 보이차가 어떻게 '황금 잎사귀'가 되어 사해四海의 젖줄이 되는지 살펴보십시다.

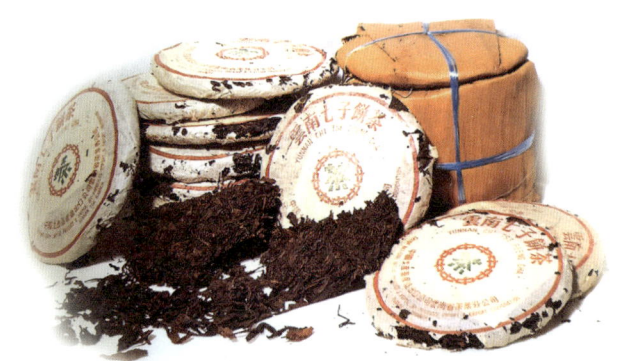

홍콩에서 대만으로, 다시금 광동과 운남으로

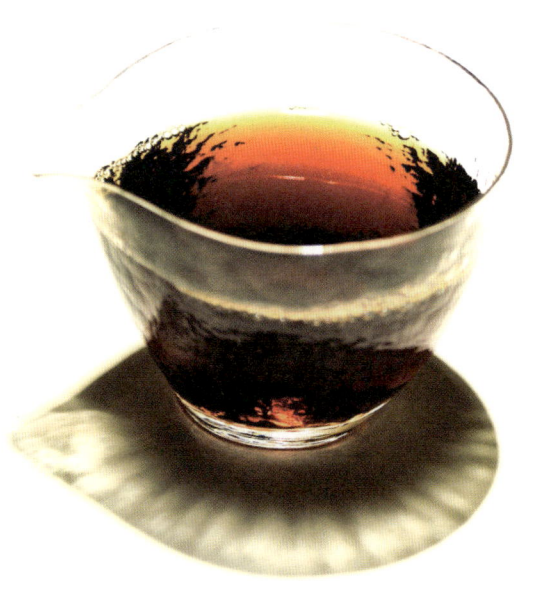

뉴밀레니엄 시대의 도래는 보이차계에 있어서도 세기의 풍운을 몰고 옵니다. 보이차에 대해 문외한이 되어버렸던 운남 사람들은 새로운 광풍을 맞이합니다. 보이시를 건설하고, 보이차 국제 세미나를 개최하고, 폐허가 되어가던 이무로가의 고가에 차창의 후예들이 새로이 간판을 올립니다. 이 시점에서 보이차의 판도를 둘러싸고 거대한 세력들이 각축에 나섭니다. 홍콩과 대만과 광동과 운남이 그 주역들입니다. 이제 그 각각의 캐릭터들을 보십시다.

홍콩은 현대 보이차의 본영입니다. 홍콩의 보이차판은 노차 혹은 장차의 전통에서 특히 독보적입니다. 홍콩은 창고저장의 노하우를 가지고 있을 뿐만 아니라 노차의 메카인 동시에 최후의 보루입니다. 이 같은 전통은 품차와 소비에서도 획기적인 문화를 창출합니다. 노차老茶 음미는 이전에는 존재하지 않았던 품차방식입니다. 그뿐만 아니라 홍콩의 창고 즉 홍창의 매력은 신차에도 적용됩니다. 홍창에서 저장된 차는 운남을 비롯한 타지역보다 숙성기간이 대폭 줄어듭니다. 세월을 몇 배나 앞당깁니다. 다른 지역에 보관된 차보다 탕색이 붉고, 맛은 부드러우며, 매끄럽기까지 합니다.

후발주자인 대만은 핸디캡을 안고 출발합니다. 대만은 홍콩처럼 대량으로 저장된 노차도 없거니와 운남처럼 다양한 생산기지도 없습니다. 이러한 태생적 한계를 극복하기 위해, 대만은 새로운 생명력을 불어넣습니다. 보이차에 역사와 문화와 고도의 심미안을 접목합니다. 이제 보이차는 단순한 마실 거리가 아닙니다. 마시는 골동품입니다. 마시는 역사입니다. 보이차를 마셔야 비로소 차인이요 문화인이 됩니다. 이러한 컨셉을 앞세워 대만은 중국의 대문을 열어젖힙니다. 대만이 불러일으킨 이 불꽃은 보이차의 생산거점인 운남과 판매의 거점인 광동을 달굽니다. 중국 내지에 보이차의 새로운 가치를 일깨워줍니다. 운남 현지에 보이차 제차이론을 전수하는 동시에 상업적 폭발력에도 불을 당깁니다.

어찌 보면 보이차판을 대하는 홍콩과 대만의 태도는 제국주의와 닮았습니다. 한편으로는 보이차의 교리를 강설하지만 이면에서는 끊임없이 손익을 계산합니다. 보이차의 계몽주의자인 동시에 냉혹하게 상업적 이득을 취합니다. 이러한 이중성을 통해 보이차와 보이차문화가 새 생명을 얻습니다. 역설이라고나 할까요, 모순이 갖는 진실의 현장입니다.

어찌 되었든 이러한 흐름을 타고 홍콩과 대만의 창구노릇을 하던 광동이 사각의 링에 오릅니다. 광동만의 스케일과 노하우를 통해 새로운 보이차판을 엽니다. 광동의 무기는 투자와 소비라는 두 바퀴 전략입니다. 청나라 때부터 쌓아온 차의 집산 능력과 배분의 기능을 최대한 활용합니다. 방촌과 동관이 중심이 됩니다. 운남서 생산된 보이차는 광동에서 보관되고 거래됩니다. 중국 전역으로 보내는 것도 외국으로 향하는 물량도 모두 광동을 통해서 움직입니다. 이른바 '주강珠江의 물로 '운남雲南의 차를 마신다'는 겁니다.

그러나 이러한 변화들의 종점은 결국 운남입니다. 우선 운남 보이차의 향배를 틀어쥔 '하중대'를 봅시다. '하중대'란 하관차창, 중차공사, 대익을 말합니다. 이들 '하중대'는 계획 경제 시대의 총화요, 꽃송이입니다. 그러나 이러한 과거의 위엄이 뉴밀레니엄의 문턱에 이르러서는 맥을 못춥니다. 어제의 영광이 내일의 경쟁 우위를 보증하지 못합니다. 홍콩, 대만, 광동서 불어 닥친 회오리가, 운남의 지형을 송두리째 흔듭니다.

이러한 흐름 속으로 조금 더 들어가 봅시다. 2003년으로 갑시다. 보이차의 신신화시대新神話時代를 여는 초입初入입니다. 뉴밀레니엄과 함께 홍콩의 보이차가 대만을 거치며 동력을 얻습니다. 그리고는 중국 내지로 방향을 전환합니다. 대단위 자본이 중국으로 몰려듭니다. 방촌의 차시장이 들썩입니다. 동관의 주민들이 돈주머니를 엽니다. 보이차 산지로 외지인과 자본이 한꺼번에 몰려듭니다. 운남의 차창들을 두드립니다. 그러나 운남의 신설 차창들은 아직 채 젖도 떼지 못한 상태입니다. 새로 창출되는 물량을 감당하지 못합니다. 자연 발걸음이 '하중대'로 향합니다. '하중대'만이 이러한 노차를 재고로 쌓아두고 있습니다. 자연 이 차들이 투기의 대상이 됩니다. 자본이 자본을 증식합니다. '하중대'의 전설이 부활합니다.

그리고는 너도나도 보이차를 확보하려는 광란의 시대로 이어집니다. 2003년부터 2007년까지의 일입니다. 보이차판이 온통 빨간 불입니다. 광동상들이 전면에 나섭니다. 그들은 더 이상 홍콩과 대만의 대리인이 아닙니다. 운남으로 향하는 광동상들의 발걸음에 길이 납니다. 그들은 자신들만의 전략으로 보이차판에 새로운 규칙을 부여합니다. 우선 보이차에 대한 인식부터 바꿉니다. '신차 저장', '노차 음미'의 도식을 버립니다. 오히려 홍콩의 노차를 근본부터 공격합니다. '노차는 습창차일 뿐'이라고, '마셔서는 안된다'고 공격의 칼날을 겨눕니다. 당연히 노차의 수요가 주춤해집니다. 그러자 신차의 대접이 달라집니다. 이제 신차는 '저장의 대상'이 아니라, 그 자체로 '투기의 대상'이 됩니다. 신차에 대한 수요가 끝없이 증가하자, 생산과 공급이 받치지를 못합니다. 당연히 신차의 가격이 상승, 또 상승합니다. 이런 와중에 '하중대'는 혹독한 경영시험을 치릅니다. 뉴밀레니엄이 가져온 하나의 시금석이라 치십시다. 살아남기 위해, 2004년 맹해차창과 하관차창이 체재 개혁에 동참합니다. 중차공사도 예외가 아닙니다. 구조조정이 시작됩니다. 뼈를 깎는 기업의 합리화가 진행됩니다. 이 시기를 거치며 당연히 생산량이 줄어듭니다. 그런데 이러한 '하중대'의 몸부림이 또 다른 투기를 부릅니다. 아니 투기의 소재로 활용됩니다. '체재 개혁이 끝나면, 개혁 이전의 차는 절판될 것'이며, 따라서 '절판된 차는 가격이 폭등할 것'이라고 나발을 붑니다. 그리고 그러한 전략이 기름이 됩니다. 더욱 불꽃을 피웁니다. 드디어는 상인들이 '하중대'의 칼자루를 움켜쥐게 됩니다. 물론 자본의 힘입니다.

chapter 5. 현대 보이차계의 주요 흐름　　　　　　　　　　　　　　　　　　　　　　　An old future, puer tea

그리고는 보이차판의 휴즈fuse가 나갑니다. 광명천지에 일식日蝕이 일어납니다. 암흑이 천지를 침묵시킵니다. 2007년 4월의 일입니다. 일시에 보이차의 가격이 바닥을 칩니다. 거래가 절벽이 됩니다. '황금의 신神'으로 추앙받았던 보이차가 나락으로 떨어집니다. 이무와 맹해의 차창들이 한 집 건너 부도가 납니다. 야반도주를 합니다. 동관에 수장된 보이차의 운명은 이제 태풍의 눈이 됩니다. 도대체 무슨 일이 일어난 것일까요? 모두가 숨을 죽입니다.

뇌사상태에 빠진 보이차판이 조금의 기력이라도 되찾게 된 것은 2008년에 이르러서입니다. 물론 보이차판을 둘러싼 조심스런 태도가 일시에 회복된 것은 아닙니다. 2007년까지의 흐름을 바라보는 시선들은 착잡하기 그지없습니다. 시선과 시선이 교차되고, 혹은 말로, 혹은 말문을 닫은 채 보이차판의 내일을 바라보는 작업들이 진행됩니다. 과연 보이차판은 앞으로 전진해 나갈 수 있을까요? 보이차는 그저 투기의 대상이었을까요? 보이차는 여전히 황금의 잎사귀로 대접을 받을까요? 2007년에 경험한 보이차 쇼크는 언제라도 반복될까요?

자고 나면, 새로운 날의 태양이 또다시 떠오릅니다. 보이차판 역시 새날의 새 아침을 맞이합니다. 죽음의 나락에서 다시 그 몸을 솟구친 보이차판은, 애벌레의 고치를 벗어버리게 됩니다. 이제 날개를 단 보이차판을 만나볼 차례입니다.

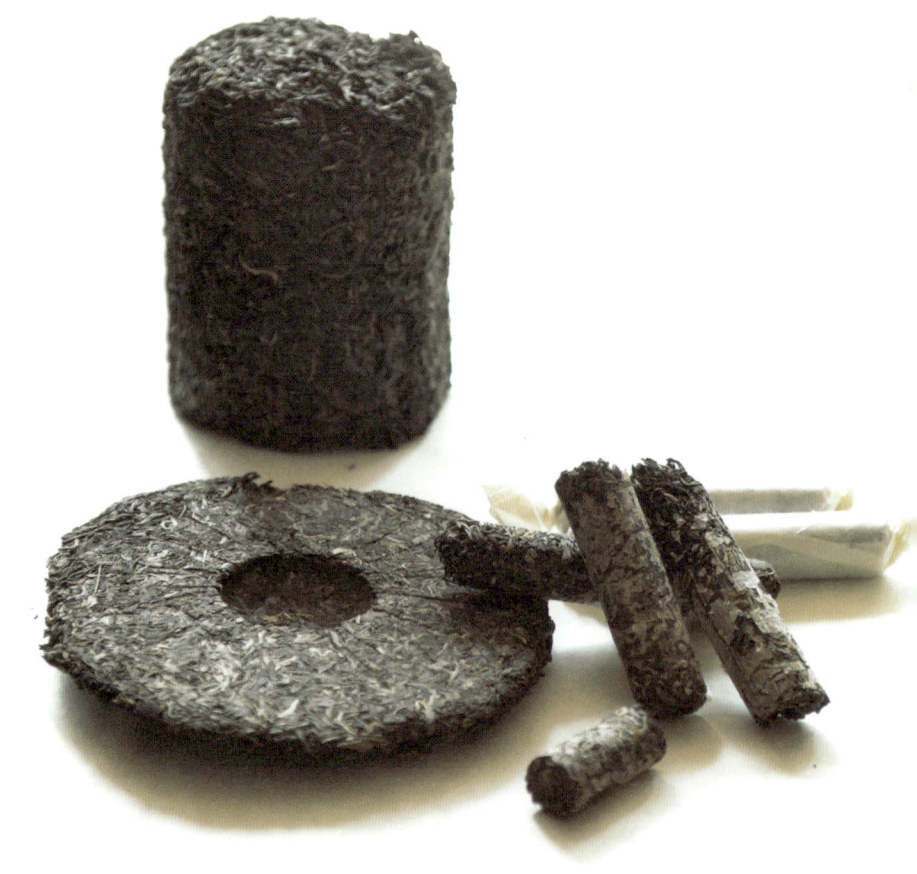

전자 상거래로 촉발된 보이차의 새로운 향배

'살이 마르고 뼈를 깎는 시기'였지만, 보이차판의 근저를 뒤흔든 2007년 파동의 원인은 결국 보이차에 대한 애정과 비전입니다. 보이차를 '황금 잎사귀'로 보았던 것이지요. 주식과 방노房奴 곧 부동산 투자와 보이차가 광풍을 불러왔던 것입니다. 진통은 고통스러웠지만, 이는 백신과 같아 보이차판의 면역력을 향상시킨 계기가 됩니다.

2007년에 이어 2008년도의 보이차판 역시 바닥에서 '출로出路'를 구하게 됩니다. 창고마다 재고 물량은 천장까지 쌓여져 있고, 판매 시장은 '재'만 남아 있습니다. 이때 새로운 '출구出口' 하나가 열립니다. 바로 인터넷 시장입니다. 오프라인에서 온라인으로 보이차 판매의 불꽃이 이동해 갑니다. 제품의 원료인 보이차를 바닥세에 구합니다. 생산업체며 제조업체에서 자금 회전을 위해, 재고 물량을 대량으로 쏟아냅니다. 구입원가가 낮고 물량이 많으니 이익이 최대가 됩니다. 타오바오淘宝网를 비롯한 온갖 인터넷망에 갖가지 보이차가 난장을 엽니다. 그러나 인터넷 시장이 황금기를 구사한 시기는 2012년까지의 일입니다. 타오바오淘宝网부터 전략을 수정합니다. 이제 인터넷망은 더 이상 물 좋은 어장이 아닙니다. 오히려 물고기 신세로 전락하게 됩니다. 더구나 판매물량 역시 낮은 가격에 구할 수가 없게 됩니다. 남아도는 재고가 진작 소진되었기 때문입니다. 인터넷 상인들 간에 경쟁은 극대화하였고, 마케팅 비용은 점점 증가합니다. 당연히 이윤은 보잘 것이 없습니다. 게다가 전자 상거래가 직거래의 형태로 진화합니다. 생산 농가가 최종 소비자에게 직접 다가섭니다. 이제 인터넷 보이차 시장은 어디에서 출구를 찾아야 할까요? 원료의 확보를 위해서 할 수 없이 대출을 받게 됩니다. 그 돈으로 차산을 삽니다. 고차수를 확보해 전속 계약을 합니다. 현지에 초제소初制所들을 건설합니다. 판매를 위해서 오프라인 매장을 다시 엽니다. 브랜드 차를 제작하거나 OEM 방식으로 특별판을 제작합니다. 살아남기 위한 변신입니다.

그런데 이러한 생존 전략은 사실 보이차판 전체를 통해 광범위하게 일어나는 현상입니다. 이른바 작금의 보이차판은 카오스chaos에서 코스모스cosmos로, 코스모스에서 다시 카오스로 변환하는 역동의 과정이 아닐까 싶습니다. 보이차판은 이제 복잡계complex system의 형상을 띠게 됩니다. 보이차판을 이루는 구성 요소는 한, 두 가지가 아닙니다. 최근 10여 년 동안에 일어난 보이차판의 주요 흐름들을 살펴보면 금방 확인할 수 있습니다. 다양성이라고 불러도 좋습니다. 진화라고 할 수도 있지요. 잠시 몇 가지 양상을 보십시다.

우선 보이차의 품질 관리가 새롭게 요구됩니다. 고차수의 보호를 위한 논의가 시작됩니다. 서쌍판납 주정부가 앞장섭니다. 찻잎의 품질 관리도 예외가 아닙니다. 농약의 잔류며, 중금속의 오염, 유해 미생물의 여부도 가리기 시작합니다. 차나무의 수종과 유형과 산업과의 관계도 점점 세분화됩니다. 국가품질관리총국에서는 '보이차 지리표지 제품의 보호제 실시'를 공표합니다. 지리표지 제품에 대하여는 증명상표가 달리게 됩니다. 생산자 표시이자, 품질 표시입니다. 2008년부터의 일입니다.

시장의 판도를 결정지을 보이차의 종류도 양상이 달라졌습니다. 이제는 노차 주도의 시장이 신차 위주의 시장으로, 숙차, 습창차의 시장이 건창차의 시장으로, 병배차 시장이 순료 고수차 시장으로 방향을 돌립니다. 따라서 산두차山頭茶의 기치가 운남 곳곳에 울려 퍼집니다. 만전, 의방의 차가 노반장, 노만아의 차가, 빙도와 석귀의 차가 낙양의 지가를 올립니다. 이무차만 하여도 괄풍채를 찾고, 만궁을 찾고, 박하당을 찾게 됩니다.

이러한 흐름이 시작된 시점은 2010년부터입니다. 진승, 세월지미, 두기, 우림고차방 외 많은 차창이 앞장섭니다. 순료 고수차에 대한 새로운 흐름은 결국 하중대에 대한 도전이라고 볼 수 있습니다. 원생태原生態를 지닌 운남의 고차원, 고법古法에 따른 제차, 새로운 시대정신을 반영하는 법고창신法古昌新이 이들의 무기입니다. 2011년부터는 수많은 개미 군단도 이에 합류합니다. '황금 잎사귀'의 신화가 또다시 재현됩니다. 결국 하중대도 이러한 흐름에 타협하게 됩니다. 이제는 대자본만이 원료를 담보할 수 있습니다. 차 가격이 고공행진을 하게 됩니다. 상인들의 신음 소리가 차산마다 메아리칩니다.

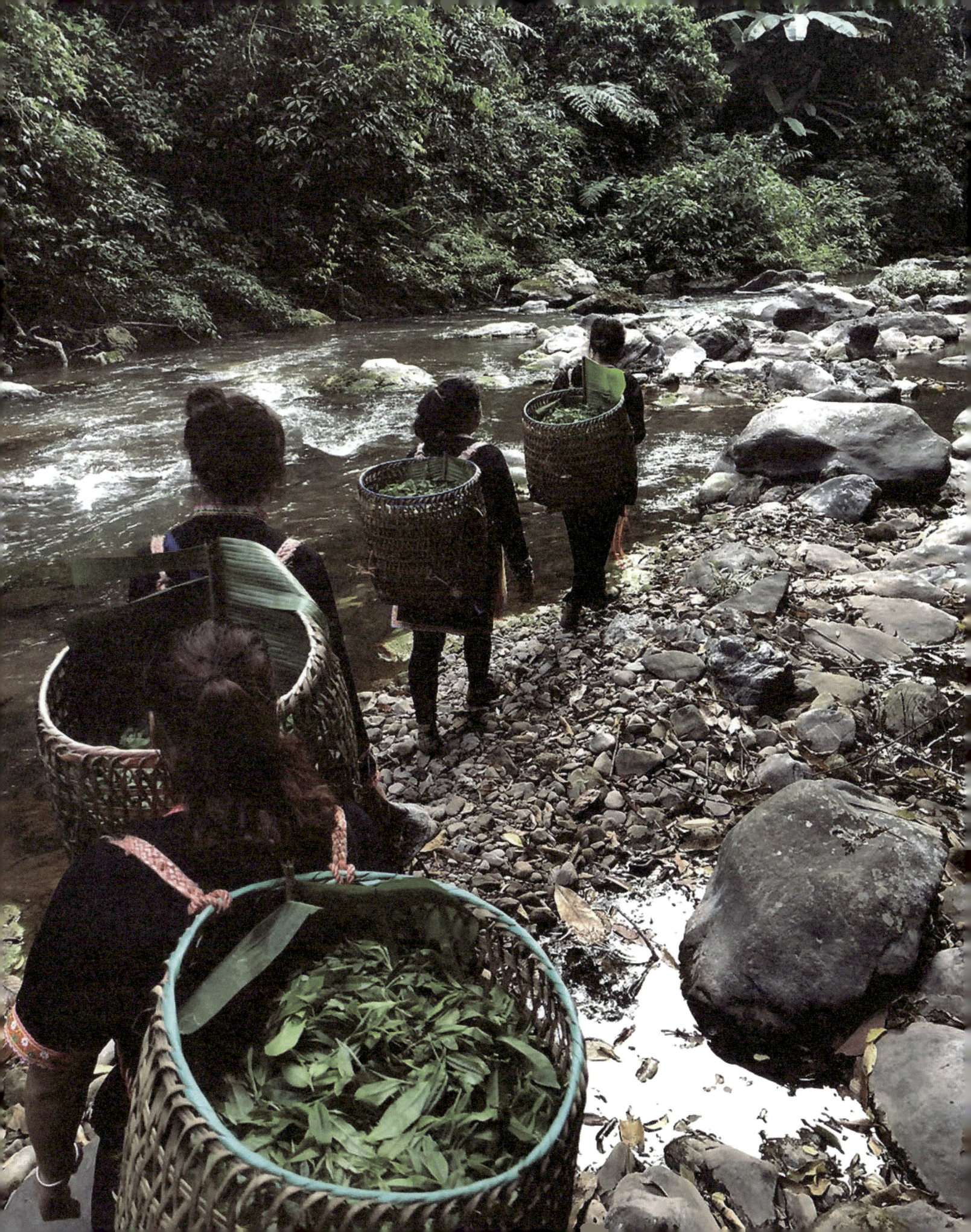

당연한 결과이지만 여기에 하나의 모순점이 노출됩니다. 순료 고수차의 산출량은 제한되어 있는데, 수요는 끝없이 확대되었기 때문입니다. 이제 불편한 진실을 맞이할 시간이 옵니다. 보이차 산지의 진위문제가 그것입니다. 여러분이 가지고 계신 노반장이, 빙도가 진품인 줄 여러분은 어떻게 확신할 수 있으신지요? 이 문제의 출구는 많지 않습니다. 하나는 유명한 산두山頭의 양질의 원료를 철저히 관리,통제하는 시스템을 만드는 것입니다. 두 번째는 개발되지 않은 새로운 차산의 고수차를 찾아내는 것입니다. 세 번째는 '꿩 대신 닭'이라고 깨끗한 생태대지차로 시장의 수요를 바꿔가는 것입니다. 마지막 방법은 병배차로 돌아가는 것입니다. 사실 순료 고수차가 좋은가, 병배차가 좋은가 하는 문제는 기업의 선택적 측면과 소비자 개인의 기호문제여서 단도직입적으로 말하기는 어렵습니다.

한편 보이차 시장을 확대하려는 노력은 보이차의 외연을 확대하려는 방식으로도 펼쳐집니다. 그 첫 출발은 대단위 자본의 유입입니다. 보이차판에 새로운 자본이 더해지며 산업자원의 공유, 유통 분야의 장악, 판매의 다원화, 제품과 저장방식의 브랜드화가 자연스레 연결됩니다. 중차공사뿐만이 아니라 용윤龍潤, 백련白蓮, 천사력天士力, 운남백약雲南白藥, 칠채운남七彩雲南의 색채가 덧붙여지며 보이차판은 그 몸짓을 키워가게 됩니다. 이들은 전통 보이차 외에 새로운 시장, 새로운 상품의 발굴에도 주의를 기울입니다. 이 가운데는 커피와 탄산수 세대를 위하여 개발된 보이普洱밀크티, 냉보이冷普洱, 판납량차凉茶가 있습니다(납서천). 보이차 이외의 차를 즐기는 이들을 위하여는 보이차의 녹차화, 보이차의 홍차화, 보이차의 우롱차화를 대안으로 제시합니다. '빨리빨리' 세대를 위하여는 티백을 개발합니다(하중대 등). 차고茶膏를 재현해 냅니다(몽돈, 공윤상). 차고를 냉동결정화하여 분말로 만든 고형 인스턴트차를 만듭니다. 쇄청모차를 원료로 한 분말차도 등장합니다. 성차보聖茶寶라고 합니다(무익년화). 이들을 현대 보이차의 다양한 가공공예로 부를 수 있습니다. 새로운 제품으로 새로운 시장을 열어가지만, 시간과 자본이 많이 듭니다. 경우에 따라서는 보이차와 함께 6대 차류 전체를 취급합니다. 주문 생산을 하여 시장 상황에 따라 물량을 조절합니다. 위험부담을 줄이고, 유연성은 높입니다(용윤龍潤). 최종 목표는 립톤을 넘어서는 것입니다. 그러나 이러한 시도가 성공할지는 아무도 모릅니다.

chapter 5. 현대 보이차계의 주요 흐름   **An old future, puer tea**

보이차판의 근저를 뒤흔든 2007년 파동의 원인은 결국 보이차에 대한 애정과 비젼이었다. 2008년도의 보이차판은 바닥에서 '출로出路'를 구하게 된다. 바로 인터넷 시장이다. 오프라인에서 온라인으로 보이차 판매의 불꽃이 이동해 갔다. 인터넷 시장이 황금기를 구사한 시기는 2012년까지의 일이다. 인터넷 상인들 간에 경쟁은 극대화하였고, 마케팅 비용은 점점 증가 이윤이 낮아지자 전자 상거래가 직거래의 형태로 진화한다. 다양한 생존 전략은 보이차판 전체를 통해 광범위하게 일어나는 현상이다. 작금의 보이차판은 카오스chaos에서 코스모스cosmos로, 코스모스에서 다시 카오스로 변환하는 역동의 과정이 아닐까 싶다.

오늘날의 보이차판은 백가쟁패의 시대입니다. 생산과 판매 전략과 창고 저장과 품차에 이르기까지 모든 경계가 다음 순간을 보장해 주지는 못합니다. 결정의 매 순간 변신과 습합과 융합을 요구합니다. 이러한 시대에 보이차판에 몸담고 있는 이라면 어떻게 해야 생존할 수 있을까요? 과연 보이차판의 내적 구조에는 미래를 예측할 수 있는 법칙이 있을까요, 아니면 통계와 확률로 접근할 수밖에 없을까요, 그도 아니면 정확한 예측이 불가능한 것인가요?

그저 화두話頭 하나를 올립니다. "지난 자취를 알고자 하는가? 지금 드러나 있는 모습이 그것이다. 앞으로 올 자취를 알고자 하는가? 지금 짓는 바가 그것이다(欲知前生事, 今生受者是, 欲知來生事, 今生作者是)." 여러분이 바로, 그 퍼즐의 마지막 부분입니다.

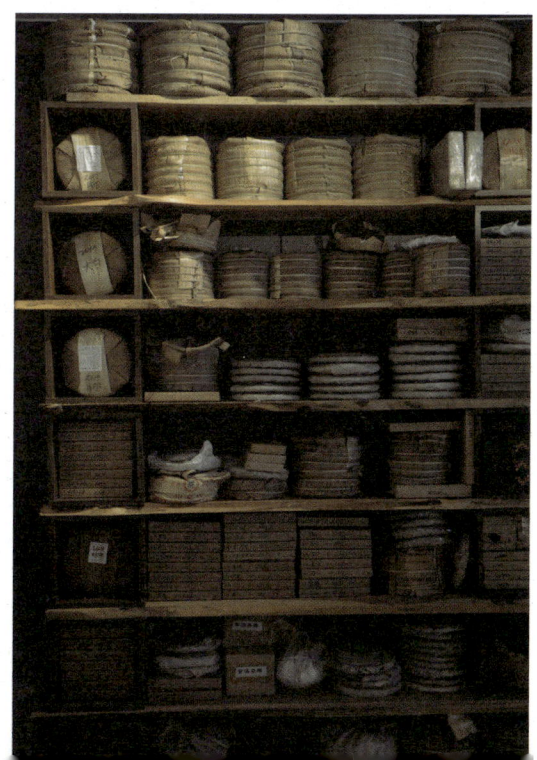

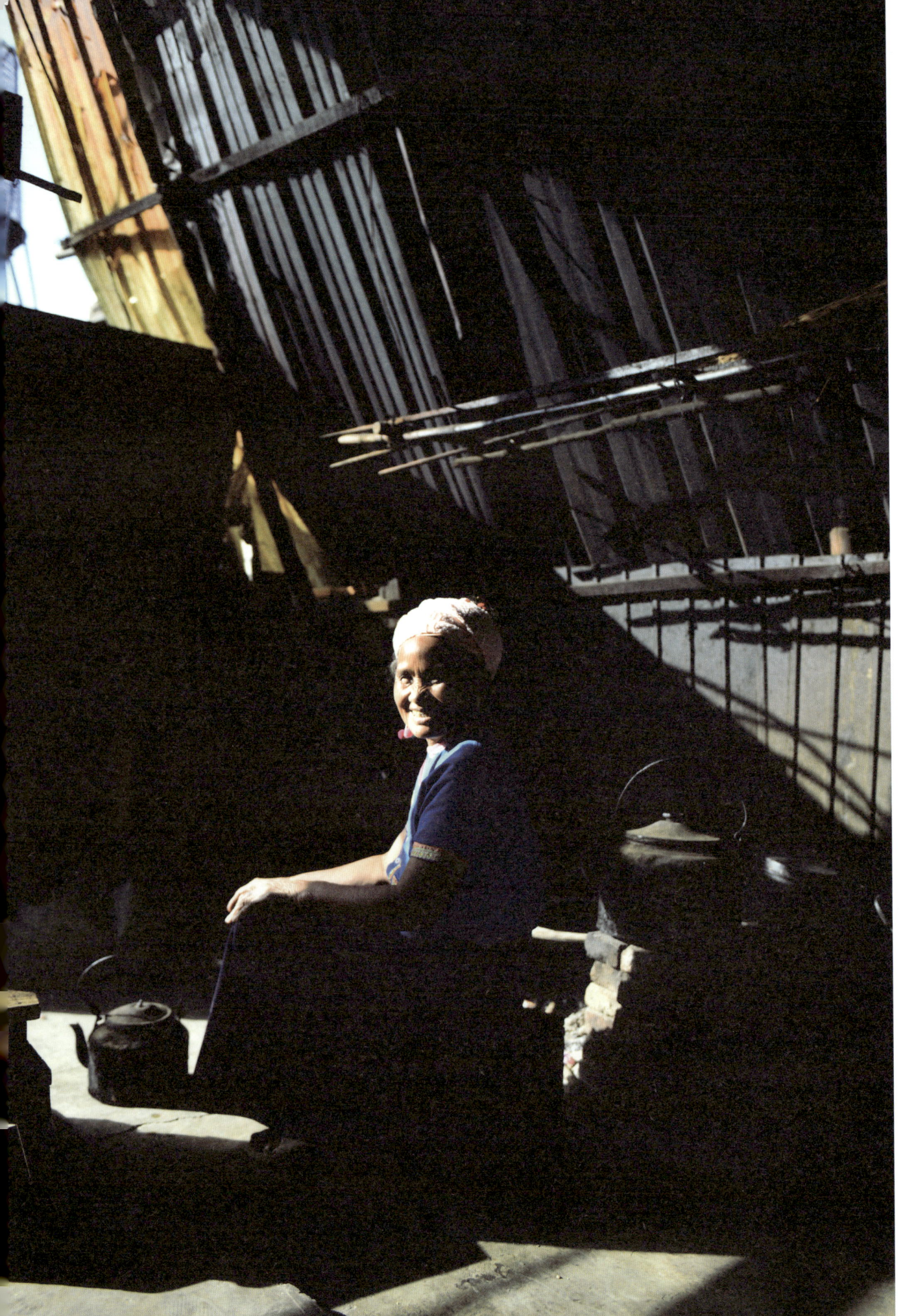

chapter 5. 현대 보이차계의 주요 흐름

An old future, puer tea

'오래된 미래'의 현재

'터럭 하나에도 삼라만상參羅萬像이 갈무리된다'고들 하지요? 모처럼 열두 반나版纳를 찾는 길은 반가움이자 추억이자 낯설은 호기심이기도 하였습니다. 의방倚邦을 가든 망경芒景을 가든, 길은 길에 연連하여서 갈래 지고 나눠지며 끝없이 이어져 있었습니다. 길 위에서 나그네들은 연신 차창 밖을 보다가 깔깔거리기도 하고 마주 오던 차량의 거친 운전에 화들짝 놀라기도 하면서, 이 모든것의 살아있음을 만끽하였습니다.

역병 코로나를 이겨내고 다시 찾은 반나는 장대 키로 쑥 커버린 더벅머리 소년 같기도 합니다. 코밑이 거뭇 하면서도 앳띤 웃음으로 발그레한 애어른 말입니다. 난창강변의 매혹적인 도시 경홍景洪에는 이미 고속 철도가 놓였습니다. 차표만 준비된다면 바로 보이普洱, 묵강墨江, 곤명昆明으로 나갈 수 있습니다. 침대칸을 예약하면 물론 상해上海까지도 한달음입니다. 비행기에서 내려 활주로를 걸어 나오던 공항도 현대적인 위용을 갖췄습니다. 이무易武에서 상명象明으로 향하는 길 어간에는 고속도로 공사가 한창입니다. 맹해勐海까지의 고속도로는 진즉에 개통되어서 노반장老班章, 노만아老曼娥 가는 길은 시간이 반으로 줄었습니다. 물론 난창강에도 댐이 건설되어서 유속이 빠르고 차갑기 그지없는 이전의 강물은 옛이야기가 되었습니다. 십 년도 아니 되어서 바뀐 반나의 모습입니다.

차산의 현대화는 보는 사람으로 하여금 착잡함과 안도감을 동시에 느끼게 하는 시금석試金石이 된 듯합니다. 차산 마을의 입구에 놓인 경계의 장식은 나무와 대나무에서 시멘트로 바뀌었습니다. 높게 매달린 소머리 뼈 장식도 보기 드물게 되었습니다. 백 년, 이백 년 되었다는 소수 민족의 대나무집, 황토집이 이젠 모두가 벽돌집이 되었습니다. 이끼가 낀 고가의 기와 모습도 슬레이트로 단장 되었습니다. 무쇠 다리로 모차毛茶를 이고 지고 다니던 황톳길이 아스팔트가 되었고 수입차가 주차장마다 놓여 있습니다.

차산의 현대화는 보는 사람으로 하여금 착잡함과 안도감을 동시에 느끼게 하는 시금석試金石이 된 듯하다. 차산 마을의 입구에 놓인 경계의 장식은 나무와 대나무에서 시멘트로 바뀌었다. 백 년, 이백 년 되었다는 소수 민족의 대나무집, 황토집이 이젠 모두가 벽돌집이 되었다. 이끼가 낀 고가의 기와 모습도 슬레이트로 단장 되었고, 무쇠 다리로 모차毛茶를 이고 지고 다니던 황톳길이 아스팔트가 되었고 수입차가 주차장마다 놓여 있다.
사진은 망경 촌락에서 만난 노부인의 오후.

그러나 문화와 생활이 단박에 변하기는 쉽지 않습니다. 이무에서 상명으로 가는 도로변의 신축 주택은 집 안에 화장실이 없었습니다. 물론 집 밖에도 없었습니다. 큰 볼일, 작은 볼일을 어떻게 보아야 할지는 여러분의 창의성에 맡겨야 할 것입니다. 차산에 지은 최신식 호텔에는 보통 '쭈구리'식 변기가 설치되어 있었습니다. 샤워 부스 바로 밑에 말입니다. 그나마도 더운 물이 나온다면 고마운 일입니다.

다행스러운 점은 사람 사는 정情이 여전하다는 겁니다. 집안 간에도 알고 지내는 남나산의 하니족哈尼族 노부인은 차왕수 가는 길을 콧바람 내며 안내해 주었습니다. 길가 차나무 위에 올라서는 '차 따는 노래'도 산이 우렁우렁하게 불러 줍니다. 동행에 나선 사천의 한족 부인도 놀라운 성량의 기량으로 답합니다. 우리는 뜻밖의 선물에 어쩔 줄을 모르고 기뻐합니다. 자녀들의 동정도 식탁 위에 올랐습니다. 작은 따님께선 의젓하게 자란 아드님을 인사시킵니다. 곧 소학교에 입학하게 될 것입니다. 사위는 어느새 촌장 일을 맡고 있군요. 차창도 규모를 갖추어 보는 마음도 뿌듯합니다. 아쉬워 발걸음이 쉬이 떨어지지 않습니다.

경매景邁를 거쳐 도착한 망경에선 안면이 있는 포랑족 차농의 부인이 차조茶祖를 안내하려 먼지 자욱한 신작로까지 나왔습니다. 위대한 차 할아버지 암냉岩冷과 암냉이 남겨주신 위대한 유산을 눈이 시리게 새겨 보았습니다. 지난해에 거둔 몇 가지 차를 맛보았는데, 산야기운山野氣韻이 뚜렷한 차들이었습니다. 일행 중 한 분이 방해각螃蟹脚을 마음에 두고 가격을 물어보았는데, 볼이 붉어진 채 수줍어 말소리가 흘러나오지 않았습니다. 헐한 값에 주어놓고도 차마 돈을 챙기지도 못합니다. 산중에서 만나는 여리고 순박한 마음에 우리는 깔깔대고 웃으면서도 마음 한구석이 저릿저릿합니다.

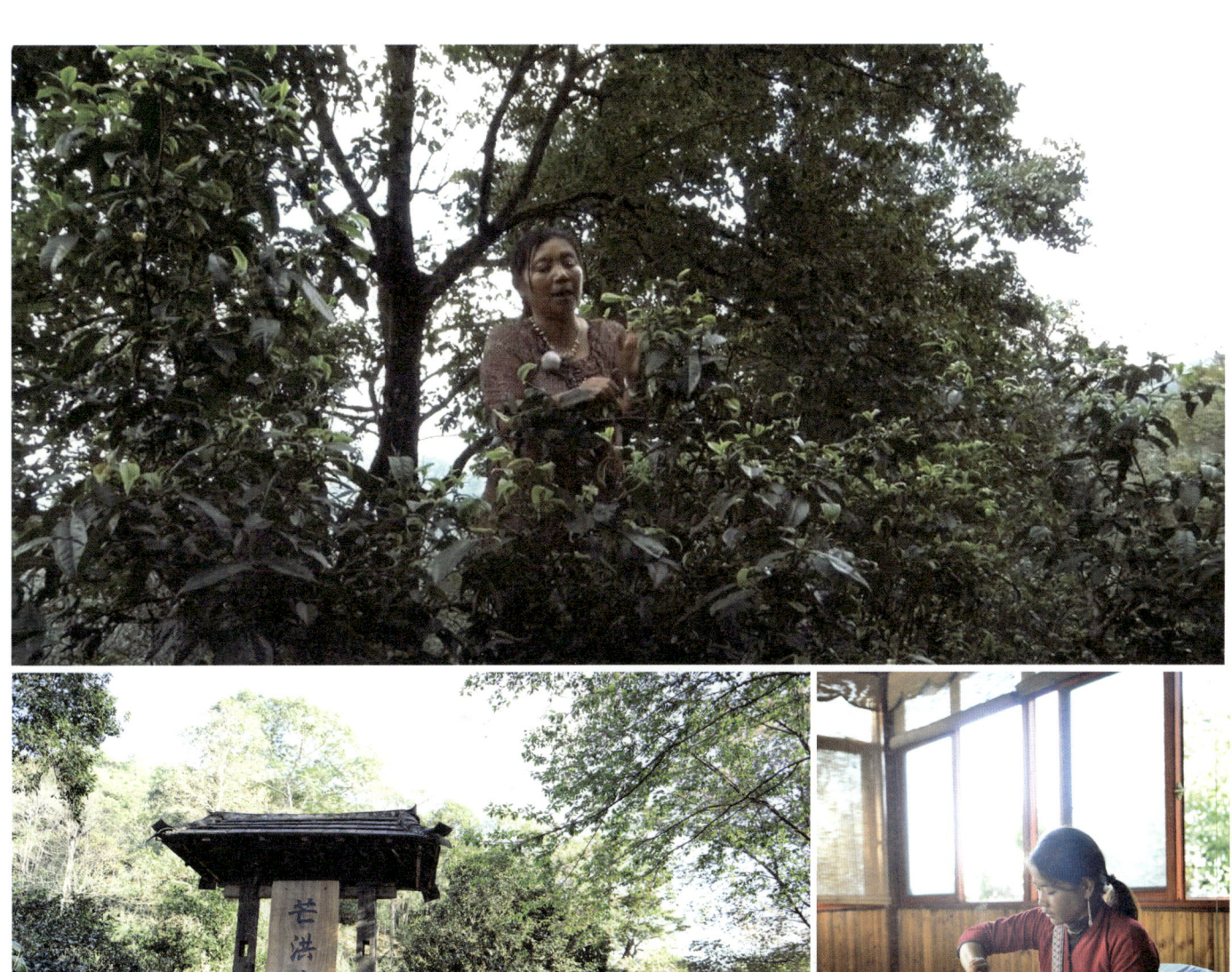

남나산의 하니족 노부인 차페이는 차왕수 가는 길을 신바람 내며 안내했다. 길가 차나무에 올라가 '차 따며 부르는 노래'도 산이 떠나갈 정도로 우렁차게 불렀다.

경매景邁를 거쳐 도착한 망경에선 안면이 있는 포랑족 차농의 부인이 차조茶祖를 안내하려 먼지 자욱한 신작로까지 나왔다. 위대한 차 할아버지 암냉岩冷과 암냉이 남겨주신 위대한 유산을 눈이 시리게 새겨 보았다. 지난해에 거둔 몇 가지 차를 맛보았는데, 산야기운山野氣韻이 뚜렷한 차들이었다. 일행 중 한 분이 방해각螃蟹脚을 마음에 두고 가격을 물어보았는데, 볼이 붉어진 채 수줍어 말소리가 흘러나오지 않았다. 헐한 값에 주어놓고도 차마 돈을 챙기지도 못했다. 산중에서 만나는 여리고 순박한 마음에 우리는 깔깔대고 웃으면서도 마음 한구석이 저릿저릿하다.

이무로가에서는 동흥호同興號 차창의 노사장과 뜻깊은 대화를 나눴습니다. 그는 본디 귀주성 사람인데 군복무를 이무에서 했다고 합니다. 그 인연으로 현재의 부인과 결혼을 하게 된 게지요. 1979년의 일이니 46년 전의 일입니다. 부인은 이족彝族으로 석병石屛 출신이랍니다. 동흥호 노가를 사게 된 시점은 1987년이니 역시 많은 세월이 흘렀습니다. 지금으로서는 암흑과 전설의 시절들이지요. 동흥호의 노사장은 저희 일행 중 한 분과 형제의 정을 맺고 이무차문화박물관易武茶文化博物館의 개관 시간을 기다린다는 말에 손수 오토바이를 타고 관장님댁으로 달려가 주었습니다. 그 바람에 탁본을 뜨고 있던 비문과 유물과 자료들을 가까스로 친견親見할 수 있었습니다.

이무로가에서는 동흥호同興號 차창의 노사장과 뜻깊은 대화를 나눴다. 그는 본디 귀주성 사람인데 군복무를 이무에서 했다고 한다. 그 인연으로 현재의 부인과 결혼을 하게 되었다. 1979년의 일이니 46년 전의 일이다. 부인은 이족彝族으로 석병石屛 출신이다. 동흥호 노가를 사게 된 시점은 1987년이니 역시 많은 세월이 흘렀다. 사진은 동흥호 차창의 노사장과 그가 만든 동흥호.

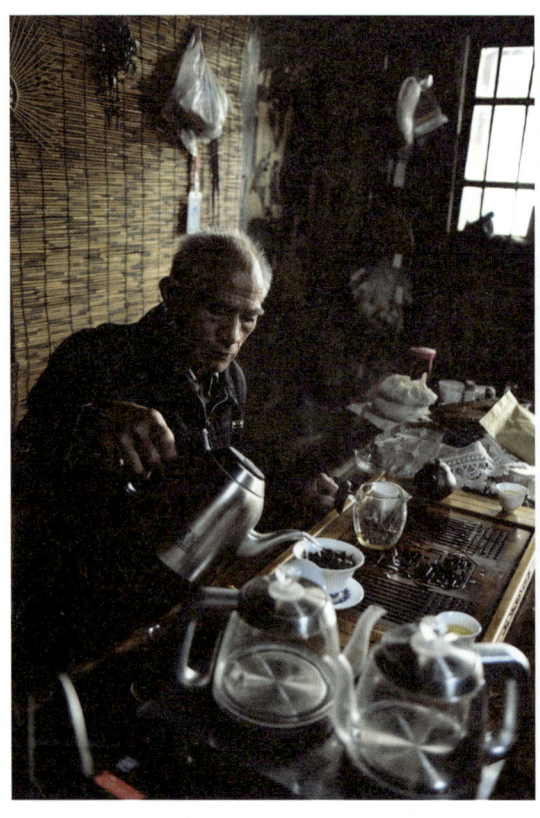 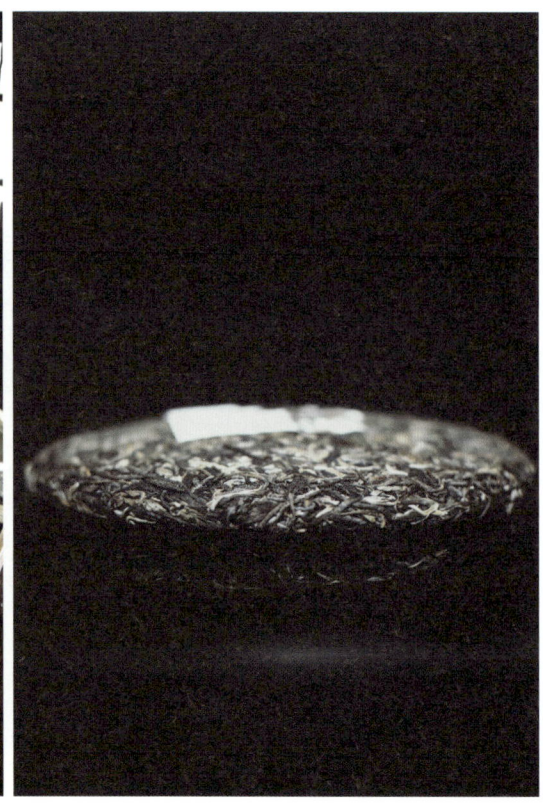

chapter 5. 현대 보이차계의 주요 흐름   An old future, puer tea

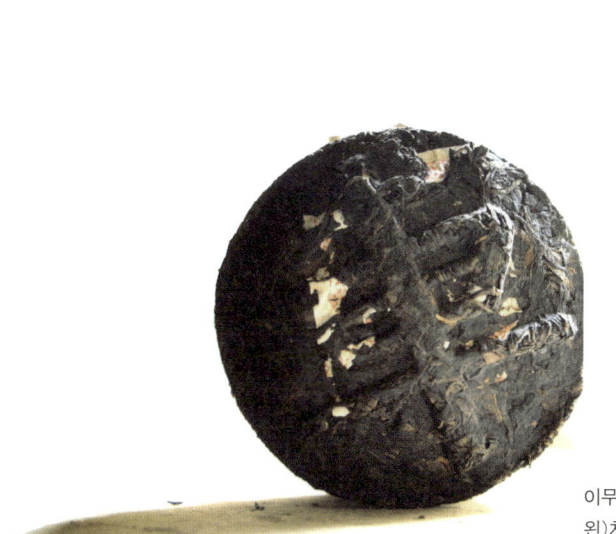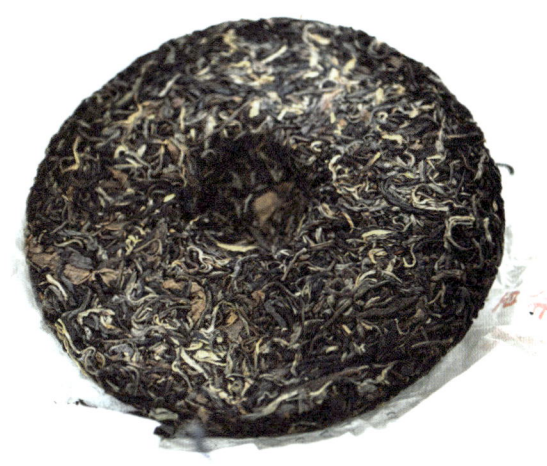

이무에서 '서공천조瑞貢天朝' 편액을 받은
왼)차순호茶順號와 우)안락호에서 생산한 보이차.

예상치 못한 차와 차담茶啖을 접하기도 하였습니다. 이무에서 '서공천조瑞貢天朝' 편액을 받은 가문 중에 차순호茶順號와 안락호安樂號를 방문한 이야기로부터 시작하겠습니다. 차순호의 노사장은 지병으로 별세하셨고, 지금은 그 자녀분이 운영을 맡고 있습니다. 제가 방문했을 때는 마침 작은 따님이 나와 계셨는데 6대 전인傳人인 셈입니다. 그녀는 말하기를 차순호가 청조清朝에 공물貢物을 보낸 것은 "신차가 아니라, 9년 숙성된 차를 보냈다. 그래서 맛이 좋았고, 특별한 대접을 받았다"는 것입니다. 그래서 재삼再三 물어보았고 답은 같았습니다. '그렇게 들었다'는 겁니다. 저는 개인적으로 '이 부분은 뒤에 자세히 살펴보아야 하겠다'고 메모를 해두었습니다.

안락호에서도 제 예상 밖의 차를 만나게 되었습니다. 안락호의 창업주는 이조배李祖培와 이개기李開基로서 이무에 명성이 자자한 분입니다. 이분이 이비易比에 창업하여 이무와 자웅을 겨룬 것은 이미 세간에 자자한 이야기지만 오늘날 이비를 기억하는 이는 많이 없습니다. 묻고 물어 찾아가는 이비는 외딴길을 구비구비 돌아가는 한적한 곳이었습니다. 예서 대접받은 보이차 가운데 하나는 백차 특유의 향이 물씬 풍겨 나왔는데 발효를 시켜 만든 차라고 하였습니다. 물론 어떻게 발효를 시키는지에 관하여는 입을 다물었지요. 아무튼 이렇게 발효시킨 차를 청조에 공납하였고 안락호의 명성을 높이게 되었다는 겁니다. 몇 가지 의문이 샘솟습니다. 그간 차계茶界에 잠재되어 있던 물음들이지요.

chapter 5. 현대 보이차계의 주요 흐름　　　　　　　　　　　　　　　　　An old future, puer tea

오늘날 우리가 복원해서 마시는 보이차가 청나라에서 즐겼던 그 보이차가 맞는가? 보이차의 암흑기에 그 제조법들이 실전失傳되었던 것은 아닐까? 당시에는 다양한 제조법들이 존재했는데, 지금은 일부의 기법만이 전하는 것이 아닌가? 세월이 눅은 보이차에 대한 기호嗜好가 존재했는가? 등등입니다. 이 지면紙面에서 정답을 제시할 생각은 없습니다. 시간을 갖고 차차 살펴보는 것은 진진한 즐거움을 주게 될 것입니다.

물론 차산을 찾아 문화유산을 살펴보노라면 아쉬움을 느끼기도 하고, 실망하기도 하고, 애잔함에 젖어들기도 합니다. 이번 탐사에서는 의방이 그랬습니다. 상명에서 의방으로 가는 길은 진즉 포장이 끝나 도로 정비도 말끔하니 되었고 이정표도 잘 갖추어졌습니다. 그러나 의방의 옛길은 을씨년스러운 게 한물간 영화 촬영소 느낌이었습니다. 물론 차 따고 만드는 계절이 아니어서 그랬을 수도 있습니다. 도로를 따라 차를 말리는 대바구니가 낮은 처마 위에 곶감 걸리듯 걸리면 조금은 더 풍취가 있었을지도 모르겠습니다. '동트기 직전이 가장 어두운 법'이라고 위로해 봅니다. 그러나 의방 오는 길의 습공嶍峂과 가포架布처럼 시대의 영욕은 '차오르다 이우는 달'처럼, '피어나다 시드는 꽃'처럼 오르내림이 있게 마련입니다. 한때는 육대차산으로 명성이 높았던 습공과 가포의 차가 오늘날에는 만전으로, 의방으로, 만송으로 그때그때 둔갑한다고 하니 그 역시 씁쓸한 일입니다.

흔히 '십 년이면 산천이 변한다'고들 하지요? 옛말치고 빈말이 없습니다. 아니나 다를까 그토록 찾아 나선 영안교永安橋는 이무와 의방을 이어 영원히 평안을 축원하던 그 다리는 오래전에 무너졌다고 합니다. 대신 새로 지어진 다리가 그 역할을 해내고 있겠지요. 반면 옛 다리와 새 다리가 나란히 놓여 정취와 기능을 함께한 곳도 있습니다. 경매 초입에 놓인 다리가 그랬습니다. 새 다리는 활발한 물류의 역할을 맡고, 옛 다리는 나그네들이 셋씩 다섯씩 모여 포즈pose를 잡는 포토존photo zone이 되었습니다. 흑백의 필름film과 총천연색의 홀로그램hologram이 공존하는 느낌은 이전의 경험과 지금의 감각과 다가올 새로움이 한 화면에 겹쳐져 데자뷰Deja vu에 빠진 듯한 느낌을 갖게 합니다.

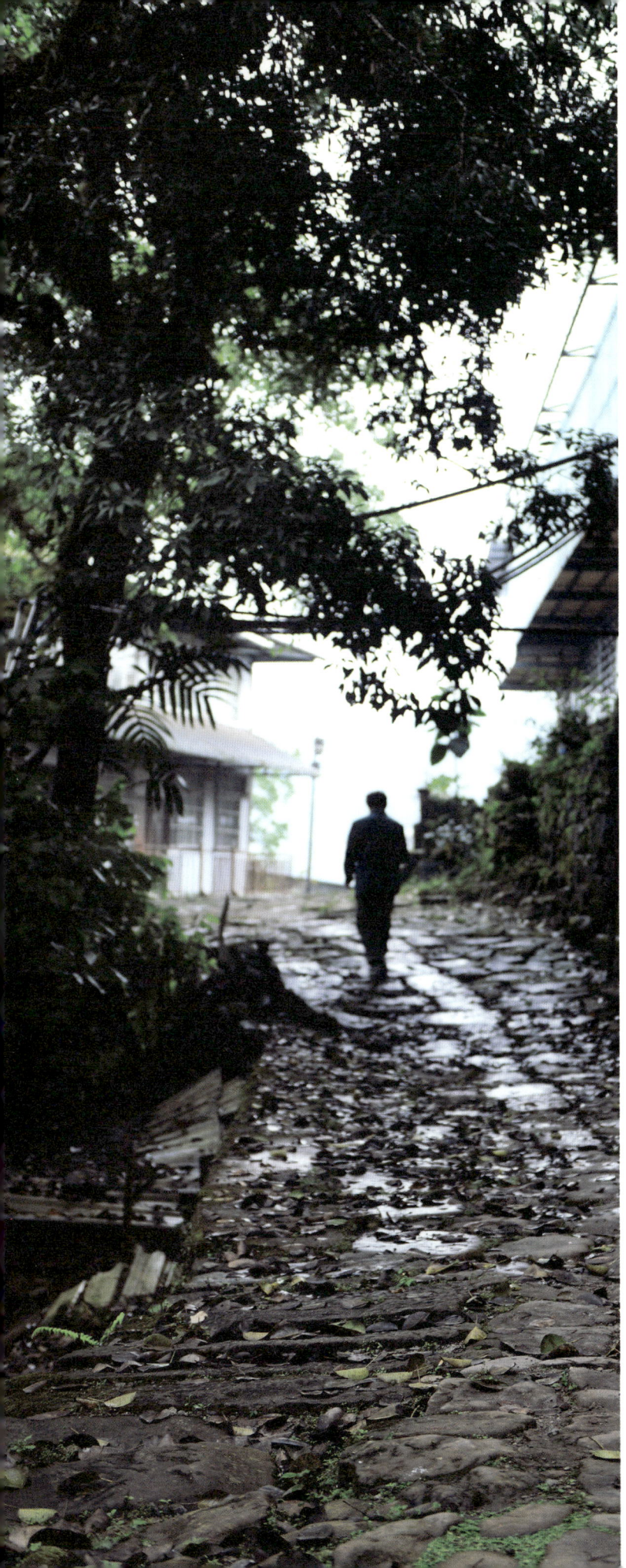

굽이굽이 흘러가는 히말라야의 장대한 산자락 끝에서 파도처럼 물결치는 산구릉에 짙게 깔리는 붉고 노란 노을을 마주하며, 혹은 바다인 듯 모든 풍광을 덮어버린 운무雲霧 사이로 살짝살짝 보이는 만묘차원萬苗茶園을 보며 문득문득 생각합니다. 이 모든 그림 안에 내가 있는 것인가? 내 안에 이 모든 그림이 있는 것인가? 과연 이 모든 풍광과 정취는 내 눈에 비추인 대상인가? 내 가슴에 새겨져 있는 상처인가? 내 생각이 만들어낸 창조의 산물인가?

다시 또 이곳 반나의 열두 고을을 찾아올 수 있다면 좋겠습니다. 통 트기 전에 일어나 떠오르는 햇살을 마주하면 좋겠습니다. 안개 가득한 운무가 벗어지며 산자락 사이로 정겨운 촌락들이 하나둘 바라보였으면 좋겠습니다. 서녘 산자락에서 타오르는 석양을 보며 찻물 끓는 소리를 들었으면 좋겠습니다. 도란도란 차담茶啖을 나누다 어둠 속에 나머지 이야기들을 묻어두어도 좋겠습니다. 선잠이 들었다가 한기에 이불자락을 목덜미까지 끌어당겨도 좋겠습니다. 햇살이, 운무가, 촌락이, 석양이, 찻물과 차담이 모두 없어도 좋겠습니다. 반나가 아니면 또 어떻겠습니까? 좋다는 느낌이 아니어도요. 기꺼이 여러분을 이 오래된 미래의 한복판에 초대하고 싶습니다. 여러분과 함께 히말라야의 산자락에서 펼쳐지는 하나의 정물靜物이 되고 싶습니다. 여러분께 쓴 차 한 잔을 권하고자 합니다. 차 한 잔을 나누며 여러분도 저도 한 잔의 차가 되었으면 합니다.

•

초판 1쇄 2024년 2월 27일

지은이 이원종　　**사진** 윤미연

인쇄 지성기획

발행처 차와문화

발행인 이상균

편집. 디자인 차와문화

•

등록번호 종로 마 00057

등록일자 2006. 09. 14

차와문화 서울 종로구 계동길 103 - 4

편집부 070 - 7761- 7208

이메일 teac21@naver.com

저작권자 이원종. 이책의 저작권은 저자에게 있습니다.
저자와 출판사와 허락없이 내용의 일부를 인용하거나 발췌하는 것을 금합니다.

ISBN 979-11-86427-09-5　　**가격** 29,000원